中药学基础与临床用药

郭有伟　编著

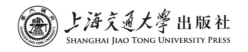
上海交通大学出版社
SHANGHAI JIAO TONG UNIVERSITY PRESS

内容提要

本书主要对解表药、清热药、泻下药、祛风湿药、利湿药等各类常见中药进行了详细介绍，包括其性能、功效、临床应用、用法用量、使用注意、现代研究等。本书可作为中药师进行临床用药的参考用书。

图书在版编目（CIP）数据

中药学基础与临床用药 / 郭有伟编著. --上海 ：
上海交通大学出版社，2023.10
ISBN 978-7-313-29126-4

Ⅰ．①中… Ⅱ．①郭… Ⅲ．①中药学②中草药—用药
法 Ⅳ．①R28

中国国家版本馆CIP数据核字（2023）第134674号

中药学基础与临床用药

ZHONGYAOXUE JICHU YU LINCHUANG YONGYAO

编　　著：郭有伟

出版发行：上海交通大学出版社

邮政编码：200030

印　　制：广东虎彩云印刷有限公司

开　　本：710mm×1000mm 1/16

字　　数：235千字

版　　次：2023年10月第1版

书　　号：ISBN 978-7-313-29126-4

定　　价：198.00元

地　　址：上海市番禺路951号

电　　话：021-64071208

经　　销：全国新华书店

印　　张：13.5

插　　页：2

印　　次：2023年10月第1次印刷

作者简介

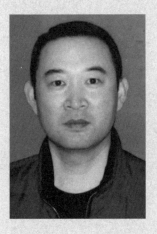

◎郭有伟

　　毕业于山东中医药大学中药学专业，现就职于山东省淄博市中心医院。擅长中药治疗颈肩腰腿痛、脑卒中、截瘫、面瘫等疼痛与运动神经性疾病；运用中医中药治疗感冒、咳嗽、胸痛、胸闷、心悸、不寐、胃痛、泄泻、头痛、眩晕、阳痿、早泄、月经不调等内科、妇科杂症。发表论文6篇，出版著作2部。

前　言

　　中药学有着漫长的发展历程,蕴含了中华民族几千年来的医疗实践经验,在人类的健康事业中发挥着极其重要的作用。随着人们对医疗保健要求的不断提高,中药学以其独特的用药体系、悠久的历史背景和突出的治疗效果,被国内外广泛接受。中药学之所以能够源远流长、永葆生机,乃源自社会和人民的自发需求,是这门学科的自然生命力和价值的体现。

　　中药研究在对患者有效、安全、合理用药等方面都发挥着越来越重要的作用。因此,中药师必须不断学习,更新知识,交流临床用药经验,熟悉和掌握中药学研究的新进展,才能跟得上中药学发展的步伐,更好地为患者服务,为人类健康保健提供可靠的保障。根据目前中药研究的现状和发展要求,本人在参考了大量相关文献资料的基础上,认真总结了中药学的发展进程,编写了《中药学基础与临床用药》一书。

　　本书主要对解表药、清热药、泻下药、祛风湿药、利湿药等各类常见中药进行了详细介绍,包括其性能、功效、临床应用、用法用量、使用注意、现代研究等。其内容的深度、广度适宜,力求达到科学性、先进性、系统性、思想性和实用性,坚持理论"必需、够用"的同时,将药学知识与临床医学知识进行有效整合,使"药"的使用更偏重于临床实践。本书可作为中药师进行临床用药的参考用书。

　　本书编写的目的主要是提供一本系统分类、观念整合、浅显易懂的中药学专业参考书,力争科学、简明、准确、实用,使读者能融会贯通,有效学习,了解正确的用药知识,优化治疗方案,提高医疗质量,避免药物滥用、误用等情形产生,并使读者具备专业能力,了解药物发展的趋势。

由于写作水平有限,再加上编写时间仓促,书中存在的疏漏甚或谬误之处,恳请广大读者见谅,并望批评指正。

郭有伟

山东省淄博市中心医院

2023 年 2 月

目　录

第一章

中药学基础

第一节　中药学与临床中药学的含义

一、中药学的含义

中药学是研究中药基本理论、应用知识和技能，以及各种中药的品种来源、药材鉴别、种植（或养殖）、采收、贮存、加工炮制、制剂、性能、功效、应用、药理、化学成分等一切与中药有关知识的一门一级学科。

古代的综合性本草历来是包罗万象的，凡有关中药的知识，无不涉猎。随着现代科学的发展，中药学研究内容的日趋丰富，各相关学科的相互渗透，中药学不断分化，专门研究其鉴定、炮制、制剂、化学成分、药理作用等的分支学科日渐增多，除了上述广义的中药学外，又产生了狭义的中药学——临床中药学。

二、临床中药学的含义

临床中药学是以临床安全、有效、合理使用中药为目的，主要研究中药基本理论和各种中药临床应用的一门学科。其手段是通过临床、文献和实验的研究，促进中药效用的发展。该学科研究的具体内容主要是功效理论、性能理论、配伍理论，以及常用中药的性能、功效、应用，并涉及其他影响中药临床效应的相关知识。

第二节　中药学的形成

一、药物知识的起源

在原始时代，先民们为了生存而采食植物和狩猎，得以接触并逐渐了解这些植物和动物及其对人体的影响,由于辨识和使用的知识缺乏,不可避免地出现一些药效反应或中毒遭遇,因而使人们懂得在觅食时有所选择和注意。为了同疾病作斗争,上述经验启示人们对这些植物和动物的药效作用加以利用,经过无数次有意识的试验、观察,逐步形成了简单的药物知识。在我国自古相传的伏羲"尝味百药",神农"尝百草之滋味",并"一日遇七十毒",生动而形象地概括了药物知识萌芽的实践过程,说明了人类辨尝草木以寻求食源,同药物的发现具有密切的关系。也就是说,药物知识是人类在长期生活、生产实践及与疾病斗争的过程中,点点滴滴地积累起来的。这种过程,充满着艰难和危险,并为此付出过沉重的代价。

据医史学家研究发现,猿人和最早的人类用以充饥的食物,大多是植物类,因此最先发现的也应是植物药。将有毒植物用于狩猎,堪称原始社会的重大发明之一。在渔猎生产和生活开始以后,人类才有可能接触较多的动物及其肉类、甲壳、骨骼、血液、脂肪及内脏等,经过长期反复实践,又掌握了某些动物类药物的医疗作用。直至原始社会的后期,随着采矿和冶炼术的兴起,又相继发现了矿物药。在这一时期,人们从野果与谷物的自然发酵的启示中,还逐步掌握了酒的酿造技术。至殷商时期,酿酒业已十分兴盛,迄今仍留下大量当时酒文化的遗址和遗物。酒不仅仅是一种饮料,更重要的是具有兴奋、麻醉、消毒、助溶和温通血脉、行药势等多方面的作用,古人将酒誉为"百药之长"。

二、药物知识的积累

我们的祖先在日常生活和生产实践中萌芽的药物知识,经历了由零星、分散而逐步集中、系统的积累过程。进入奴隶社会,随着文字的创造和使用,药物知识也由口耳相传,发展为文字记载。文物考古表明,在数千年前的钟鼎文中,已有"药"字出现,《说文解字》将其训释为"治病草,从草,乐声"。明确指出了"药"为治病之物,并以"草"(植物)类居多的客观事实。

在现存的先秦文献中,药物品种已颇为可观。《诗经》涉及植物和动物330多种,有的还简要记述了产地和采收知识。专门介绍山川及物产的《山海经》,载有各类药物120多种,除产地等内容更加具体外,还记录了各药的医疗用途。其中大多为一药主治一病,亦有部分一药二治者。该书是迄今所知最早而集中总结药物功用的综合典籍。20世纪70年代初,在长沙出土的帛书《五十二病方》,其处方超过300个,选用药物240多种,当时所用药物之数,由此可见一斑。1977年在安徽阜阳出土的《万物》,虽是西汉初年抄成,但实为先秦所撰,简中收载药物 70 多种,可谓目前了解的最早的药物专篇。对于其他药学知识,这一时期也有不少论述。如《五十二病方》对炮制、配伍、制剂、服法(或外用方法)、禁忌等,均有记载。其复方的广泛应用,标志着药学的一大进步。《周礼》称"医师掌医之政令,聚毒药以供医事",则反映了专门的司药机构已经出现。又谓"以五味、五谷、五药养其病",无疑是日后药物分类和五味理论的先声。所有这些药学知识的积累,为本草专著的产生打下了坚实的基础。

三、本草著作的出现

根据现有史料记载,在西汉晚期已经出现了药学专著,并将其名之为"本草"。如《汉书》卷 25《郊祀志》称建始二年(公元前 31 年),有"方士、使者、副佐、本草待诏七十余人皆归家"。所谓"本草待诏",是以研究本草而待诏者。该书卷 12《平帝纪》又记载元始 5 年(公元 5 年)"征天下通知逸经、古记、天文、历算、钟律、小学、史篇、方术、本草以及五经、论语、孝经、尔雅教授者,在所为驾,一封诏传,遣诣京师,至者数千人"。同一书之卷 92《游侠传·楼护传》,又记述西汉学者楼护"少随父为医长安,出入贵戚家,护诵医经、本草、方术数十万言,长者咸重之"。由此可见,在西汉时期已有药学专著流行(如当时名医淳于意曾从公乘庆阳处得到《药论》一册),而且达到了相当规模,独立为一门医师必修的专门学科,并与医经、方术成为鼎足之势。当时还拥有一批研究本草的专业人员,其中有的还被国家所录用。可惜这些药学著作未能垂之后世。

四、古代本草学简介

(一)秦汉时期的本草学(公元前 221—公元 220 年)

秦汉时期,我国的本草学已经初具规模。从各种典籍的零星资料中,可知这一时期的本草书目有 30 多种,主要记载药物的应用、采收和食禁等内容。因受世俗风气的影响,这些本草大多为托名之作,除神农之外,还有假托黄帝、岐伯、伊尹、桐君、扁鹊、医和而入说者。东汉末年,始有直接署明作者姓名的本草和专科本草出现。在《黄帝内经》《伤寒杂病论》等医籍中,对药物的阴阳寒热、四气五味、虚实补泻和五脏苦欲补泻、有毒无毒、配伍、炮制、制剂、用法等,也有不少宝贵的内容。此外,炼丹术的兴起,开始了化学药物的制作和应用。通过国内外的交流,西域的红花、大蒜、胡麻,越南的薏苡仁等相继传入中国,边远地区的麝香、羚羊角、琥珀、龙眼等源源不断进入内地,都在不同程度上促进了本草学的发展。

形成于汉代,后经陶弘景厘定的《神农本草经》(简称《本经》),是这一时期最重要的本草著作,反映了秦汉时期的最高药学成就。该书并非出于一人一时之手,而是经历了较长时间的补充和完善过程,其具体成书时间虽有争议,但最后衰辑为册,不会晚于公元2世纪。《神农本草经》原书早佚,目前的各种版本,均是明清以来由卢复、孙星衍、顾观光、王闿运、森立之、马继兴、尚志钧、王筠默、曹元宇等中外学者考订、整理而辑复。因其资料来源不一而互有出入,现在引用时应注明其版本。该书是我国现存最早的药学专著,其"序例"部分,言简意赅地总结了药物的君臣佐使、配伍法度、四气五味、服药方法、剂型选择等基本原则,初步奠定了中药学理论的基础,其中有关配伍关系、药物对剂型的选择等论述,至今仍是不刊之言。

(二)三国、两晋、南北朝时期的本草学(公元220－589年)

三国、两晋、南北朝时期是历史上战乱持续不断,政权频繁更替,南北长期对峙的时期,同时也是我国古代科学成果和科学人才相当密集的时期。由于临床医学的显著进步,相关学科发展的影响,南北融合,中外交往,本草学的内容更加丰富多彩,学术水平更加提高,古代综合性大型本草的雏形,于此间真正确立,而且本草著作大量涌现,在药学的各个学术领域和分支学科的分化中,都完成了许多开创性的工作。

由于战争的破坏,"文籍焚靡,千不遗一"(陶弘景语),后人对这一时期本草学的了解还很不全面,但是此间留下的本草书目仍有近百种,其中有综合性的,也有专科类的、种药和采药类的、配伍忌宜类的、炮制类的、食物类的,以及单味药物专论、药图、药律和药名注音等。这些各具特色的本草,多以"附经为说"的方式,从不同角度对《本经》进行了注释和增补,大大发展了初期的综合本草。

(三)隋唐五代时期的本草学(公元581－960年)

隋初和盛唐时期,由于政治的稳定,经济和文化的进步,交通的发展,中外往来频繁,国家医药及其教育机构的扩大,本草学又有较大的提高。魏晋以来分裂和战乱等多种原因造成的药物品种及名称混乱,仅凭陶弘景个人的努力,又在"时钟鼎峙"的情况下,当然无法有效地解决,加之《本草经集注》这一综合本草的雏形,在100多年来的传抄中,出现了不少错误,因此"撼陶氏之乖违,辨俗用之纰紊"(《新修本草》原序),成为隋唐医药发展的迫切要求,也是本草学发展的必然结果。唐显庆(公元656－660年)时,依靠国家的行政力量,组织充分的人力物力,进行了举世闻名、前所未有的全国性的药物调查,在此基础上,编纂并颁布了具有国家规模和水平的《新修本草》,成为我国第一部官修本草,先于欧洲的《纽伦堡药典》(1542年)800余年,对世界药学的发展作出了巨大的贡献。

隋唐之际,十分重视特效药物的应用,常山、蜀漆治疟,昆布、海藻治瘿非常普遍,还先后发现和推广了羊靥、鹿靥治瘿,粳米治脚气,动物肝脏治雀目,人胞补虚弱,神曲助消化……又由于炼丹术的进一步发展,唐代开始应用砒石和砒霜,并将砷剂用于齿病,而且还掌握了硇砂、轻粉等化学药物的炼制和功用。这些成就在世界医药史上亦占有重要的位置。

(四)宋代的本草学(公元 960—1279 年)

北宋高度中央集权王朝的建立,结束了五代十国的分裂争斗局面。在残唐以来的战乱中,原有手抄医药卷帙大量散失,对本草进行修订,突出地摆在了宋初政府和医药家及儒臣面前。国家的统一,经济、文化、科学、技术和商业交通的进步,尤其是雕版印刷的应用,北宋高层统治者和一大批儒士对医药的关注和偏好,为医药事业和本草学术的发展提供了有利条件。在这种特殊的历史条件下,宋王朝顺应了本草学演进的趋势,利用国家权力,发挥整体优势,进行了本草文献的全面汇集和整理,先后完成了将近 1 800 种药物的来源调查和品种考订,相继官修了几部大型本草,同时也带动了民间对本草的编著和刻印,成为历史上综合性本草集中出现的时期,为后世保存了大量珍贵的药学文献。

(五)金元时期的本草学(公元 1115—1368 年)

宋代本草的大量刊行,方兴未艾的药理研究,留下了丰富的药学文献,并扩展了金元医家的学术视野。他们不再承袭唐宋的本草学风,改变了以资料汇集整理、药物品种搜寻和基原考订为重点的做法,编撰药书,不求其赅备,而多期于实用。因此,金元两代没有出现一种有代表性的大型综合本草,这一时期产生的本草,一般出自医家之手,内容简要,具有明显的临床药物学特征。如刘完素的《素问药注》《本草论》,张元素的《珍珠囊》《脏腑标本药式》,李东垣的《药类法象》《用药心法》,王好古的《汤液本草》,朱丹溪的《本草衍义发挥》,总的来看,其数量较少,其卷帙多近乎袖珍,但风格独特,影响深远。

(六)明代的本草学(公元 1368—1644 年)

明代中前期的本草,因受南宋和金元风气的影响,以临床实用性节要及便读歌赋类作品为主,其数目在 50 种左右,不足后期的半数。这些本草以节录前人用药经验为主要出发点,一般不注重收录药物的基原、药材的品种等内容,除总结部分药物的功效,探究药理和按病因病机归类药品外,创新不多,成就不大,有的早已散佚。其中比较重要的有徐彦纯的《本草发挥》、王纶的《本草集要》、汪机的《本草会编》、薛己的《本草约言》等。其中《本草集要》将 545 种药物"以类相从",不再分别"三品",并按治气、治血、治寒、治热等列为 12 门,各门又以功效进行二级分类,如治气门列"补气清气温凉药""行气散气降气等"等。对后世本草颇有启示。

15 世纪中期,兰茂以实地调查和搜求云南地区特产植物为主,辑为《滇南本草》,为我国现存内容最丰富的古代地方性本草,是研究该地区各民族医药经验的贵重资料。公元 1565 年陈嘉谟编成《本草蒙筌》,载药 742 种,并附少量图谱,内容丰富,创见颇多,对道地药材、真伪优劣鉴别及炮制等,尤有新意,对语成文,便于记诵,非一般启蒙药书所能及,因其较高的实用价值和理论价值,成为该时期很有特色又很有影响的一部本草。

明代后期的本草十分繁荣,数量大增,形式多样。以《本草纲目》为代表的一批优秀本草,将本草学推进到一个新的高峰,为我国药学谱写了光辉的一页。

(七)清代的本草学(公元 1644－1911 年)

清初的高层统治者虽能留心医药,但《本草纲目》刊行不久,尚未具备超越其水平的客观条件。鸦片战争以后,本草迫切需要综合整理,全面提高,但垂暮的封建王朝既无能力,又无心思顾及本草修订,因此清代未能产生鸿篇巨制的综合本草,其唯一的官修本草——《本草品汇精要续集》,内容单薄,质量平平。尽管如此,清代的本草仍数量空前,达 400 多种,其中不乏无咎无誉者,自不待言。而观其整体主流,是由博返约和折衷求是的。在学术性和可读性方面,大有改观,尤其是功效项目的确立,为本草学的拓展注入了活力,成为本草学新的生长点。其论述药理,每以功效为核心,格调新颖,更加富有临床药学的特征。

第二章

解 表 药

第一节　发散风寒药

发散风寒药味辛性温,升散之力较强,大多具有发汗作用,能使侵于人体肌表的风寒邪气外解,治疗风寒感冒。其中有的药物长于治疗风寒上犯清窍之头风头痛,或鼻病鼻塞、流涕、前额昏痛及风寒郁闭肌肤之皮肤瘙痒、疹点透发不畅等多种病证,而并不局限于治疗风寒感冒。所以,发散风寒药除多为辛温解表药外,还包括药性偏温的祛风止痛药、祛风止痒药、祛风通窍药、祛风透疹药等。换言之,本类药物除有解表功效之外,还有止痛、止痒、透疹、通鼻窍等功效。

此外,有的发散风寒药还兼有平喘止咳、利水退肿及祛风湿之效,亦常用于喘咳、水肿、痹证而兼风寒者。发散风寒药大多有较为明显的发汗作用,性偏温燥,使用不当易耗伤阴液,故津血不足及阴虚内热者应慎用或忌用;必要时,应与养阴生津之品配伍使用。

一、麻黄(《神农本草经》)

(一)性能

辛、微苦,温。主归肺、膀胱经。

(二)功效

发汗解表,平喘止咳,祛风止痒,通鼻窍,利水退肿,散寒通滞。

(三)临床应用

1.风寒表证

本品辛温,能散寒解表,陶弘景《本草经集注》誉其为伤寒发表第一药,一般风寒感冒初受,皆可选用。如以麻黄绒配伍甘草(2:1),共为散剂,每服 6 g,即

《蒲辅周医疗经验》走马通圣散。因其长于开泄腠理,透发毛窍,发汗逐邪,以风寒表实证,症见恶寒发热、无汗、头身疼痛、脉浮紧者为宜。用治该证,麻黄与桂枝相须为用,共助发汗散寒之力。对风寒外闭,肺失宣肃而见喘咳者,麻黄既开宣肺气之闭郁,又止咳平喘,标本同治,《伤寒论》的麻黄汤较好地反映了这种用药特点,为风寒表实无汗又兼见喘咳之名方。

根据风寒表实证的不同证型,本品还有以下常见配伍形式。

(1)风寒外束,里热内郁,而兼烦躁不宁者,又宜再与石膏等清热除烦之品配伍,共收解表清里之效,如《伤寒论》大青龙汤、《宣明论方》防风通圣散、《外台秘要》石膏汤等。

(2)风寒夹湿,湿滞肌表,遍身酸痛,重着,难以转侧者,常与健脾燥湿、利水之白术(或苍术)配伍,如《金匮要略》麻黄加术汤。

(3)素体阳虚气弱,复感风寒,表实而见畏寒、肢冷、脉沉细者,宜与附子、肉桂等同用,于扶阳中促进解表,解表中不伤阳气,如《伤寒论》麻黄附子细辛汤、麻黄附子甘草汤,《伤寒六书》再造散等。其偏气虚血亏者,可与人参、当归等同用,如《景岳全书》大温中饮。

(4)外感风寒,肺气壅遏,金实不鸣,卒然音哑、失声,或咽痒、喉痛者,本品外散风寒,内宣肺气,故临床用之有效。如《名医类案》记载单用麻黄而愈。亦宜与荆芥、薄荷、桔梗等利咽喉之药同用。

麻黄虽素称辛温发汗峻剂,但于辛凉清热剂中酌加本品,全方并无助热过汗之偏,还可增强宣肺达邪之效,如《秦伯未医文集》辛平宣肺汤,以之与牛蒡子、杏仁等同用,组成辛平之剂,治感冒初起,其风寒、风热之象皆不明显者。

2.喘咳证

喘咳证虽然涉及五脏六腑,又有寒热虚实之殊,但皆与肺失宣肃相关。麻黄辛散逐邪力强,可外开皮毛之郁闭,以使肺气宣畅,呼吸调匀;借其苦降之性,又能内复肺金清肃下降之常,以使逆气下降,喘咳平息,平喘与止咳之效俱佳,应用广泛。

(1)风寒喘咳:本品性味辛温,对风寒外犯、肺气壅遏而喘咳者,最为适合。且常与杏仁同用,一刚一柔,互制其偏,其平喘止咳之力益显,故有"麻黄以杏仁为臂助"之说。如《太平惠民和剂局方》三拗汤中麻黄标本两治,其辛温发表宣肺和平喘止咳功效皆得以充分发挥。

(2)风热喘咳:风热外袭,或肺寒郁而化热,而肺气上逆,喘促息急者,无论有汗或无汗,麻黄均有显著的达邪宣肺、平喘止咳的效果。但其温散发汗作用,则于证不利,故须配伍清热药,一以清泄肺热,针对喘咳之病因;二以制约麻黄之温散,取其用而去其性,除其弊。如《伤寒论》麻黄杏仁甘草石膏汤,便是治疗该证的千古名方。

(3)痰饮喘咳:麻黄长于平喘,而蠲饮化痰之力甚微,用治喘咳因于水饮痰浊内盛者,应与祛痰化饮药物同用。寒痰冷饮伏肺,常与干姜、半夏、陈皮、紫苏子等药配伍,如《伤寒论》小青龙汤、《金匮要略》射干麻黄汤、《太平惠民和剂局方》华盖散等。

(4)虚喘:虚喘由肺、肾、脾气之虚,出纳失常所致,麻黄温散发汗,有耗气之弊,故应忌用或慎用。然而喘证之发生,不论属实与属虚,皆与肺失宣肃、气逆不降相关。虚喘罹病既久,往往寒热错杂,虚实并见,治宜寒热同用,攻补兼施。故叶天士有"在肺为实,在肾为虚"及"发时治肺"等辨证施治的经验总结。如《张伯奥医案》治肺气不足,正虚邪实之麻参汤;《中国当代名医验方大全》治肺肾气虚,咯痰不利之参蛤麻杏汤、参蛤定喘汤,以及益气定喘汤,均以麻黄与人参、党参、蛤蚧、紫河车等同用。《精选千家妙方》中主治阳虚痰壅的温阳平喘汤,以麻黄与附子、淫羊藿等同用。对于肺、肾阴虚者,《杂病证治》以麻黄与沙参、玄参、地骨皮同用;《蒲辅周医疗经验》玉竹石甘汤,以麻黄与玉竹、天花粉、鲜芦根等同用,均以麻黄配伍使用。

(5)顿咳(百日咳):该病由感染时邪病毒、肺气失宣、痰浊阻滞而引起阵发性痉挛性咳嗽。临床根据其不同证型,于温肺、清肺、扶正方中加用本品,可增强全方开宣肺郁、止痉疗咳之效。如以顿咳方(蜜炙枇杷叶、麻黄、白芥子、苦参、大黄)治百日咳痉咳期患儿,其宣肺降气、清热化痰、解痉止咳之效甚好。温肺化饮汤以本品配伍细辛、干姜、百部、葶苈子等,对百日咳之寒邪束肺者,有较好的温肺化痰、降逆止咳之效。

麻黄辛温发散力强,体虚多汗者有助热伤阴之虞;又因其收缩血管,高血压患者亦须忌用。而麻黄根具"固根收束之本性,则不特不能发汗,而并能使外发之汗敛而不出"(《本草正义》)。临床发现二者有相辅相成之性,配伍同用,既协同治疗喘咳,又无过于发散或敛邪之偏。如经验方二麻四仁汤,以麻黄、麻黄根与杏仁、桃仁、白果等同用,主治哮喘和咳嗽,有调整肺气、排痰止咳、散风脱敏之功。并认为:"麻黄根与麻黄作用相反,不仅能止汗固表,而且能扩张血管,使血压下降,呼吸幅度增大,两者合用,一开一合,开合相济,调整肺气,不仅能加强肺的活动功能,而且没有升提血压,助长兴奋的流弊"。

3.皮肤瘙痒证

风疹块(荨麻疹)、水疥(丘疹性荨麻疹)、游风(血管神经性水肿)及牛皮癣(神经性皮炎)等病证之皮肤瘙痒,多由风热或风寒之邪壅阻于肌肤之间,不得宣泄所致。麻黄外达肌表,宣郁透邪,与相应药物配伍,可收祛风止痒之效。

属风寒者,宜与辛温类祛风止痒药相须为用,如《赵炳南临床经验集》麻黄汤,本品与浮萍、干姜皮、白僵蚕等配伍,主治慢性荨麻疹。《赵锡武医疗经验》以本品配伍桂枝、刺蒺藜、蝉蜕等,治牛皮癣。对顽固性老年皮肤瘙痒证,冬季反复发作,缠绵难愈者,用炙麻黄 6 g、附子 6 g、细辛 6 g,可使之微汗而收效。

属风热者,宜与荆芥、薄荷、连翘等辛凉疏风药同用,如《中国当代名医验方大全》之止痒消荨饮、隐疹方;用麻黄蝉衣汤(麻黄、蝉蜕、槐花、浮萍、黄连)治疗荨麻疹、湿疹、药疹、漆过敏等过敏性皮肤病,取得满意疗效;植物日光性皮炎,引起头面、手背等日光照射处水肿、皮疹瘙痒,麻黄配伍石膏、苍术等药有效。

4.风水证

麻黄外开腠理,发汗祛邪,助上焦水气宣化,可使肌肤水湿从毛窍外散;内则宣畅气机,通调水道,渗泄水湿,使水肿因尿量增加而向愈。肺为水之上源,外合皮毛,主一身之表,其为外风等邪气所袭,外不能宣泄水气,内不能调节水液下输膀胱,以致风湿遏阻,两邪相搏,流溢于肌肤,或留积于身半以上,成为风水之证。该证邪在肌表,卫阳被困,水气凌肺,宣降失司,除水肿起于面目并迅速遍及全身外,还有恶寒、发热、肢体酸重、无汗、小便不利及喘咳等症。麻黄发汗解表、宣肺平喘、利尿退肿三大功效与该证病机一一相扣,用之最相适宜。治疗风水,本品常辅以生姜,可以增强其解表、宣肺、行水之效。

属风寒者,麻黄、生姜可与桂枝、羌活、香薷等配伍;寒湿盛者,可与五皮饮合用,如《重订通俗伤寒论》麻附五皮饮。

风水夹热,兼见口渴汗出之症者,宜与石膏配伍,二药相制为用,共奏辛凉祛风、宣肺利水之功,如《金匮要略》越婢汤、越婢加术汤。现代治疗急性肾小球肾炎初起,水湿内盛,水肿而小便不利者,常以上述方剂为基础,配伍赤小豆、桑皮、冬瓜皮、车前子等利水之品,其疗效更佳。如《千家名老中医妙方秘典》之宣肺利水方、《邢子亨医案》治肾小球肾炎水肿之风热袭肺经验方等。

麻黄以解表、宣肺为主,虽然利尿之力甚弱,除风水之外的其他水肿使用得当,仍有其特殊意义。临床报道治疗寒湿瘀结的肝硬化腹水,于附子、桂枝、白术等药中加入本品,以"宣发肺气,提壶揭盖,又能通调水道下输膀胱而利水湿",亦行之有效。对于痔疮急性水肿,疼痛难忍,麻黄与升麻、黄芩等同用;幽门急性水肿,上腹疼痛,呕吐烦躁者,麻黄与石膏、陈皮、半夏等同用,均有消肿止痛的效果。亦可配伍石膏等,用于喉头水肿。

(四)用法用量

3～10 g;入丸、散剂,1～3 g;外用适量。与桂枝、羌活等辛香浓郁之品配伍,用于发汗解表,可以适当先煎。本品生用发汗力强,蜜炙后发汗力减弱,捣绒后作用较为缓和。发汗解表、散寒通滞、利水退肿多生用,平喘止咳多蜜炙用,小儿、老人及体虚之人宜用麻黄绒或炙麻黄绒。

(五)使用注意

(1)本品辛温发汗之力较强,表虚自汗、温病发热者忌用;小儿、老人及体虚之人慎用;因其能兴奋中枢神经和升高血压,故烦躁、失眠及高血压患者慎用。

(2)现代中药学研究证实,本品易产生快速耐受性,用于治疗慢性喘咳等症,应当间歇性给药,持续使用则疗效降低。本品不宜与洋地黄类强心苷药物合用,以免引起室性心律失常。

(3)本品用量过大或误用,易引起心悸、气促、失眠、烦躁、汗出、震颤及心绞痛发作等;严重中毒时可引起视物不清、瞳孔散大、昏迷、呼吸及排尿困难、惊厥等,可死于呼吸衰竭和心室纤颤。麻黄的中毒量为30～45 g。针对其引起的血压过高及神经系统兴奋症状,可给予降压药和镇静药。

(4)麻黄碱有兴奋膀胱内括约肌的作用,有因过服或久用麻黄而致尿少或尿闭者,亦容易诱发或加重尿潴留,故本品不应过量或久用,尿潴留患者忌多用。

(5)本品对极个别患者可引起变态反应,出现全身皮疹,并伴有低热等。曾有人以微量麻黄作过敏性诱发试验,内服该药5小时后,前臂两侧出现麻疹样红斑。因此,临床使用时应予以注意。

(六)现代研究

1.化学成分

3种麻黄均含生物碱(1%～2%)及挥发油、黄酮、有机酸等。所含生物碱以木贼麻黄较高,其中麻黄碱占总碱的80%～85%,其次为伪麻黄碱。

2.药理作用

麻黄具有发汗、利尿、镇咳、平喘、抗过敏、升高血压、兴奋中枢神经系统、解热、抗病毒及影响神经肌肉传递等作用。其中麻黄水煎液、水溶性提取物及麻黄碱、挥发油均有发汗作用;水煎液及挥发油均有抗菌、抗病毒作用;挥发油有解热作用,尤其以松油醇作用显著;其水提物与醇提物均有明显抗炎作用,伪麻黄碱的抗炎作用最强;生物碱和挥发油能使支气管平滑肌松弛,并减轻支气管黏膜水肿而平喘;水提物及麻黄碱有镇咳作用;挥发油有一定的祛痰作用。麻黄碱有抗过敏、强心、升压等作用。其所含多种成分有利尿作用,以 D-伪麻黄碱最显著。麻黄碱脂溶性高,易通过血-脑屏障,以兴奋中枢神经系统。此外,麻黄所含水溶性多糖可清除氧自由基而有抗氧化作用;麻黄提取物尚有抑制细胞免疫作用。

二、桂枝(《神农本草经》)

(一)性能

辛、甘,温。主归肺、肾、心、脾经。

(二)功效

发汗解表,温通经脉,助阳化气。

(三)临床应用

1.风寒表证

本品辛温浮散,能"散风寒,逐表邪,发邪汗"。其开腠发汗之力较麻黄缓和,且长于宣阳气于卫分,畅营阴于肌表,使汗液蒸化有源,为治外感风寒表证的常用药物,无论风寒表实无汗,或表虚有汗以及阳虚感寒诸证,皆宜用之。

(1)风寒表实证:治风寒外袭,卫阳被遏,营阴郁阻,肺气失宣之恶寒发热(恶寒重),无汗,头身疼痛,脉浮紧者,桂枝常与麻黄相须为用,如《伤寒论》麻黄汤、《景岳全书》麻桂饮、《症因脉治》甘草麻桂汤等。

(2)风寒表虚证:治汗出当风,或表虚感受风寒,外邪乘虚内犯肌表,而营卫失和,卫表不固,见发热,恶风,汗自出,脉浮缓者,桂枝宜与白芍配伍。桂芍相合,桂枝辛甘通阳,解散肌表之风寒,攘外以调卫;白芍酸苦敛阴,固护外泄之阴液,安内以和营。这一特殊配伍,为《伤寒论》桂枝汤的主要组成。

(3)阳虚外感证:本品既发散风寒,又温助阳气,对素体阳虚而感冒风寒之证,有标本兼顾之特长,故尤为适宜。如《伤寒论》桂枝加附子汤、《温病条辨》桂枝姜附汤、《伤寒六书》再造散等。

此外,桂枝亦可用于治疗风寒表证夹湿,见恶寒发热,头胀如裹,一身酸楚者,宜与羌活、防风等祛风胜湿药配伍,如《素问病机气宜保命集》桂枝羌活汤。外感风寒,肺气失宣之喘咳,本品外散风寒,除表证,内利肺气,止喘咳,如《伤寒论》桂枝加厚朴杏子汤。外感风寒,内有伏饮者,本品性温,外散表寒,内化水饮,如《伤寒论》小青龙汤。

治疗气虚感冒风寒者,本品常与黄芪、人参等同用,如《伤寒论》桂枝人参汤、《症因脉治》桂枝黄芪汤、桂枝续命汤等。

治疗太阳病未尽而入少阳,症见发热微恶风寒,微呕,心烦者,本品可与柴胡、黄芩等同用,如《伤寒论》柴胡桂枝汤、《症因脉治》桂枝柴胡汤。治疗太阳阳明合证,本品可与葛根等同用,如《症因脉治》桂枝葛根汤。表寒里热者,可与石膏等同用,如《伤寒论》桂枝二越婢一汤。

2.里寒实证

本品既能发散风寒,又能温里祛寒,故又适用于里寒实证。

(1)风湿痹证:本品温经散寒,"通经络而开痹涩"。与祛风湿药配伍,可助祛风寒止痹痛之功,故蠲痹方中多用。因其又长于"行上部肩臂,能领药至痛处",更宜于上肢痹痛者。治风邪重者,常与羌活、独活、麻黄等同用,如《名医妙方精华千首》生地汤。治寒邪重者,常与乌头、附子、细辛等同用,如《千金要方》乌头汤。治湿邪重者,常与苍术、薏苡仁等同用,如《医醇剩义》桂苓神术散。治历节和风寒湿痹者,常与防风、附子、白术、麻黄等同用,祛风除湿,散寒止痛而不燥热,如《金匮要略》桂枝芍药知母汤。治湿热痹痛,关节红肿,本品多与清热药组成蠲痹除热之剂,如《张氏医通》桂枝白虎汤。治痹证日久,气血不足,经脉瘀滞者,与益气、补血、活血药配伍,如《金匮要略》黄芪桂枝五物汤。

(2)寒凝血瘀证:本品善入血分,为温通血脉之要药,且有似肉桂"宣导百药"之能,与诸活血药相使,可增强通脉活血之力,故为治妇女经脉受寒之月经失调、痛经、癥瘕、产后腹痛等病常用药。治妇女冲任虚寒,瘀血内阻所致之月经后期、量少、经期腹痛、痛经及崩漏等,与桃仁、芍药等同用,如《金匮要略》温经汤。治经前瘀滞腹痛者,与桃仁、芍药、生地黄同用,如《伤寒保命集》桂枝桃仁汤。治妇人血瘀之腹中癥块,与川芎、牡丹皮、当归等配伍,如《金匮要略》桂枝茯苓丸。现代运用此方治疗妇女子宫肌瘤及卵巢囊肿有效。此外,临床还用本方治疗妇女盆腔炎、产后尿潴留、恶露不尽、更年期崩漏、经期综合征及其他各种内外科病证之有寒凝血瘀者,皆甚有效。

(3)寒凝经脉证:本品温经祛寒,和营止痛,并能"领药至痛处",前人称其为"寒伤营血,亦不可少之药。"故因寒犯经脉,营气不通之厥逆、阴疽及诸痛证,均宜使用,如《伤寒论》当归四逆汤、当归四逆加吴茱萸生姜汤。以之与当归、细辛、木通等同用,治血虚寒阻肢体失于温养之厥冷或头、肩、腰、腿、足部疼痛。现代还以此类方药治疗雷诺病、糖尿病神经病变、颈椎病、肩周炎、冻疮。此外,也可治寒疝疼痛,如《温病条辨》椒桂汤、《金匮要略》乌头桂枝汤等。

(4)中焦寒证:本品温中散寒,可"立中州阳气,疗脾胃虚馁而腹痛",常用于治疗寒犯脾胃之脘腹疼痛、呕吐、泄泻。治脾虚湿盛之吐泻、腹胀,本品配伍白术、藿香、木香等,如《医学启源》桂苓白术散。治虚寒腹痛,以之配伍芍药、饴糖、生姜等,如《金匮要略》小建中汤。治寒气腹痛,二便清利,以之配伍陈皮、生姜等,如《症因脉治》桂枝芍药汤。治寒凝气滞腹痛,以之配伍厚朴、枳壳、苏叶等,如《杂病源流犀烛》桂枝四七汤,上述方剂也适用于脾阳不运所致吐泻、食少者。

此外,肺寒咳喘而无表邪者,本品亦可温肺降逆,常与化痰、平喘、止咳药同用。如《医醇剩义》温肺桂枝汤,其与沉香、紫苏子、橘红配伍。《张氏医通》三建膏,其与附子、桂心、干姜、川椒等配伍,制为膏药,外贴肺俞、华盖及膻中穴,治冷哮喘嗽。

3.阳虚证

本品能入心、肾、脾经以温助阳气,常用于治疗由心阳不振、肾阳不足、脾阳不运所致的多种病证。

(1)心阳不振之证:前人称"桂枝振心阳,如离照当空,则阴霾全消,而天日复明也",其上助心阳以通脉。故常用于治疗心阳不振,心脉瘀阻之胸痹、心痛、心悸。胸痹多由心阳不振、气血不运、心脉瘀阻所致,本品温助心阳,温通心脉,为治胸痹之常用药,如《金匮要略》桂枝汤、枳实薤白桂枝汤,瓜蒌薤白桂枝汤等皆含桂枝。迄今上述方剂治疗胸痹仍颇有效验,常为临床化裁用于治疗冠心病。

(2)肾阳不足之证:《本草述》言:"肉桂治奔豚而桂枝亦用之者,以奔豚属肾气,肾气出之膀胱,桂枝入足太阳故也"。桂枝下温肾阳以祛寒,更长于助膀胱气化以行水,常用于肾与膀胱虚寒,气化不行之水肿,小便不利及梦遗失精、奔豚腹痛。治膀胱气化不行,水肿,小便不利者,本品常与茯苓、泽泻等同用,如《伤寒论》五苓散。治肾阳偏虚,寒水内盛者,可再配附子等温补肾阳之品,如《程门雪医案》五苓皮汤、《李聪甫医案》真五汤、《邹云翔医案选》芪附汤。偏脾虚湿盛者,可再配薏苡仁、苍术等健脾除湿药,如《施今墨临床经验集》健脾利水汤、《黄文东医案》加减胃苓汤。湿热内蕴,下阻洲渚而不能化气行水者,可再配清利湿热之药,如《金匮要略》茵陈五苓散、《张伯臾医案》桂红汤、《临证治验》五苓加味汤。该配伍形式广泛用于肾小球肾炎水肿、特发性水肿、营养不良性水肿、尿路感染、黄疸、早期肾功能不全、眩晕、泄泻等病证之气化失司,水湿内蓄者。

因桂枝温肾阳以固肾气,并使阳气归藏,则神动失精可除。故亦可治肾阳被损,心肾不交,阳浮于上,失精于下之梦遗者,如《金匮要略》桂枝加龙骨牡蛎汤。《治验回忆录》以上方加茯神、朱砂,治夜寐不安,寐则梦遗者,也确有良效。

治下元虚冷,冲气上逆而发为奔豚者,《金匮要略》记载用桂枝加桂汤主之。该方目前在临床广泛用于奔豚气;也有用于治疗围绝经期综合征的报道。

(3)脾阳不运之证:本品温脾阳以助运水,即张寿颐所谓:"立中州之阳气,疗脾胃虚馁",常用于治疗脾阳不运,水湿内停之痰饮、眩晕,常与健脾除湿药配伍,共收温阳化水、蠲除痰饮之效,如《金匮要略》苓桂术甘汤。若支饮咳逆,倚息不得卧者,以小青龙汤、桂苓五味甘草汤治之。以上方剂,至今仍是临床治疗痰饮咳喘、眩晕的基础方。

(四)用法用量

3~10 g。外用适量。

(五)使用注意

(1)本品辛温助热,易伤阴,凡外感热病、里热内盛及阴虚火旺者,均忌用。

(2)本品通血脉,易动血,故血热妄行、月经过多及孕妇应忌用或慎用。

(3)本品用量过大易出现头晕目胀、眼干涩、咳嗽、口渴、尿少及尿道灼热等不良反应,故不可服用过量。

(六)现代研究

1.化学成分

本品含有挥发油 0.2%～0.9%,油中主含桂皮酸 70%～80%,还含有苯甲酸苄酯、乙酸肉桂酯、β-荜澄茄烯、菖蒲烯、香豆素等。

2.药理作用

桂枝醇提物能抑制大肠埃希菌、枯草杆菌、金黄色葡萄球菌、志贺痢疾杆菌、伤寒和副伤寒杆菌、肺炎球菌等多种细菌。桂皮醛、桂皮酸钠能扩张皮肤血管、增加散热、提高痛阈值,促进发汗。桂皮醛具有镇静、抗惊厥、抑制血小板聚集作用。

三、荆芥(《神农本草经》)

(一)性能

辛,微温。主归肺、肝经。

(二)功效

祛风解表,清头目,利咽喉,透疹,消疮止痒,炒炭止血。

(三)临床应用

1.外感表证

本品轻扬升散,辛而不烈,其性平和,"其功长于祛风邪""能解肌发表退寒热"，具有祛风解表之效，为治疗外感风寒、风热表证常用之品。

（1）风寒表证：本品辛香宣散，治外感风寒，恶寒发热，无汗之轻证，以本品为主药，辅以豆豉，与酒同煎服，如《中华祖传秘方大全》荆芥豉酒。治风寒闭郁较盛者，与防风、羌活、川芎等配伍使用，如《摄生众妙方》荆防败毒散；或与防风、白芷、生姜等同用，如《实用中医方剂学》荆防汤。

根据不同证型，本品还有以下常见配伍形式：①外感风寒夹湿，身体沉重，肢节酸痛，胸脘痞满者，以荆芥穗、苍术、甘草为粗末水煎服，如《百一选方》冲和散。②风寒入里化热，表里同病者，与葛根、柴胡、黄芩、板蓝根等合用，如《千家名老中医妙方秘典》解毒退热方。③外感风寒，鼻不闻香臭，涕出不通者，荆芥多与通鼻窍之品合用，如《百一选方》白芷散，以之与白芷为末，茶清调下。而《证治宝鉴》加减丽泽通气汤，以荆芥配苍耳子、辛夷、细辛等使用。④风寒束表，肺失宣降，恶寒发热，头痛项强，咳嗽喘息者，与麻黄、陈皮、乌梅等品同用，如《太平惠民和剂局方》消风百解散；治外感风寒，痰咳咳逆，甚连声不断者，与麻黄、杏仁、甘草、桔梗合用，如《证治准绳》五拗汤；治伤风咳嗽喘满，痰涎壅塞，坐卧不宁者，以荆芥穗与旋覆花、半夏曲、麻黄等品合用，如《三因极一病证方论》旋覆花汤；治风寒将尽，咳嗽较盛者，与百部、白前、紫菀等合用，如《医学心悟》止嗽散。

（2）风热表证：本品药性平和，亦可用于外感风热之发热，微恶风寒，无汗或有汗不畅，头痛头晕，咽喉疼痛等症，常与薄荷相须为用。如《中国中医秘方大全》荆薄方，以荆芥、薄荷、辛夷三味，研末泡服，治表证初起，风热不甚者；《温病条辨》银翘散，为当今临床治风热表证或温病卫分证的代表方剂。若外感风热发热较盛者，还可配伍大青叶、板蓝根、蒲公英、黄芩、栀子等清热解毒之品，如《中医验方集成》退热方，《千家名老中医妙方秘典》退热灵、银菊解毒方及《中医精方荟萃》清热合剂等。

2.头面部疾病

本品轻扬上达，善"清利头目"，通过配伍，可以治疗多种头面部疾病。

（1）头痛头晕：因本品"其功长于祛风邪"，故多用于由风邪所致头晕头痛。

属风邪所致偏正头痛者，以之配川芎、白附子、牛蒡子为末，茶调服，如《普济方》川附散；或《杨氏家藏方》荆芥丸，以之合天麻、川芎、白附子等品。治外感风邪，头痛连及目眶或面肿者，与荆芥、白芷、升麻、葛根等合用，如《不知医必要》升麻葛根汤。

属风热上攻，头晕头痛者，可与发散风寒之品合用，如《银海精微》菊花茶调饮，用荆芥配菊花、白芷、川芎等为末，茶水调服以疏散风热，清利头目。

属风寒者,可与辛温之品合用,如《太平惠民和剂局方》川芎茶调散,以之与川芎、白芷、细辛、羌活等同用。《韦文贵眼科临床经验选》偏正头风方,以荆芥穗配防风、苏叶、木瓜等品,治外感风寒之偏正头痛。《奇效良方》六神散,以荆芥穗合川芎、防风、羌活等,治风眩烦闷,头目运转不止。

现代临床将荆芥用治三叉神经痛,如《古今药方纵横》(荆芥)在《证治准绳》治头风方(荆芥、石膏各等份为末,合生姜、连须葱白煎服)的基础上加白芷、细辛治三叉神经痛,疗效显著。

(2)眼科疾病:本品功善祛风,《滇南本草》言:"荆芥穗,上清头目诸风……明目。"故风邪所致目疾最为适宜。此外,本品兼能止血,历代本草认为其还具有活血作用,故对多种眼科疾病均可使用。

胞睑疾病:以之与防风、黄连、乳没等煎汁,入炼蜜及炉甘石粉和成块,用时温水磨汁点入眼内,治沙眼,如《中华祖传秘方大全》荆防汤。以荆芥穗与防风、生地黄、赤芍、栀子等为末内服,治大小眦红肿疼痛或大眦赤脉传睛者,如《银海精微》七宝洗心散。

白睛疾病:与栀子、大黄、甘草为末,水煎服,治肝经有热,眼赤肿痛,如《银海精微》泄肝散。以荆芥配金银花、菊花、刺蒺藜、赤芍等,煎汤先趁热熏蒸双眼,至药液凉后即饮,用治天行赤眼、暴风客热(急性结膜炎),如《实用中医效验新方大全》祛风消赤汤。

黑睛疾病:如《博济方》之大明散(荆芥、蝉蜕、白蒺藜、羌活、黄芪、蛇蜕),治一切风气毒眼、翳膜昏暗、涩痛多泪。《卫生宝鉴》之五秀重明丸,以本品配菊花、木贼、楮实子、川椒为丸服,治翳膜遮睛、隐涩昏花;胞睑与黑睛合病,《银海精微》拨云散,以荆芥配伍蝉蜕、菊花、羌活、白蒺藜等,为细末,用桑白皮煎汤调下,治风毒翳障、睑弦赤烂。

此外,荆芥还用于其他眼科疾病的治疗。治眼底出血,用炒荆芥合茺蔚子、三七粉、党参、青葙子等,如《韦文贵眼科临床经验选》之眼底出血三方。治目痒,以荆芥穗合羌活、防风、炮川乌、川芎,为细末服,如《证治准绳》驱风一字散、《圣济总录》荆芥散等。治眼外伤,以荆芥穗同细辛、车前子、没药等配伍,温酒送服(药末),如《仙传外科秘方》细辛散。

3.咽喉诸证

本品性平而偏凉,可疏风清热,又善"消疮毒",朱丹溪力倡"咽痛必用荆芥",故本品为临床治疗咽喉疼痛常用药物之一。

(1)风热郁阻:以荆芥穗配薄荷、僵蚕、桔梗等,为粗末,水煎去渣,徐徐漱咽,治因风热所致一切咽喉诸症,如《喉科指掌》清咽散;或配牛蒡子、炒白牵牛、甘草,内服治上焦风热,咽喉痛、胸膈不利,如《博济方》利膈散。

(2)热毒蕴结:用荆芥穗与牛蒡子、甘草同用,如《鸡峰普济方》清毒散。若热毒炽盛者,常配伍黄连、山栀、连翘等品,如《咽喉经验秘传》清喉消毒散。

(3)喉喑:《本草权度》神效散,用荆芥穗与蓖麻丸嚼含化,治热肿语音不出。《太平惠民和剂局方》荆芥汤,以之与桔梗、甘草为末煮散服,治风热壅肺,咽喉肿痛,语声不出,或如有物哽。《杂病源流犀烛》喉痹饮,以本品与桔梗、玄参、贝母、僵蚕等配伍,达清热散风,化痰利咽之效,治风热痰壅之喉痹。

荆芥既能利咽喉,又能解表退热,因此咽喉不利兼恶寒发热者,本品可发挥解表、利咽双重作用,较为适宜。如《咽喉科得效方》之荆防甘桔汤,配伍薄荷、陈萝卜英(缨)、甘草等品,用治咽关红肿疼痛,喉蛾红肿,身发寒热。清风汤以荆芥穗与蝉蜕、僵蚕、陈萝卜英(缨)等同用治感风过敏,咽关水肿,身发寒热。荆公消毒散以荆芥穗配伍浙贝母、重楼、蒲公英、马勃等治喉蛾红肿,且有腐点,颔下生核结肿,身热。

对咽喉肿痛的治疗,除内服的方法外,本品也可局部含漱。如《中医喉科学讲义》漱口方,用其与金银花、连翘、薄荷等配伍,以祛风清热、消肿止痛。《御药院方》漱口地黄散,以之与黄芩、薄荷、甘草等品配伍,煮散去渣趁热含漱,至冷吐出,治脾经风热上攻,咽喉肿痛生疮,闭塞不通者。

4.痘疹

明清医家取荆芥"轻扬外散"之性,用治痘疹。后世从者甚众,并认为有"透疹"的作用,可用治多种出疹(或痘)性疾病。如《景岳全书》十三味羌活散,以之与羌活、蝉蜕、防风、桔梗等同用,治风壅欲作痘疹。《先醒斋医学广笔记》竹叶柳蒡汤,用荆芥穗、薄荷、葛根、柽柳等药,治痧疹发不出,烦闷躁乱。《喉痧证治概要》解肌透痧汤,以荆芥穗配蝉蜕、鲜竹茹、浮萍、连翘等,治痧麻初起,恶寒发热,咽喉肿痛,烦闷呕恶者。《张氏医通》清热透肌汤,以本品与葛根、石膏、前胡、杏仁配伍,治麻疹未透,热甚而咳。《种痘新书》百一快斑汤,以之与升麻、牛蒡子、葛根、蝉蜕等同用,治痘毒壅不起。若血虚出痘初起,《验方新编》荆防地黄汤,以之合熟地黄、山药、茯苓等品,共奏扶正祛邪之效。

对小儿风疹,荆芥祛风止痒,亦为常用之品。如《幼科直言》松肌透表汤、《嵩崖尊生》升解散、《太平惠民和剂局方》消毒散、《医宗金鉴》荆防解毒汤等。

(四)用法用量

5~10 g。祛风解表止痒宜生用,止血(止带)多炒用。外用适量。

(五)使用注意

本品辛散之力较强,表虚有汗者忌用;麻疹已透、疮疡已溃者忌用。

(六)现代研究

1.化学成分

荆芥含挥发油1%~2%,油中主要成分为右旋薄荷酮、消旋薄荷酮及少量右旋柠檬烯。荆芥穗含有荆芥苷、荆芥醇、荆芥二醇等挥发单萜类成分及黄酮类成分。

2.药理作用

荆芥具有解热、镇痛、抗炎作用。荆芥煎剂能抑制流感病毒,对金黄色葡萄球菌、表皮葡萄球菌、变形杆菌、白喉杆菌等有较强的抗菌作用,对炭疽杆菌、乙型链球菌、伤寒杆菌、痢疾杆菌和铜绿假单胞菌等有一定的抑制作用。荆芥油有较明显的祛痰和平喘作用,挥发油高质量浓度时对肺癌 A549 细胞株有杀伤作用。荆芥炒炭后可显著缩短出血时间和凝血时间。

四、紫苏叶(《名医别录》)

(一)性能

辛,温。主归肺、脾经。

(二)功效

发散风寒,行气宽中,止呕。

(三)临床应用

1.外感表证

本品性温辛散,《本草正义》曰:"外开皮毛,泄肺气而通腠理,上则通鼻窍,清头目,为外感风寒灵药。"本品祛风散寒、发汗解表之力较为缓和,为药食两用药材,故可用于治疗多种表证。

(1)风寒表证:本证初起,病轻浅者,可单用。以之煮粥或煎汤代茶饮即可。如《肘后救卒方》以之与生姜、豆豉煎服。风寒之邪较甚,恶寒发热,头痛身疼者,须配伍其他发散风寒之药,以增强其解表之效。如《不知医必要》苏叶汤、《陈修园医书全集·经验百病内外方》午时茶等。

此外,通过配伍也可用于治疗以下病证。①风寒表证夹湿:本品能宣畅气机,有助于湿邪蠲化,如《太平惠民和剂局方》藿香正气散等。②风寒表证兼脾肺气滞:症见恶寒发热,胸脘满闷,纳食不佳,或咳喘有痰者,本品能"散寒气,清肺气,宽中气……下结气,化痰气",最为适合。如《太平惠民和剂局方》香苏散;《肘后备急方》以苏叶配伍橘皮,治"感寒上气"者;并可单用本品煎汤,治"伤寒气喘"者;《普济本事方》紫苏散,"治肺感风寒咳嗽"者等。③气虚外感风寒:宜与人参同用,正如《药品化义》所言:"一补一散,良有深意。如不遵其义,减去人参,或服之不应,或邪未散而正气先伤"。如《太平惠民和剂局方》参苏饮、《医学发明》参苏温肺汤。

(2)凉燥证:凉燥外袭,寒与燥合而为病,症见恶寒较重,发热甚轻,头痛无汗,鼻咽干燥,咳嗽痰少者,本品辛温而不燥烈,外可轻宣凉燥,内可化痰止咳,《温病条辨》之杏苏散为治疗本病之名方。《通俗伤寒论》则以之与紫菀、百部等同用。

(3)风热表证:本品发散作用缓和,治外感风热,肺气失宣,咳嗽吐痰,鼻塞声重者,可将其配入辛凉解表方中,以疏散表邪。如《医宗金鉴》杏苏饮、《孔伯华医案》三叶汤等。

2.脾胃气滞证

本品辛香善行,入肺、脾及肝经气分,以行肺气,宽中气,下结气并疏解抑郁之气,被《本草汇言》称为"治气之神药"。因其长于行气宽中,作用温和,无温燥药物助热、伤阴及耗气之弊,故多种原因所致之脾胃气滞证均可配伍使用。对中焦受寒、气机阻滞、腹痛胀满者,本品既温中散寒,又行气宽中,用之尤宜。

如治脘腹胀满,可单用本品。如《肘后备急方》用生紫苏叶捣汁服,或以干紫苏叶煮汁服。中焦受寒,气机阻滞,腹痛胀满者,可与乌药、香附、陈皮、干姜同用,如《证治准绳》正气天香散;亦可与沉香、木香、大腹皮等同用,如《世医得效方》三和散。治食积气滞,脘腹不舒,不欲饮食者,以之与杏仁及消食导滞之药同用,如《杂病源流犀烛》紫苏汤、《蒲辅周医案》厚朴山楂汤。治湿阻气滞,水气胀满者,宜配伍除湿利水之药,如《证治准绳》紫苏汤,治遍身水肿,胸膈不利,以之与桑白皮、茯苓等同用。脾虚而气滞者,本品常与人参、白术、茯苓等补气健脾药配伍,如《三因极一病证方论》七气汤、《太平惠民和剂局方》分心气饮等。

此外,本品亦常用于治疗妊娠胎气上逆,小便不通,脚气肿痛,痰气互结诸证。治胎气上逆,胸胀腹满,甚喘急疼痛者,与白术、人参等同用,如《证治准绳》白术散。治胎气不和,食少者,与当归、白芍等同用,如《普济本事方》紫苏饮。治妊娠小便不通,可与葱头、高良姜合用煎汤熏洗,如《世医得效方》转胞洗方。治脚气足胫肿胀无力,可与槟榔、木瓜、吴茱萸等同用,如《类编朱氏集验方》鸡鸣散。治痰气互结,咽中如有物所阻,脘腹痞满者,可与半夏、厚朴、茯苓同用,如

《太平惠民和剂局方》四七汤。

3.呕吐证

本品有行气、和胃、止呕作用,常用于治疗多种原因所致的呕逆。因其性温,入脾胃经,能温中散寒,故较宜于寒阻气滞而胃失和降者。

(1)胃失和降之呕吐:本品治脾胃受寒之吐逆轻证,单用有效,如《肘后备急方》治伤寒呕哕,用本品一把煎汤,徐徐饮用;《千金要方》治卒哕不止,以其浓煎顿服。治虚寒呕吐,以之与白术、陈皮、生姜等同用,如《太平惠民和剂局方》白术散。若治湿浊呕吐,以之与香薷、苍术等同用,如《世医得效方》二香散;《症因脉治》香苏平胃散,以之与藿香、陈皮等同用;治湿热呕吐,以之与黄连合用,如《温热经纬·薛生白湿热病》黄连苏叶汤。治肝郁气逆,胃失和降,呃逆频作,嗳气不止者,《蒲辅周医案》柿蒂旋覆代赭汤。临床报道本品配伍黄连、半夏等,可治疗各种呕吐。本品与香附、陈皮、半夏等同用,可治胆汁反流性胃炎。

(2)妊娠呕吐:本病由冲脉之气上逆,胃失和降所致。《本草汇言》曰:"紫苏,散寒气,清肺气,宽中气,安胎气,下结气,化痰气,乃治气之神药也"。本品可行气宽中,顺气安胎,如《湿热病》苏叶黄连汤。然临床治疗本病,紫苏梗更为多用。

此外,本品芳香辟秽,化湿和中,既能解毒,又能缓解中毒所致的胸闷、呕吐、腹痛。因此,还用于鱼蟹中毒,虫蛇咬伤。如《金匮要略》以紫苏煮汁饮,治食蟹中毒者。《千金要方》以鲜苏叶捣汁饮,治蛇虫伤人。

(四)用法用量

6~15 g,捣汁服或外用适量。不宜久煎。

(五)使用注意

(1)本品辛温,故温病初起,风热表证,胃热呕逆均应慎用。

(2)本品用于行气和中,止呕安胎,发散表邪,用量不可过大;若用以治鱼蟹中毒,宜用量稍重,可单用至30~60 g。

(六)现代研究

1.化学成分

紫苏叶主要含挥发油,成分主要有紫苏醛、柠檬烯、β-丁香烯、α-香柑油烯及苦樟醇等。

2.药理作用

紫苏对大肠埃希菌、痢疾杆菌、金黄色葡萄球菌等病原微生物有抑制作用。能促进消化液分泌,增强胃肠蠕动的作用。能减少支气管分泌,缓解支气管痉挛。能促进血小板血栓的形成,缩短凝血时间。能降低大鼠皮肤毛细血管通透性,有较强的抗炎、抗过敏作用。紫苏叶提取物中紫苏醛与豆甾醇协同具有镇静、镇痛活性。

五、香薷(《名医别录》)

(一)性能

辛,温。主归肺、胃经。

(二)功效

发汗解表,化湿和中,利水退肿。

(三)临床应用

1.风寒表证

本品辛温发散,如《本草正义》所言:"上之能开泄腠理,宣肺气,达皮毛,以解在表之寒",故本草称其能"截四时伤寒",可用于治疗外感风寒所致恶寒发热,头身重痛、无汗,或恶心呕吐、腹泻等症,且以夏季多用。故李时珍言:"香薷乃夏月解表之药,如冬月之用麻黄"。但本品发散风寒之力较缓,且气味难闻,治疗单纯风寒表证临床并不多用。

2.暑湿证

本品外散风寒,内化湿浊,对夏月乘凉饮冷,外邪侵袭肌表,遏阻肺卫,湿浊困于脾胃,运化失司,见形寒身热,头身困重,无汗,脘腹痞闷,纳呆,腹痛吐泻,苔腻者,最为多用。如《太平惠民和剂局方》香薷散,以之与扁豆、厚朴同用。后世在此基础上衍化出许多新方:表邪重者,配伍其他解表药,如《医方集解》香薷葛根汤。里湿重者,配伍除湿之药,如《太平惠民和剂局方》五物香薷饮、《医方集解》六味香薷饮、《症因脉治》十味香薷饮等。寒湿交阻,恶寒发热,吐泻交作,腹胀疼痛者,如《李聪甫医案》二香汤。表邪外束,里湿化热者,与清解暑热药配伍,如《温病条辨》新加香薷饮、《蒲辅周医案》加味香薷汤等。脾胃素虚而感受暑湿者,与益气健脾药配伍,如《增补万病回春》十味香薷饮等。

3.水肿

本品辛散温通,外能发汗以散肌表之水湿,内能宣肺气以通畅水道,利尿以消肿。正如《本草衍义补遗》载:"有彻上彻下之功,治水甚捷""大叶香薷治伤暑,利小便。浓煎汁成膏,为丸,服之以治水胀,病效"。但本品利水之力不强,主要赖其发表以开鬼门,肺气开泄,清肃之令顺其下降而小溲自畅,水肿自消。故水肿初起,表邪外闭,肺气失宣而小便不利者,用此为宜,一般性水肿少有选用。如《图经本草》引胡洽居士方,以本品单用,水煎,浓缩为丸,治"水病洪肿";《僧深集方》香薷术丸,以本品浓煎取汁,和白术末为丸,"治暴水风水气,水肿,或疮中水,通身皆肿"。现代治疗急性肾小球肾炎水肿,偶有配伍本品者。

(四)用法用量

6~12 g。用于发表,用量不宜过大,不宜久煎;利尿退肿,用量宜大,需浓煎。

(五)使用注意

(1)本品辛温发汗,表虚多汗,或暑热证发热较重,微恶风寒,汗出热不退,心烦口渴,溲赤,舌红者,忌用。

(2)据《本草纲目》记载:"不可热饮,反致吐逆,饮者唯宜冷服,则无格拒之患。"《本经逢原》则称:"热服能发散暑邪,冷饮则解热利小便,治水甚捷。"《幼科要略》还说:"香薷辛温气升,热服易吐,佐苦降之杏仁、黄连、黄芩则不吐。"均可供临床用本品之参考。

(六)现代研究

1.化学成分

石香薷含挥发油 0.7%,油中主要含香芹酚、对伞花羟、麝香草酚、α-侧柏酮、α-丁香烯等萜类化合。江香薷含挥发油 1.56%,油中主要含百里香酚、香荆芥酚、对伞花羟、γ-松油烯等。

2.药理作用

挥发油有发汗、解热、镇静、镇痛、抗炎作用;对金黄色葡萄球菌、伤寒杆菌及脑膜炎奈瑟菌等多种病原性细菌有较强抑制作用;能刺激消化腺分泌,对胃肠平滑肌具有兴奋和抑制双重作用。酊剂能刺激肾血管而使肾小球充血,滤过性增大而有利尿作用。

六、羌活(《神农本草经》)

(一)性能

辛、苦,温。主归肺(膀胱)经。

(二)功效

发散风寒,祛风湿,止痛。

(三)临床应用

1.外感表证

本品药性雄烈,善升散发表,其攻彻风寒之力较强,有"风药之燥剂,风药之刚剂"之称,治疗表证,疗效极佳,且少有麻黄、桂枝之不良偏性。故金元以来,为古今医家所喜用,被《本经逢原》称为"非时感冒之仙药"。

(1)风寒表证:治外感表证,寒邪不甚者,见恶寒,发热,鼻塞,咳嗽,以羌活为主,配伍辛凉之品,组成辛温而不燥热之方。如《症因脉治》羌活汤,以本品与柴胡、前胡、桔梗等同用;又如羌活防风汤,本品与葛根、柴胡、荆芥等同用。

治风寒表证兼湿,症见恶寒发热,肌表无汗,头痛项强,肢体酸痛者。本品辛温,发表力强,主散太阳经风邪及寒湿之邪,有祛风胜湿,止痛之功,对本证尤为适宜。常与防风、细辛、苍术、川芎等药同用,如《此事难知》九味羌活汤。此方被前人誉为"四时发散之通剂""解表之神方"。若治寒湿偏重,头疼身重者,羌活散寒、除湿之力俱强,又为"手足太阳本经风药",可配伍独活、藁本、川芎等药,如《内外伤辨惑论》之羌活胜湿汤。治阳虚感受风寒湿邪,汗之难出者,可与人参、黄芪、附子等同用,如《伤寒六书》再造散。

(2)风热表证:表邪重,见发热重,全身疼痛不适者,疏散风热及清热泻火药中可加入本品,增强其祛风解表和止痛之力。如《辨证施治》羌活蒲蓝汤,以之与蒲公英、板蓝根等合用。

2.风湿痹证

本品辛散祛风,温通血脉,苦燥胜湿,且善止痛,如《本草品汇精要》所言:"主遍身百节疼痛,肌表入风贼邪,除新旧风湿",亦为治疗风寒湿痹之要药。因其"直上巅顶,横行肢臂……专主上部风寒湿痹",故上肢肩背之痹痛多用。此外,本品既能发散表邪,又能祛风湿,止痛,故对风邪偏盛之行痹或痹证初起兼有表证者,更为适宜。

(1)风寒湿痹:治风寒湿痹兼有表证,宜配伍祛风解表药,可与防风、藁本、蔓荆子等同用,如《内外伤辨惑论》羌活胜湿汤;亦可与麻黄、桂枝等配伍,如《三因极一病证方论》麻黄左经汤。湿偏盛者,宜与利湿、燥湿药配伍,可与白术、茯苓、泽泻等同用,如《卫生宝鉴》大羌活汤,或与苍术、橘皮、猪苓等同用,如《脾胃论》除风湿羌活汤;或与苍术、白术等同用,如《类证治裁》除湿蠲痹汤等。寒偏盛者,宜与温经止痛药配伍,可与附子、肉桂、细辛等同用,如《证治准绳》附子散。

(2)风湿热痹:本品也可与清热除湿药配伍,治疗湿热痹证。如《中医临证备要》羌活散,以之与石膏、蔓荆子等同用。

此外,病在上肢肩背者,多与桑枝、桂枝、秦艽等配伍,如《医学心悟》蠲痹汤。气血虚者,宜与黄芪、当归等同用,如《杨氏家藏方》蠲痹汤。

3.疼痛证

(1)头痛:风为百病之长,其性向上,高巅之上,唯风药可到,凡头痛之证,当责之于风。本品具升浮之性,上达巅顶,祛风除湿止痛,善治风寒、风湿、肝火、痰浊、瘀血等引起的多种头痛。如《兰室秘藏》选奇汤,以本品与防风、黄芩同用。此方药性温和,止痛效佳,治疗眉棱骨痛及其他头痛皆多以此为主方。或与川芎、藁本、细辛、白芷等配伍,则祛风止痛之力尤强,宜于风寒、风湿所致的头风痛,如《审视瑶函》羌活芎藁汤、《普济本事方》芎羌汤等。寒甚者,可配伍温里祛寒药,可与川乌、细辛等同用,治风寒所致之眉棱骨痛,如《杂病源流犀烛》羌乌散;或与附子、干姜、甘草同用,治寒邪犯脑,头痛连齿,如《医学心悟》羌活附子汤。

若治风热头痛,在疏风清热止痛方中酌加本品,可增强其祛风止痛之力,如《兰室秘藏》羌活汤,以本品与黄芩、天花粉、黄连等同用。亦可与菊花、薄荷、荆芥等同用,如《中药制剂手册》芎菊上清丸、《北京市中药成方选集》芎菊茶调散等。肝风挟痰,上攻清窍之头痛,可与天麻、天南星等同用,如《三因极一病证方论》羌活散。血虚兼风而头痛者,可与熟地黄、当归、白芍等养血药同用,如《医垒元戎》风六合汤、《症因脉治》羌活四物汤。

(2)疮痈肿痛:本品有条达肢体,通畅血脉之功,利于疮肿及瘀滞的消散,并能直接止痛。故可与清热解毒、活血化瘀之品同用,去性存用,共收消疮止痛之效。正如《本草正义》所谓:"若外疡之属于湿热者,苟肿势延蔓,引及骨节筋肉伸缩不利,非以羌、独之善走宣通为治,则效力必缓,故虽热病,亦不避用……"。如《医宗金鉴》羌活散,与升麻、桔梗、当归等同用,治手背发痈,高肿红活焮热者。

(3)外伤疼痛:如《杂病源流犀烛》大乳没散,与乳香、没药、当归等同用,治跌打损伤,痛不可忍。

(4)牙痛:治疗本病,可与升麻、白芷等同用,如《兰室秘藏》羌活散;或与龙胆草、升麻、羊胫骨灰同用之牢牙散,外搽牙龈,治牙疳疼痛,牙齿不固。

(5)其他:本品与川芎、桃仁、红花等同用,治血气痹阻经络之肢体疼痛,如《医林改错》身痛逐瘀汤。亦可与姜黄、没药、樟脑等配伍外用,治伤痛及痹痛,如《全国中成药产品集》风湿跌打膏、风湿跌打膏药。治疗腹痛,以之与木香、肉桂、槟榔等配伍,如《圣济总录》羌活丸。

(四)用法用量

3～10 g。入丸、散剂,每次 1～3 g。外用适量。

(五)使用注意

(1)本品辛温香燥之性较烈,阴虚、燥热证忌用。

(2)用量过大易致呕吐,脾胃虚弱者慎用。

(六)现代研究

1.化学成分

羌活含挥发油,其成分为 β-罗勒烯、柠檬烯、γ-萜品烯等,此外还含有香豆素、脂肪酸、氨基酸、糖类等。宽叶羌活含挥发油,其成分为 α-蒎烯、β-蒎烯、柠檬烯等,还含有香豆素。

2.药理作用

羌活具有明显的镇痛、解热、抗炎、抗过敏作用;对痢疾杆菌、伤寒杆菌、变形杆菌及金黄色葡萄球菌等具有明显抑制作用。其挥发油能扩张冠状动脉,增加冠状动脉血流量,改善心肌缺血,其水溶部分能抗心律失常。此外,羌活醇提物具有抗血栓形成和抗凝血作用。

七、藁本(《神农本草经》)

(一)性能

辛,温。主归肺、脾、肝经。

(二)功效

发散风寒,胜湿,止痛。

(三)临床应用

1.风寒表证

《本草汇言》载本品"辛温升散,祛风寒湿气于巨阳之经为专功",其善止痛、胜湿,对风寒表证,头身疼痛,或风寒表证夹湿,头中胀痛如裹,肢体酸重者,尤为对证。但其发散之力较弱,应用时需与其他辛温解表药配伍。《本草正义》称其"味辛气温,上行升散,专主太阳太阴之寒风寒湿……功用与细辛、川芎、羌活近似。"故治疗风寒表证常与上述药物相须为用。治风寒感冒,头痛身疼者,以之配伍细辛、川芎、葱白。治伤风头痛,无汗,鼻塞声重及风寒咳嗽者,再加羌活、苍术、白芷、生姜,如《太平惠民和剂局方》神术散。治风寒感冒,鼻塞,涕出不止者,配伍辛夷、防风、升麻等,如《济生方》辛夷散。

2.风寒湿痹证

本品辛散温通香燥,可入肌肉、筋骨之间,祛除风寒湿邪,蠲除痹痛,用于风寒湿痹的治疗。但祛风湿作用不强,一般多作辅助性药物使用,常与羌活、独活等药配伍,共收祛风湿、疗痹痛之效。治风湿相搏,一身尽痛者,如《内外伤辨惑论》除风湿羌活汤,以之与羌活、防风、苍术等同用;羌活胜湿汤,以之与羌活、独活、防风、川芎、蔓荆子等同用。治风湿内犯,气血不足,肢体沉重、疼痛或麻木者,可与黄芪、当归、川芎等药同用,共收益气血、祛风湿、除痹痛之效。如《兰室秘藏》除湿补气汤、《脾胃论》除风湿羌活汤等。

3.泄泻腹痛证

本品温升助阳,能胜湿止泻,故不少本草言其主治泄泻。凡寒湿中阻,脾失健运,清阳不升,泻利不止者,可以之胜湿祛寒,升阳止泻。如《本草纲目》转载:"邵氏《闻见录》云夏英公病泄,太医以虚治不效,霍翁曰风客于胃也,饮以藁本汤而止。盖藁本能去风湿故耳。"《活法机要》藁本汤,以本品与苍术同用,治泄泻腹痛。《太平惠民和剂局方》神术散,既治风寒感冒,又主"时行泄泻"。《成方切用》认为:"泄下利者,清阳不升,木郁克土,风兼湿也,苍、藁、辛、芎、羌、芷,而能升清者也。"《兰室秘藏》升阳除湿汤,以之与苍术、神曲、泽泻等同用,治脾虚湿困,阳气不升之泻利。

4.疼痛证

(1)头痛:本品升散,善达巅顶以疏风散寒,并有较佳的止痛作用,故历代将其作为治疗巅顶头痛之要药。正如张元素所言:"寒气郁于本经(太阳经)头痛必用之药,巅顶痛,非此不能治";且除"大寒犯脑,痛连齿颊"。此外可用于风寒表证,伤风鼻塞鼻渊等头痛、头风头痛等多种疼痛证的治疗。如《普济方》白龙丸,以之与川芎、细辛、白芷、石膏同用,为丸,薄荷茶下,治头风偏正头痛,并治风寒感冒。《审视瑶函》羌活芎藁汤,以之与羌活、川芎、防风、桂枝等同用,治头风头痛;若风热者以之加入黄芩、薄荷等同用。《三因极一病证方论》羌活散,以之与羌活、天麻、天南星等同用,治偏正头痛,尤其以风寒挟痰上扰者为宜。

(2)牙痛:如《仁斋直指方论》温风散,以之配伍细辛、白芷、荜茇、蜂房等,共为粗末,每次6g,水煎取液,冷后含漱,治风冷齿痛。《兰室秘藏》羌活散,以之配伍细辛、升麻等,为极细末,擦牙龈,治肉龈袒脱疼痛,牙齿动摇。

(四)用法用量

6～12g。外用适量。

(五)使用注意

本品辛散温燥,凡阴虚血亏、肝阳上亢、火热内盛之头痛,需慎用。

(六)现代研究

1.化学成分

本品主含挥发油,含量为 0.38%～0.65%,辽藁本挥发油含量为 1.5%,其中主要成分是 3-丁基苯酞,蛇床酞内酯,新蛇床酞内酯、β-水芹烯等。还含有萜类、香豆素类、苯酞类、烯丙基苯类等。

2.药理作用

本品有镇静、镇痛、解热及抗炎作用;还有良好的抗胃溃疡、促进胆汁分泌作用。藁本乙醇提取物可抑制血小板聚集,抗血栓形成;藁本中性油可明显延长小鼠常压状态下的耐缺氧时间,有扩张血管、改善脑部微循环、抗心肌缺血和缺氧作用。

八、防风(《神农本草经》)

(一)性能

辛、甘,微温。主归肺、肝、脾经。

(二)功效

祛风解表,祛风湿,止痛,止痒,止痉。

(三)临床应用

1.外感表证

本品味辛而升浮,具有发散透达之性,其效以祛风解表见长,为古今治疗外感表证常用药物。因其性甘缓、不峻不燥,被前人称为"风药中润剂",故表证初起寒热之象不明显者,常以之为主药。如《症因脉治》防风汤,其与荆芥、葛根同用;《中国当代名医验方大全》荆防银翘汤。

(1)风寒表证:治风寒表证,见恶寒发热,头身疼痛者,因本品温散发汗之力不足,需与羌活、细辛、荆芥等发散风寒药同用,如《杂病源流犀烛》防风冲和汤、《摄生众妙方》荆防败毒散。治风寒表证夹湿,见恶寒发热,头痛如裹,身重肢痛者,本品既祛风解表,又胜湿止痛,较为适宜。如《症因脉治》防风胜湿汤,以之与白芷、荆芥等同用。若与羌活、川芎、苍术等药同用,其祛风解表,胜湿止痛的作用更强。如《内外感辨惑论》羌活胜湿汤,《此事难知》九味羌活汤。

(2)风热表证:治外感风热邪气,症见发热、恶风、头身疼痛者,本品常与辛凉解表药或清热药配伍,如《东医宝鉴》荆黄汤,以之与荆芥、酒炒大黄同用;《证治准绳》牛蒡汤,以之与薄荷、荆芥、牛蒡子同用;《上海市药品标准》感冒宁,以之与大青叶、四季青、荆芥同用;《全国中成药产品集》感冒丸,以之与菊花、金银花、板蓝根等同用;《四川省药品标准》感冒丸,以之与柴胡、薄荷、黄芩等同用。

(3)其他兼表证:本品祛风解表,还可配伍用于治疗以下病证。①气虚感冒:本品为祛风上品,又是风药中润剂,治表虚气弱,卫外不固,风邪乘虚入侵而经常感冒者,可与黄芪等益气固表药同用,如《世医得效方》玉屏风散。此外,本品也常用于预防感冒,如《山东省药品标准》防感冲剂,即为玉屏风散之新制剂。②麻疹初起:本品亦有祛风透疹之效。治风邪外闭而疹点难以透发者,以之与荆芥、薄荷、牛蒡子等同用,如《医宗金鉴》荆防解毒液,亦可与升麻、葛根、淡竹叶等同用,如《证治准绳》升麻解毒汤;防风苍术汤则以之与石膏、黄芩等同用。③表证兼喘咳:本品可祛风宣肺,平喘止咳。治发热、恶风、咳喘者,以之与桔梗、陈皮、半夏等同用,如《症因脉治》防风桔梗汤;若肺热明显者,以之与桑白皮、地骨皮、甘草同用,如防风泻白散。

2.风湿痹证

本品能祛风湿,止痹痛,凡治痹证疼痛之方,大多使用本品。治疗风寒湿痹,肢节疼痛、筋脉挛急者,以之与羌活、独活、桂枝、姜黄等祛风湿、止痹痛药合用,如《医学心悟》蠲痹汤。通过配伍,防风可用于各型痹证的治疗。如《宣明论方》防风汤,以之与秦艽、麻黄等同用,治疗行痹;《内外伤辨惑论》羌活胜湿汤,以之与羌活、独活、川芎等同用,治疗湿痹;《圣济总录》附子独活汤,以之与附子、肉桂、细辛、当归等同用,治疗寒痹。若治风寒湿邪郁而化热,关节红肿热痛之热痹,可与地龙、薏苡仁、乌梢蛇等药同用。

3.疼痛证

本品既发散表邪,还有直接的止痛作用。在痛证的治疗方面,因其性温,对风寒湿邪所致的疼痛更为适宜。

头风痛被《神农本草经》列为本品主治之首,历代应用也很广泛。如《太平惠民和剂局方》防风丸,以之与川芎、天麻、甘草同用;《类编朱氏集验方》防风天麻散,以之与天麻、白芷、川芎等同用。属风热上攻者,可与菊花、薄荷、僵蚕等同用,如《东医宝鉴》防风汤、《银海精微》菊花茶调散、《普济本事方》菊花散。

此外,本品在治疗鼻渊头痛、牙痛、疮痈肿痛、外伤疼痛方中,亦不乏使用。如《全国医药产品大全》防芷鼻炎片,以之与白芷、苍耳子、野菊花等同用;小儿鼻炎片,以之与升麻、苍耳子、白芷同用,治疗鼻炎头痛,流涕。目前,在治疗过敏性鼻炎的方中,选用防风者尤多,如《名医妙方精华千首》劫敏汤,以之与黄芪、诃子、柴胡等同用。治疗牙龈肿痛,如《口齿类要》独活散,以防风配独活;《普济方》以之与白芷为丸,茶汤送服。治疗疮痈肿痛,《医宗金鉴》荆防牛蒡汤,以之与金银花、连翘、天花粉等同用;《外科理例》荆防败毒散,以之与荆芥、桔梗等同用;《疮疡经验全书》定痛消毒饮,以之与升麻、白芷、当归等同用。治疗外伤疼痛,如《伤科汇纂》定痛散,以之与川芎、红花、麝香等同用。

4.肝风内动证

《名医别录》言本品治"四肢挛急、字乳金疮内痉";《本草汇言》言其疗"痫痉""大人中风、小儿惊风,除风尽能去之。"可见其既能辛散外风,又能息内风以止痉,故临床多用于风毒内侵,外风引动内风之破伤风。如《普济本事方》玉真散,以之与天南星同用,内服加伤处外敷;《外科正宗》配伍天麻、白附子、羌活、白芷,其祛风止痉之力更强。此外,本品还可用于妊娠中风,口噤肢强,如《校注妇人良方》防风散,以之配伍羚羊角、菊花、葛根等。产后受风发搐,如《医学衷中参西录》和血息风汤,以之与阿胶、黄芪、白芍等同用。小儿头痛性癫痫,如《上海老中医经验选编》以之配伍天麻、菊花、僵蚕等。寒邪伤表,痰壅发痉之小儿惊风,如《李聪甫医案》以之配伍天麻、胆南星等。小儿风温及痰热惊风,如《太平惠民和剂局方》天麻防风丸,则以之与全蝎、僵蚕、牛黄等同用。

(四)用法用量

6~15 g。外用适量。

(五)使用注意

(1)本品性偏温燥,燥热、阴虚血亏、热病动风者慎用或忌用。

(2)临床有服用本品出现变态反应的报道,可表现为上腹部不适、恶心、皮肤瘙痒、灼热、心烦等。凡对本品过敏者,当忌用。

(六)现代研究

1.化学成分

防风含挥发油,含量较高的有辛醛、β-甜没药烯、己醛、壬醛等。还含香豆素类、甘露醇、苦味苷、酚类、多糖类及有机酸等。

2.药理作用

本品具有解热、镇痛、镇静、抗炎、抗过敏作用。对金黄色葡萄球菌、甲型或乙型溶血性链球菌、肺炎双球菌及真菌等有抑制作用。防风多糖能明显抑制肿瘤生长,提高机体免疫力。防风正丁醇萃取物可抑制凝血因子、血小板和毛细血管的功能,有明显的抗凝作用。

九、白芷(《神农本草经》)

(一)性能

辛,温。主归肺、胃经。

(二)功效

发散风寒,止痛通窍,燥湿止痒,消肿排脓。

(三)临床应用

1.风寒表证

白芷辛温升散,"芳香上达,入手太阴肺经"(《本草纲目》),"中达肢体,遍通肌肤以至毛窍,而利泄邪气。"(《本草汇言》),具有祛风解表之功效,宜于外感风寒,恶寒发热之证,如《卫生家宝方》神白散,即以本品为主药,辅以生姜、葱白、豆豉,主治"时行一切伤寒"。本品外用,对该证亦有一定的预防和治疗作用,如《太平圣惠方》以生姜汁调白芷末,涂搽太阳穴,用于感冒初起之风寒轻证。《中医精方荟萃》芷冰散,用白芷 31 g、冰片 1 g,为散剂,以棉球蘸药塞鼻,左右交替,治感冒。

虽然前人称赞本品为"表汗不可缺"(李东垣)及"祛风散湿主药"(黄宫绣),但其散寒发汗之力较弱,实以止痛、通窍见长。故风寒感冒而头痛较剧或鼻塞流涕者,更宜使用本品。风寒之邪盛者,须与温散之性更强的解表药同用,其祛风发散,止痛通窍之效更为可靠。如《此事难知》九味羌活汤中,其与羌活、细辛等同用。《太平惠民和剂局方》十神汤中,其与麻黄、紫苏等同用。

2.疼痛证

白芷止痛之力较强,是本品历来应用最广的一种功效。其辛能行散,温能祛寒,性燥能除湿,凡风、寒、湿邪所致气血阻滞而疼痛者都宜选用。其作用部位广泛,"上行头目,下抵肠胃,中达肢体"(《本草汇言》),故头痛、身痛、脘腹疼痛等皆可治疗。

(1)头痛:白芷芳香上达,善能治疗头痛,对邪入阳明,前额及眉棱骨疼痛者,历来尤为多用。治头风痛、偏头痛,单用有效,如《串雅内编》都梁丸。配伍川芎、羌活、细辛等药,则各走一经,相须为用,其祛风止痛力量更佳,如《丹溪心法附余》引《仁斋直指方》芎芷散、《世医得效方》四川丸(川白芷、川芎、川乌头、川细辛)以白芷与川芎等同用。寒盛者,其与乌头同用,可增强散寒止痛之力,此即

《朱氏集验方》白芷散。风热盛者,《丹溪纂要》以白芷与黄芩同用;若与蔓荆子、菊花、薄荷等组方,尤为对证。用治头痛,本品亦常鼻腔给药,如上述朱氏白芷散原书称"此药嗅入鼻中,其效更速"。《种福堂公选良方》之白芷细辛吹鼻散,亦是医家熟知的效验之方。

(2)牙痛:《本草纲目》谓白芷主"齿痛",因其主入阳明,故实以牙龈肿痛多用。《医林纂要》以白芷、吴茱萸浸水漱口。《医宗金鉴》胡桐泪散,以白芷配伍细辛、生地黄等为末,搽牙龈患处。玉池散以之配伍当归、升麻、川芎等煎汤含漱。牙龈肿痛之证,多由风热胃火或阴火上炎所致,本品更宜与泻火之药组方,始能标本兼治,故《中药外治验方选》以之与薄荷、野菊花等含漱,通常能含漱后使疼痛缓解。用治该证,白芷亦常内服,如《全国医药产品大全》牙痛丸。本品与石膏、地骨皮、川牛膝等同用。

(3)胃脘痛:白芷香烈性温,能入胃祛寒止痛,《滇南本草》谓其"止胃冷腹痛寒痛",《太平惠民和剂局方》木香流气饮,白芷与木香、肉桂、丁香等同用,以治"呕吐食少,肩背腹胁走注刺痛"等证,即为此意。

此外,本品对风湿痹痛、外伤疼痛等多种疼痛证,亦有止痛作用。如《全国中成药产品集》风湿定片(白芷、徐长卿、八角枫、甘草)、风湿定胶囊(白芷、八角枫)。白芷与乌头、蟾酥、细辛等外用,又可增强麻醉止痛之力,如《世医得效方》《伤科汇纂》用于整骨手术之麻药,《喉症全科紫珍集》用于咽喉手术之麻药,《种福堂公选良方》用于外科手术之麻药方。

3.鼻渊

白芷祛风、散寒、燥湿,以宣利肺气,升阳明清气,以充养上窍,可以消除鼻渊之病因。其通鼻窍,止疼痛,以改善鼻塞不通、浊涕不止,前额及眉眶疼痛等症状,又可治标。内服或外用均有一定效果,自明代以来用者甚众。如《证治准绳》白芷丸,以之与葱白同用。治疗鼻渊之效,本品与辛夷、苍耳子相似,故多与以上二药同用,如《济生方》辛夷散、苍耳子散,《杂病源流犀烛》辛夷荆芥散等。

除鼻渊以外,伤风鼻塞(急性鼻炎)、鼻窒(慢性鼻炎)、鼻鼽(过敏性鼻炎)、鼻疮等鼻科病证,本品亦常使用。如《世医得效方》治疗伤风鼻塞的芎芷香苏散。

4.湿浊证

白芷辛香性燥,具有化浊辟秽和燥湿之功,可以治疗多种湿浊内阻之证,因其偏温,对寒湿者更为相宜。若与清热除湿药配伍,亦可酌情用于湿热、暑湿等。

(1)带下证:本品燥湿止带,对湿浊下注,带脉失约之妇女白带过多,有一定效果。《医学集成》单用以治"女人白带"。《校注妇人良方》白芷散,即以其与海蟾蛸、煅胎发同用。施今墨常用白芷配僵蚕治疗妇人带下,共奏升清止带之功。

(2)呕吐、腹泻:本品主归阳明、太阴,以其散寒温中,升阳燥湿之功,可治湿滞中焦清阳不升之呕吐、泄泻,如《太平惠民和剂局方》藿香正气散,与橘皮、藿香等同用。对于感受山岚瘴气、秽浊疫毒,而吐泻转筋、下痢腹痛及痧胀、暑湿,本品能辟秽化浊,和中止痛,亦较常用。如《医学衷中参西录》卫生防疫宝丹,与薄荷、冰片等同用;《杂病源流犀烛》与藿香、香薷等同用。

(四)用法用量

6～12 g。外用适量。

(五)使用注意

(1)本品辛散温燥,阴虚血热者慎用。

(2)服用白芷过量可引起中毒反应,其临床表现为恶心、呕吐、头晕、气短、出汗、血压升高、烦躁等,严重者最终可因呼吸中枢麻痹而死亡。

(3)个别患者使用白芷可引起变态反应,采挖白芷时,更易引起接触性皮炎。

(六)现代研究

1.化学成分

白芷含挥发油、香豆素及其衍生物等。挥发油中有 3-亚甲基-6-环己烯、1-十四碳烯、榄香烯、十六烷酸、壬烯醇、甲基环癸烷、月桂酸乙酯等。香豆素及其衍生物有白当归素、白当归脑、氧化前胡素、欧芹属乙素、珊瑚菜素、佛手柑内酯、白芷毒素、花椒毒素、东莨菪碱等。

2.药理作用

解热、镇痛与抗炎作用:现代研究提示该作用与白芷所含挥发油及总香豆素相关;抗病原微生物作用:白芷水煎(或水浸)液对大肠埃希菌、痢疾杆菌、伤寒杆菌、铜绿假单胞菌、霍乱弧菌及小芽孢癣菌等致病性真菌有抑制作用;抗肿瘤作用:白芷所含的欧前胡素、异欧前胡素、白当归素对多种癌细胞有细胞毒活性;对心血管与血液的作用:白芷能舒张动脉血管、加快血液流动的作用等。

第二节　发散风热药

发散风热药又称疏散风热药,其味辛而性寒凉,能解除侵于人体肌表的风热邪气,以发散风热为主要功效,主治风热表证,症见身热较重,微觉恶风,汗出不畅,口干微渴欲饮,舌苔微黄或薄白而干,脉浮数等。

本类药物发汗力较弱,多数无伤阴耗液之弊;大多辛散轻扬,与发散风寒药相比,更不宜久煎。

一、薄荷(《雷公炮炙论》)

(一)性能

辛,凉。主归肺、肝经。

(二)功效

疏散风热,清头目,利咽喉,透疹,疏肝解郁,宽中理气,辟秽解暑,消疮止痒。

(三)临床应用

1.风热表证

薄荷为辛凉之品,《本草纲目》谓:"辛能发散,凉能清利,专于消风散热",《医学衷中参西录》曰:"服之能透发凉汗,为温病宜汗解者之要药"。宜于外感风热,发热微恶风寒及温病初起而有表证者。又因其透散之力颇大,《新修本草》言其能"发汗",故对风热表证无汗或有汗而汗出不畅者,尤为适宜。如当今治外感风热或温病卫分证代表方银翘散(《温病条辨》),以之与金银花、连翘、荆芥穗等药配伍,治风热表证发热微恶风寒,无汗或有汗不畅,头痛,口渴咽痛者。若风温初起,身热微恶风寒而咳嗽者,可与开宣肺气之桔梗等药同用,如《通俗伤寒论》葱豉桔梗汤、《温病条辨》桑菊饮。现代还常将薄荷与清热解毒药同用,治风热感冒或温病卫分证,身热较高者。如《中国当代名中医秘验方临证备要》银花解毒汤,以本品与金银花、板蓝根、蒲公英等同用,清解热毒之效。

本品虽为辛凉之品,然与辛温解表药合用,亦可用于风寒表证。《新修本草》即称其可"主贼风伤寒,发汗"。《药品化义》言其"善走肌表,用消水肿,散肌热,除背痛,引表药入营卫以疏结滞之气"。如《医碥》苍耳散,以之配苍耳子、白芷、辛夷,加葱茎煎服,治伤于风寒鼻塞流清涕者。《中国当代名中医秘验方临证备要》蒲氏久感风寒方,以薄荷与紫苏叶、葱白、荆芥等同用,治外感风寒表证。若表寒化热,表证仍存者,同书荆防葱豉汤,以之与荆芥、防风、羌活、黄芩等配伍,可奏散表寒,清里热之功。

2.头面五官诸疾

薄荷轻扬升浮,可"清利头目""利咽喉"。《本草纲目》曰:"故头痛,头风,眼目、咽喉、口齿诸病……为要药"。《药品化义》亦言"善行头面",又因"专于消风散热"(《本草纲目》),故多用于风热之邪所致头面五官疾病。

（1）头痛头晕：薄荷"善解风邪"，早在宋代已为当时医家治"头脑风"的"要切之药"。多用于与风邪有关的头痛头晕。并多与川芎、白芷等功善祛风止痛之品配伍。如《太平惠民和剂局方》川芎丸，以本品与川芎、防风、细辛、桔梗、甘草配伍，为细末作丸服可消风壅，清头目，治头痛眩晕，脑目昏疼，鼻塞声重者。《圣济总录》胜金散，以之与荆芥穗、木贼、蛇蜕为散服，治脑风头痛，鼻息不通，或流清涕，多嚏不已。《明医指掌》彻清膏，以本品配川芎、细辛、蔓荆子、藁本、甘草，为末茶调服，治风邪上攻之头痛。若属风热上攻，头晕目眩及偏正头痛，可与疏风清热止痛之品合用，如配菊花、僵蚕、蝉蜕、川芎等药，即《银海精微》菊花茶调散。除内服外，薄荷还可与疏风清热之品为极细末嗅鼻，如《兰室秘藏》白芷散，以之与郁金、白芷、芒硝为极细末，口含水，鼻内嗅之，《串雅外编》青火金针散，以之与川芎、青黛、火硝同法嗅鼻或吹鼻，治头风头痛偏于风热者。若属风寒所致头痛，则多与辛温升散止痛之药合用，如《证治要诀类方》通关散，以之与川芎、抚芎、白芷、川乌、细辛为末，葱白茶清调服，治头痛偏于风寒者。《太平惠民和剂局方》川芎茶调散，以之与川芎、白芷、羌活、细辛等同用，治外感风寒头痛，偏正头痛或巅顶作痛。

（2）眼疾：薄荷"善解风邪"（《本草新编》），于风邪上犯眼目者，最为适宜。临床用于多种眼科疾病。如胞睑疾病，《本草纲目》引《明目经验方》，以薄荷（生姜汁浸一宿）晒干为末，每用一钱，沸汤泡洗，治睑弦赤烂。《眼科纂要》万金膏，以之与荆芥、黄连、五倍子、铜绿等为细末，水泛为丸，用时以热水化丸，趁热洗目，治睑弦赤烂可收疏风止痒，解毒收湿之功。两眦疾病，《韦文贵眼科临床经验选》退眼角红方，以之与生地黄、知母、菊花、栀子等配伍，治火盛伤阴，两眦红赤，痒涩兼作者。白睛疾病，因薄荷功善疏风热，多与清热解毒之品合用，治风热眼。如《审视瑶函》驱风散热饮子，以之与连翘、防风、栀子、大黄等同用，治天行赤眼。《太平惠民和剂局方》洗肝散，亦以本品配羌活、防风、栀子、大黄等，为末服，治风热热毒上攻、眼目暴赤，肿痛难开，隐涩眵多，昏暗羞明，大便秘结，小便赤涩者。《秘传七十二症全书》洗眼散，以之与荆芥、防风、黄芩等汤洗眼，治天行赤眼外障。

此外，薄荷还可治其他目疾。如《世医得效方》驱风一字散，以荆芥、防风、川芎、羌活、炮川乌为末，以薄荷汤调下，治眼痒极甚，瞳子连眦头皆痒者。《御药院方》川芎丸，以之与川芎、菊花、荆芥、苍术、甘草炼蜜为丸服，治远视不明，常见黑花。同书枸菊丸，以之再配川芎、苍术，治内外障眼，有翳晕或无翳，视物不明。

（3）鼻疾：薄荷芳香辛散而通鼻窍，《滇南本草》谓野薄荷可"治脑漏鼻流臭涕"，《医学衷中参西录》言其可治"鼻渊，鼻塞"。薄荷为治鼻系诸疾常用之品，如《东医宝鉴》荜澄茄丸，以本品与荆芥穗、荜澄茄三味为末炼蜜为丸，治鼻塞不通。《济生方》苍耳散，以之与苍耳子、辛夷、白芷为细末，以葱、茶调下，治鼻渊，流黄浊鼻涕，鼻塞不通。

本品外用，亦有散邪通窍之功。如《中国当代名医验方大全》吹嗅散，以之与白芷、冰片、硼砂、檀香为极细末，纳鼻孔，吸入，治因感寒而鼻塞流涕。《张赞臣临床经验选编》鼻渊散，以薄荷与辛夷、飞滑石、硼砂、冰片为细末，每用少许吹入鼻内，每天 2～3 次，治鼻渊常流黄黏浊涕，腥鼻难闻。

（4）口齿疾：《本草纲目》谓薄荷主"口齿诸病"。《灵验良方汇编》冰柏丸，以本品与冰片、黄柏、硼砂共为末，为蜜丸噙化，治口疮、舌疮。《中国当代名中医秘验方临证备要》祁氏经验方，以本品配黄柏、生栀子、板蓝根，内服治口内舌上溃烂，生疮，周围红肿，疼痛心烦。《奇效良方》黄连散，以之与黄连、朴硝、白矾四味为粗末，用腊月黄牛胆，将药入胆内，风头挂 2 个月取下，用时将药研细，敷于口疮上，治口疮有效。

风热牙痛，薄荷可疏散风热而止痛，如《中医喉科学讲义》薄荷连翘方，以之再配伍生地黄、知母、牛蒡子等，治风热牙痛，牙龈肿胀，腮肿而热。然治牙痛，薄荷外用多于内服。如《御药院方》青龙散，以薄荷与青黛、细辛、芒硝、川芎、白芷共为细末，以指蘸药，擦齿肿处，治阳明经风热，齿龈肿痛。《中国当代名医验方大全》牙痛散，以薄荷冰与冰片、川黄连、大黄为细末，外擦患牙，治各种牙痛。薄荷除外擦外，还可与其他药物配伍，煎汤含漱，如《中国当代名医验方大全》风火牙痛方，以薄荷与生石膏、细辛、高良姜、荜茇为细末，用时以开水浸泡药末，待冷去滓频频含漱，治风火牙痛。《中国当代名中医秘验方临证备要》杨氏含漱液，以之与防风、花椒、高良姜、细辛煎水取汁，含漱口腔，治牙痛不可忍者。

3.疹瘀

薄荷禀轻宣透散之性，《医学衷中参西录》称"善表疹隐"。对出疹性疾病，颇为常用。如《先醒斋医学广笔记》竹叶柳蒡汤，以之与柽柳、荆芥穗、葛根、竹叶等同用，治痧疹透发不出，烦闷躁乱。《中医临床手册》透疹凉解汤，以之与荆芥、牛蒡子、金银花、紫花地丁等配伍，治小儿风疹。对麻疹，《痘疹仁端录》宣毒发表汤，以本品配升麻、葛根、牛蒡子、连翘等，治麻疹初起，欲出不出。若麻疹中期，皮疹虽出，红肿剧烈者，以之与黄芩、栀子、地骨皮等清热解毒凉血之品同用，如《麻科活人全书》化毒清表汤。若麻疹出后，忽然收没，疹毒内攻，烦渴谵语，甚则神昏闷乱,可以本品与黄连、大青叶等配伍,可奏疏风透表、清热解毒、凉血清心之功,如《医宗金鉴》荆防解毒汤。

4.肝郁气滞证

薄荷能"疏肝气"(《本草求真》),《本草新编》言"薄荷不特善解风邪,尤善解郁"。于肝郁气滞,轻重均可应用。轻证薄荷可疏其郁滞,重者则多辅佐柴胡等品而有功。如《中国当代名中医秘验方临证备要》柔肝饮,以薄荷梗配伍麦芽、白芍、木瓜、茵陈、连翘,治肝木克土,胃痛日久,性急易怒。《傅青主女科》解郁汤,以本品与人参、当归、枳壳、白芍等同用,治气虚肝郁之妊娠子悬胁痛,胎气不和上逆心胸,胀满疼痛,面色苍白者。现代临床极常用于治肝气郁滞而胸闷不舒、胁肋胀痛的逍遥散(《太平惠民和剂局方》),即以柴胡、白芍等为末,以煨姜、薄荷煎汤冲服。

(四)用法用量

3～10 g。不宜久煎,入煎剂多后下。外用适量。

(五)使用注意

本品芳香辛散,发汗耗气。《本经逢原》云"自汗者勿施",体虚多汗者不宜。

(六)现代研究

1.化学成分

薄荷主要含挥发油,油中主要成分为薄荷醇或薄荷脑,其次为薄荷酮。还含乙酸薄荷酯、莰烯、柠檬烯、异薄荷酮、蒎烯、薄荷烯酮等。

2.药理作用

本品有解热、镇痛、镇静及抗病原体、解痉、利胆等作用。薄荷可使皮肤毛细血管扩张,促进汗腺分泌,使机体散热增加,故有解热作用。薄荷水煎液及薄荷油、薄荷脑均有抑制多种细菌和病毒的作用。薄荷油、薄荷脑还能镇痛、抑制中枢神经系统;薄荷脑还有镇咳、祛痰及轻微局麻作用;薄荷油有抑制胃肠道平滑肌收缩、健胃、利胆、排石等作用,尚有一定抗炎作用。

二、牛蒡子(《名医别录》)

(一)性能

辛、苦,寒。主归肺、胃经。

(二)功效

疏散风热,宣肺透疹,解毒利咽。

(三)临床应用

1.风热表证

本品能疏散风热,于风热外侵之表证可"辛凉解散"(《本草经疏》)。如《温病条辨》银翘散,以牛蒡子与金银花、连翘、薄荷等配伍,治风热表证或温病卫分证候。若风热感冒,咳嗽较甚者,牛蒡子不仅疏风热,还可"理痰嗽"(《本草备要》),常与桑叶、前胡、杏仁、桔梗等药配伍。若风热表证而咽痛、乳蛾者,牛蒡子又善利咽喉,可与蝉蜕、射干、金银花等解毒利咽之品同用,如《千家名老中医妙方秘典》射银汤。若外感风热而发热较甚者,牛蒡子可外疏风热、内清里热,有"表解里清"(《本草求真》)之功,常与金银花、柴胡、黄芩、石膏等疏表清里退热之品同用,即《实用中医效验新方大全》银柴散。若疮疹初起而兼表证,牛蒡子又兼能解毒消痈透疹,如《疡医心得集》牛蒡解肌汤,以之与荆芥、连翘、山栀子等配伍,治外痈局部红肿痛、寒轻热重等。《麻科活人全书》葛根解肌汤,以本品与葛根、荆芥穗、蝉蜕等同用,治麻疹初起,发热微恶风寒者。《喉痧证治概要》解肌透痧汤,以之配荆芥穗、射干、浮萍、鲜竹茹等品,治痧麻初起,恶寒发热,咽喉肿痛,烦闷泛恶者。《张氏医通》鼠粘子散,还以本品与防风、荆芥、白蒺藜等配伍,治外感风热,微恶风寒而皮肤瘙痒者。若表证而兼水肿者(风水),牛蒡子既可疏风邪,又可"通利小便"(《食疗本草》),如《太平圣惠方》以鼠粘子治风水身肿。

2.头面五官诸疾

牛蒡子辛散,禀升发之性,于火毒上攻头面或风热侵扰者,既善"泻热解毒"(《本草备要》),又可"疏散风热"(《本草正义》)。故为头面五官诸疾常用药。

(1)头痛:本品散风除热,常用于风热上攻头部所致头痛,如《方脉正宗》用牛蒡子、苍耳子、甘菊花水煎服治头痛连睛。《百试百验神效奇方》偏风散,以之与当归、白芍、石膏共为细末服,治偏头痛。牛蒡子又"主治上部风痰"(《药品化义》),故《太平圣惠方》以本品同旋覆花共为细末服,治痰厥头痛。

(2)面部疮肿:面部疮肿常由风热火毒上攻,郁于头面所致。治疗多以疏散之品与清泻之品配伍,清中寓散,散中寓消。清散并举,则无纯用苦寒抑遏气机,邪结冰伏之弊。牛蒡子"能升能降,力解热毒。味苦能清火,带辛能疏风"(《药品化义》),故头面疮肿,使用颇多。如《证治准绳》连翘防风汤,以本品与连翘、防风、荆芥、黄连等同用,治小儿肝脾风热,时毒,头面生疮。《济阴纲目》升麻连翘汤,以之与升麻、连翘、白芷、黄连配伍,治因膏粱积热而致腮颊肿大者。《伤寒全生集》连翘败毒散,以本品与连翘、羌活、防风、栀子等配伍,治伤寒汗下不彻,邪结耳下硬肿(发颐)。若颐毒表邪已尽,耳项结肿,微热不红疼痛者,《外科正宗》

牛蒡甘桔汤,以本品与黄连、桔梗、川芎、赤芍等配伍以治之。《古今医鉴》驱风解毒汤,以之与连翘、荆芥、防风、羌活、甘草共为末水煎服,治痄腮肿痛。现代以之治流行性腮腺炎,常与金银花、板蓝根、蒲公英等清热解毒之品合用。

(3)咽喉疾病:风热或火毒上攻之五官疾病,牛蒡子最多用治咽喉不利。故张元素言其能"利咽膈"(《医学启源》)。如《普济方》启关散,以本品与生甘草为末水煎,"旋含之,良久咽下",治风热客搏上焦,悬雍肿痛。若于上方加荆芥穗,即《鸡峰普济方》之消毒饮,治风热所致咽喉肿痛生疮。若火热上攻者,牛蒡子多与清热解毒利咽之品合用,如《张赞臣临床经验选编》金灯山根汤,以本品与挂金灯(又名锦灯笼)、山豆根、射干、桔梗、生甘草水煎,缓缓咽下,治咽喉红肿、乳蛾、喉痛、喉风、咽痛等(咽部各种急性感染)。若热毒炽盛而咽喉肿痛,除配山豆根、射干、桔梗等品外,还可再加入清热解毒之黄芩、黄连、栀子等品,即《麻症集成》牛蒡甘桔汤。若风热火毒侵袭,乳蛾有腐点,颌下生核结肿者,治宜疏风泻火,解毒消肿。可以本品与荆芥穗、蒲公英、浙贝母、重楼等同用,如《中国当代名中医秘验方临证备要》荆公消毒汤。若风邪夹热郁结肺系,症见喉痒、咳嗽,痰少难咯,反复发作,同书顾氏利咽宣肺汤,以本品配薄荷、杏仁、桔梗等以疏风热,利咽宣肺。《痘疹心法》甘桔清金散,以之与桔梗、诃子、连翘、甘草为末,加薄荷少许同煎服,治肺热声不清响者。若痰热郁肺之声哑咽痛,咳嗽痰黄,《中国当代名中医秘验方临证备要》清肺开音汤,以之配射干、蝉蜕、川贝母、胖大海等品,有清肺化痰、利咽开音之功。《咽喉科得效方》升麻牛蒡汤,以升麻、牛蒡子与大青叶、玄参、薄荷等同用,治咽关生泡,呈赤痘(假痘)形,疼痛流涎,身热者。《喉科集腋》神功辟邪散,还以牛蒡子配黄芩、连翘、金银花、浙贝母、麦冬等品,治白喉。

(4)眼、口齿疾病等:本品疏风热而明目,又可治风热所致目疾。《本草正义》曰:"《别录》称其明目,则风热泄而目自明。"如《秘传眼科七十二症全书》本事菊花散,以本品与菊花、白蒺藜、防风、甘草研末服,治风毒上冲之眼痛;《银海精微》酒调散,以之配防风、栀子、槐花、蛤粉为末水煎入酒少许调服,治白仁肿痛者。《秘传七十二症全书》白蔹膏,以之与白蔹、白及、白芷、石决明为末,同牛脂熬膏,早晚以膏搽于睑胞,治由风邪所致的睑外障。

针对风热火毒所致口齿诸疾,牛蒡子有"散风除热解毒"(《本草经疏》)之能。临床既以之内服,又以之外用。内服方如《太平圣惠方》牛蒡子散,以之与甘草为末水煎,去渣稍热细细含咽,治口疮久不愈者。《中医喉科学讲义》薄荷连翘方,以牛蒡子与薄荷、连翘、知母等同用,治风热牙痛,牙龈肿胀。《外科正宗》清阳散火汤,以之与升麻、白芷、黄芩、石膏等水煎服,治因风热火毒郁结,牙根尽处结肿,连及耳项作痛(骨槽风)者。外用如《延年方》以牛蒡子煎水含漱吐之,治风龋牙痛。《圣济总录》恶实散,以之与乌梅、甘草为末,用童便煎3~5沸,和滓乘热含漱,冷则吐之,治唇肿生核。

此外,《当代中医师灵验奇方真传》牛氏通窍汤,以之与辛夷、苍耳子、白芷等配伍,用治各类鼻炎有较好疗效。

3.痧痘斑疹

牛蒡子善透痧痘斑疹。如《本草纲目》言其可"消斑疹毒",《本草经疏》曰:"用以治隐疹,痘疮,尤获奇效"。《本草正义》更将临床常以本品用治痘疹之原理剖析至深:"麻疹初起,犹未发泄,早投清降,则恒有遏抑气机,反致内陷之虞。惟牛蒡则清泄之中,自能透发,且温热之病,大便自通,亦可少杀其势,故牛蒡最为麻疹之专药"。临床将牛蒡子用治疹痘等初、中、末期。对初期,如《痘治理辨》牛蒡甘草汤,以牛蒡子与甘草为细末,胡荽煎汤调服,治麻痘初作。《本草汇言》用牛蒡子为细末,柽柳煎汤调下,治麻疹透发不畅。《幼幼新书》牛蒡散,以之与荆芥穗、甘草为末,紫草汤调下,治小儿疹痘不出。《先醒斋医学广笔记》竹叶柳蒡汤,以之与柽柳、薄荷、竹叶等配伍,治痧疹透发不畅、烦闷躁乱。对中后期,如疮疹已出,未能匀透,《太平惠民和剂局方》消毒散,以本品与荆芥穗、甘草为末服。《杂病源流犀烛》麻黄散,以麻黄配牛蒡子、蝉蜕、升麻为末水煎服,治出疹而不速者。《幼科直言》松肌透表汤,以本品与羌活、葛根、蝉蜕、红花等同用,治痘疹见点1~2天者。若小儿疮痘出后又陷者,《丹溪心法》独圣散,以牛蒡子同僵蚕为末,入紫草同煎,称"连进三服,其痘便出"。《兰室秘藏》鼠粘子汤,以之与柴胡、连翘、地骨皮、黄芪等配伍,治小儿斑疹已出,稠密身热者。《麻科活人全书》化毒清表汤,以牛蒡子配薄荷、玄参、地骨皮、栀子等,治麻疹发疹期,皮疹已出,红肿剧烈者。若麻疹出后,忽然收没,疹毒内攻,烦渴谵语,甚神昏闷乱者,可以牛蒡子、薄荷、荆芥等疏风透疹之品与连翘、黄连等清热解毒、凉血清心之品同用,如《医宗金鉴》荆防解毒汤。

(四)用法用量

3~15 g;临床生用或炒后捣碎用。入汤剂宜捣碎,炒后寒滑之性略减。外用适量。

(五)使用注意

本品"性冷而滑利",气虚便溏者忌用或慎用。

(六)现代研究

1.化学成分

牛蒡子中主要含木脂素类成分:牛蒡苷,牛蒡醇 A-F 及 H;脂肪酸类成分:花生酸,硬脂酸,棕榈酸等;挥发油:(S)-胡薄荷醇等。

2.药理作用

牛蒡子有抗病原微生物、抗炎、镇痛、调节机体免疫、降血糖、降血脂、抗氧化、抗肿瘤、抗应激及利尿、通便等作用。牛蒡苷及其苷元对金黄色葡萄球菌、大肠埃希菌、产气杆菌、变形杆菌和白念珠菌有抑制作用;牛蒡子苷对糖尿病肾病大鼠有肾脏保护作用;牛蒡子醇提物能抑制甲型流感病毒、EB 病毒抗原表达。

三、葛根(《神农本草经》)

(一)性能

甘、辛,凉。主归肺、脾、胃经。

(二)功效

发表解肌,透疹,生津止渴,升阳止泻,通经活络,活血疗疮,解酒毒。

(三)临床应用

1.表证

葛根为辛散之品,既能发散表邪,又善清退肌热。《本草汇言》称"清风寒,净表邪,解肌热"。尤多用于外感风寒表证。

(1)风寒表证:葛根虽为辛凉之品,然临床尤多用治风寒表证。《本草纲目》引《伤寒类要》以葛根、豆豉煎服治伤寒。《澹寮集验方》二姓不传散,以本品配苍术、甘草,加葱煮散服,治外感风寒证。若风寒表证,发热恶寒,项背强者,葛根不仅可散表邪,解肌热,更能升津而使筋脉得以舒缓,故临床多用。若证属风寒表实无汗者,可与麻黄等发汗力强的药配伍,如《伤寒论》葛根汤,《寿世保元》发表丸(麻黄、葛根、苍术、甘草);若证属风寒表虚汗出恶风者,常与治风寒表虚之桂枝汤合用,如《伤寒论》桂枝加葛根汤,《幼幼集成》柴葛桂枝汤。若外感风寒,寒邪入里化热,恶寒渐轻,身热增盛者,葛根外能散表寒,内可清里热,常为主药。如《寿世保元》发表散,以葛根与川芎、黄芩、甘草配伍,加生姜、葱白水煎热服治此证。《伤寒六书》柴葛解肌汤,以之与柴胡、黄芩、石膏、羌活等同用以解表清里。《证治宝鉴》加减丽泽通气汤,以本品配苍耳子、辛夷、细辛等治外感风寒,鼻不闻香臭,涕出不通者。《医学入门》十味芎苏散,用葛根合川芎、紫苏等药治四时伤寒,发热头痛。《慈禧光绪医方选议》疏风止嗽丸,以之与苏梗、前胡、桔梗、半夏等同用,治外感风寒,咳嗽痰多或久咳有痰,表邪未尽者。若外感风寒又出痘疹者,葛根既解表,又透疹,十分常用。如《扶寿精方》和解散,以葛根与升麻、防风、羌活等配伍,治小儿外感风寒,遂发痘疹者。《原瘄要论》升发汤,以葛根同升麻、苏叶、赤芍等同用,治外感风寒,皮肤干燥,毛窍不开,以致疹子不出,甚则内攻,腹胀气喘者。

(2)风热表证:因葛根发散表邪,"解肌热",且性凉而兼能清热止渴,故现代临床亦有将之用治风热表证者。如《实用中医效验新方大全》银柴散,以本品同金银花、柴胡、荆芥、牛蒡子等配伍,治外感风热,发热重,恶寒轻,口干而渴者。《当代中医师灵验奇方真传》复方银葛芷汤,以之配金银花、板蓝根、白芷等,治风热感冒效佳。同书奇灵感冒汤,以葛根同柴胡、黄芩、荆芥、防风、菊花同用治此证,称"是方药廉效奇"。若外感发热甚者,可用葛根配金银花、连翘、板蓝根、蒲公英等清热解毒药,如《实用中医效验新方大全》之柴葛解毒汤。

2.痘疹

葛根升散外达,于痘疹斑痧等颇为常用。《医学启源》谓其"发散小儿疮疹难出"。明代《药品化义》曰:"痘疮难出,以此发之甚捷。"无论斑疹等已透未透,均可使用。《药盦医学丛书》曰:"葛根,斑疹为必用之药,亦并非已见点不可用,痧麻均以透达为主,所惧是陷,岂有见点不可用之理?"如《诚书》十神汤,以之与升麻、赤芍、麻黄等同用治壅热将发疮疹。《证治汇补》升麻玄参汤,以葛根、升麻、玄参、甘草等份水煎服,治外感热盛发斑,隐隐未透。《医钞类编》升君汤,以葛根、升麻等同补气之人参合用,治因元气虚弱,斑出不透者。《种痘新书》百一快斑汤,以之配荆芥、升麻、连翘等品,治痘毒壅不起者。《阎氏小儿方论》升麻葛根汤,用升麻、葛根、芍药、甘草四味配伍,治麻疹初起未发,或发而不透,身热头痛。对痧证,《喉痧证治概要》解肌透痧汤,以葛根与荆芥、鲜竹茹、浮萍、蝉蜕等配伍,治痧麻初起,恶寒发热,咽喉肿痛,烦闷呕恶者。《先醒斋医学广笔记》竹叶柳蒡汤,亦用葛根等品治痧疹发不出,烦闷躁乱。《幼科直言》葛根解肌汤,以之与防风、薄荷、桔梗、山楂等同用,治痘疮顺证,发热,或未见点,属疑似之间者。

葛根亦常用于痘疹的中后期,可外散邪毒,解肌退热。《医宗金鉴》加味升麻葛根汤,用以合防风、赤芍、淡豆豉等,治痘方出而身痒者。《麻科活人全书》化毒清表汤,以葛根配薄荷、连翘、黄连、玄参等品,治麻疹发疹期,皮疹已出,红肿剧烈者。《寿世保元》十仙汤,以之同柴胡、黄芩、栀子、生地黄等用,治麻疹后余毒未清,余热未尽者。

3.烦渴

葛根治渴，《神农本草经》已有记载，谓能"主消渴"，唐代《药性论》谓其"止烦渴"，无论虚实均可使用。如虚者，《珍珠囊》谓："升阳生津，脾虚作渴者，非此不除。"而实者，《本草正》曰："热而兼渴，此为最良"。其生津止渴除烦，单用即效，如《太平圣惠方》以葛粉煮粥或葛根煎水服，治烦躁热渴。《御药院方》水葫芦丸，以之与人参、乌梅肉、木瓜等炼蜜为丸，含化咽津，治烦渴。更有《寿世保元》千里梅花丸，以之与乌梅肉、蜡梅花、百药煎等为丸嚼化，用于夏月长途，津少口渴者。因葛根味甘而善生津止渴，故古今亦多用治消渴病。如《医学衷中参西录》玉液汤，以之与生山药、生黄芪、生鸡内金等合用，治消渴病（气虚型），气不布津，口渴引饮，小便频数量多，或小便混浊，困倦气短者。《仁斋直指方》天花散，以之与天花粉、鲜干地黄、麦冬等同用，治消渴属阴津不足者。对气阴两虚消渴，葛根常与人参、黄芪、麦冬等同用，以气阴双补，如《杂病源流犀烛》之玉泉丸。

（四）用法用量

10～15 g，大剂量可用至 30 g；升阳止泻用于脾虚腹泻宜煨用，清热生津以鲜葛根为优，若用鲜品，剂量可适当增大。

（五）使用注意

本品毒副作用不明显，古代还以葛根"蒸食"（《本草经集注》）。或"切入煮茶中以待宾"（《本草衍义》）。然亦有医家认为用之当慎。如明代《本草正》云："性凉，易于动呕，胃寒者所当慎用"；清代《本草从新》言："夏月表虚汗多尤忌"。临证亦当注意。

（六）现代研究

1.化学成分

葛根中主含黄酮类化合物，如葛根素、黄豆苷、黄豆苷以及黄豆苷元 8-C-芹菜糖基-（1-6）-葡萄糖苷等。还含有香豆素类成分，如 6,7-二甲氧基香豆素、6-牻牛儿基-7,4'-二羟基香豆素等。其他成分有尿囊素、β-谷甾醇、胡萝卜苷、氨基酸、淀粉等。

2.药理作用

葛根水提物有解热、抗炎等作用。葛根水提物及醇提物有降血糖和改善胰岛素抵抗作用。葛根素能抑制血小板聚集、抗动脉粥样硬化、稳定动脉粥样硬化斑块、降血压；葛根总黄酮及葛根素可扩张血管，改善脑循环，抑制脑缺血损伤；并能扩张冠状动脉，降低心肌耗氧量，改善梗死心肌代谢。葛根醇浸膏、黄豆苷元和葛根素均有抗心律失常作用。此外,还有保肝、改善肾功能、抗骨质疏松、抗氧化、抗肿瘤、调节血脂等作用。

四、柴胡(《神农本草经》)

(一)性能

辛、苦,微寒。主归肝、胆、脾、肺经。

(二)功效

发表退热,疏肝解郁,升举阳气。

(三)临床应用

1.表证

柴胡"其性升而散,属阳,故能达表散邪"(《本草经疏》),又长于"发散表热",故尤强调用于外感发热者。

(1)风寒表证:柴胡为伤寒常用之品,《本草经集注》谓"此柴胡疗伤寒第一用"。《滇南本草》"伤寒发汗解表要药"。《景岳全书》正柴胡饮,即以本品与防风、生姜、芍药等配伍,治外感风寒,发热恶寒,头疼身痛。《幼幼集成》柴葛桂枝汤,以柴胡、葛根配入桂枝汤用,治小儿伤风,自汗,发热恶风。若伤寒壮热恶寒,身痛咳嗽而兼气虚者,《太平惠民和剂局方》之人参败毒散,以柴胡与人参、羌活、前胡等配伍,共奏益气解表、祛痰止咳、止痛之效。若外感风寒,寒邪入里化热,恶寒渐轻,身热增盛者,柴胡多与葛根、羌活、黄芩、石膏等同用,可解表清里,如《伤寒六书》柴葛解肌汤。若伤寒邪在少阳,寒热往来,胸胁苦满,口苦,咽干,目眩等,柴胡"为少阳经表药"(《本草经疏》),最善除半表半里之邪,为伤寒少阳证之要药,常与黄芩、半夏等配伍,如《伤寒论》小柴胡汤。《证治准绳》黄龙汤,亦用本品配黄芩、赤芍、炙甘草,加姜、枣煎服,治小儿外感发热不退或寒热往来。《普济本事方》柴胡散,以柴胡与甘草同用,治伤寒之后,邪入经络,体瘦肌热。此外,柴胡还常与截疟之品如常山等合用,治寒热往来之疟疾。

(2)风热表证:柴胡既散风寒之邪,又疏风热之邪。其于风热,性微寒而兼清里热。《普济本事方》川芎散,以本品与川芎、菊花、防风等同用,治风热上壅,鼻塞清涕,眼多眵泪,半边头痛。《彝医植物药》以柴胡、淡竹叶二味水煎服,治外感发热偏热者。《实用中医效验方大全》银柴散,以之与金银花、荆芥、牛蒡子等同用,治风热感冒。

2.肝气郁滞诸证

柴胡性善条达肝气而疏肝解郁,《滇南本草》谓:"行肝经逆结之气""故止左胁肝气疼痛"。又因气郁易化火,柴胡又可"泻肝火"(李杲语),且于气郁化火之烦躁易怒,甚失眠者,本品又可"除烦"(《日华子本草》)安神。故自明代以来,柴胡被视为疏肝解郁之主药、要药。如现代临床极为推崇之柴胡疏肝散(《景岳全书》),即以本品为主药,配以白芍、香附、川芎等品,用于多种肝郁气滞之证。《中华祖传秘方大全》柴胡合欢汤,以柴胡、陈皮、合欢花三味煎汤代茶温服,治肝郁气滞之上脘痛,腹胀,胁痛,纳呆者。若肝郁气滞化火,柴胡多与长于清泻肝火的栀子同用。如《症因脉治》柴胡清肝饮,以本品配栀子、黄芩、白芍等,治肝经郁火,内伤胁痛。《医醇剩义》后辛汤,以之与栀子、佛手、合欢花、白蒺藜等同用,治肝胆气郁化火之口苦,善太息,胁痛者。《症因脉治》疏肝散,以之配栀子、钩藤、白芍等,治恼怒伤肝,肝火拂逆,不能眠卧。若肝郁脾虚者,柴胡又可与补脾之白术、茯苓等合用,如《太平惠民和剂局方》逍遥散。

肝郁气滞在妇女可引起乳房疾病、月经不调等病证,柴胡亦为常用之药。如《傅青主女科》通肝生乳汤,以本品与白芍、通草、当归等同用,治产后肝郁,乳汁不通。《中医外科临床手册》治乳腺增生方,以本品与香附、淫羊藿、菟丝子、赤芍等同用,治乳腺增生病。若气郁化火成痈者,柴胡亦可使用,如《文琢之中医外科经验论集》瓜蒲通络汤,以之配全瓜蒌、丝瓜络、蒲公英等,治外吹乳痈。《医宗金鉴》橘叶瓜蒌散,以其与橘叶、瓜蒌、连翘、青皮等同用,治乳痈,寒热已退而肿未消者。对月经不调者,柴胡又可疏肝以调经。如《中医妇科治疗学》疏肝解郁汤,以本品与香附、红泽兰、金铃炭等同用,治气郁血滞之经行不畅,量少有血块,伴胸、胁、腰部胀痛。《傅青主女科》平肝开郁止血汤,以之同白芍、三七、黑荆芥等用,治肝郁气滞之月经量多,或崩或漏,胸胁、乳房胀痛,胸闷不舒,郁郁不乐,嗳气少食者。

《审视瑶函》柴胡参术汤,以柴胡与人参、白术、熟地黄、川芎等同用,治怒伤元阴元阳,双目突然失明者。《医林改错》通气散,以柴胡、香附、川芎研末服,治肝郁气滞,耳聋不闻雷声。《杂病源流犀烛》达郁汤,以之与香附、白蒺藜、橘叶等配伍,治抑郁伤肝,阳痿不起者。《辨证录》解怒补肝汤,以之与白芍、枳壳、泽泻等同用,治大怒伤肝而致泄泻,完谷不化。《医林改错》癫狂梦醒汤,以之配香附、桃仁、苏子等,治因情志不舒,肝气郁滞,痰瘀内结,蒙闭心窍之癫狂。《医学衷中参西录》鸡胵汤,以之配生鸡内金、陈皮、白术等,治气郁膨胀或脾虚气郁,饮食不化者。

现代还将柴胡疏肝解郁用于传染性肝炎、急性胆囊炎、胰腺炎等病。

3.清阳(气)不升诸证

清阳不升既见于虚证(无力升举),又可见于实证(邪实阻遏)。然以虚证为多,柴胡升举阳气,虚实均用。若属虚者,多与补益药同用;若为实者,又多配祛邪之品。如气虚下陷所致的脱肛、子宫下垂及短气,疲乏等症,可与升麻、黄芪等同用,如《脾胃论》补中益气汤。《兰室秘藏》退热汤,以本品与黄芪、地骨皮、升麻等配伍,治表中虚热,或遇夜则甚。《脾胃论》升阳散火汤,以之配人参、葛根、升麻、羌活等治胃虚过食冷物,抑遏阳气于脾土,四肢发热倦怠,或骨蒸劳热。《兰室秘藏》参术汤,以参术与柴胡、黄芪、神曲等同用,治脾胃虚弱,食后昏闷,四肢倦怠沉重者。《医学衷中参西录》升陷汤,以柴胡同黄芪、桔梗等用,治胸中大气下陷,气短不足以息。同书升麻黄芪汤,以柴胡配升麻、黄芪、当归,治小便滴沥不通者。《仙拈集》升气汤,以之与升麻、川芎、当归同用,治大小便气闭。《顾松园医镜》升阳除湿汤,以之配防风、薏苡仁、茯苓等,治受风飧泄,完谷不化,洞注有声者。《古今医鉴》升阳除湿汤,用柴胡与苍术、茯苓、防风等配伍,治湿郁在下者。《当代中医师灵验奇方真传》鹿茸止遗汤,以柴胡与鹿角霜(冲服)、黄芪、五味子同用,治小儿虚寒遗尿。

4.痘疹

柴胡因具升散疏泄之性,又可发表退热,故于痘疹初、中、末期均为常用,尤其以痘疹而伴身热者多用。如《景岳全书》十三味羌活散,以本品配伍羌活、荆芥、蝉蜕等,治风邪壅滞肌肤,欲发痘疹者。《嵩崖尊生》升解散,以之与升麻、荆芥、防风等同用,治麻疹、额头上疹渐收、身上稠密者。《蒲辅周医疗经验》以柴胡清热饮(柴胡、黄芩、地骨皮、赤芍等品)治麻疹,疹已散没,而低热不退者。若疹出身热而下虚者,又可配补益之品,如《兰室秘藏》鼠粘子汤,以柴胡与牛蒡子(鼠粘子)、地骨皮、黄芪等同用,治小儿斑疹已出,稠密身热者。《证治准绳》柴胡四物汤,以之配人参、当归、黄芩、地骨皮等治麻疹收后,身有微热、发枯毛竖、内消骨立、渐渐羸瘦者。

(四)用法用量

3～15 g;散邪退热多生用,疏肝解郁、升阳举陷可制用。前者柴胡用量可稍大,后者用量偏小。外用适量。

(五)使用注意

本品性能升散,故肝阳上亢、肝风内动、阴虚火旺、气机上逆者不宜。

(六)现代研究

1.化学成分

柴胡主要含皂苷类成分,如柴胡皂苷 a、b、d、f 等。柴胡挥发油中含 2-甲基环戊酮、柠檬烯、月桂烯、香芹酮、戊酸、己酸、庚酸、辛酸、2-辛烯酸、壬酸、γ-庚烯酸等。柴胡还含多糖、植物甾醇及黄酮类成分等。

2.药理作用

柴胡有解热、抗炎、镇静、镇痛、抗惊厥、镇咳、保肝、利胆、抗溃疡等作用;具有抗病原微生物作用,能抑制溶血性链球菌、霍乱弧菌、结核杆菌,杀灭或抑制钩端螺旋体、疟原虫,抗流感病毒、流行性出血热病毒、肝炎病毒和Ⅰ型脊髓灰质炎病毒。柴胡多糖能提高小鼠体液免疫和细胞免疫功能;柴胡皂苷可促进机体特异性免疫和非特异性免疫;有降血压、减慢心率、降低血清胆固醇作用,还能降低蛋白尿及肾小球病变。此外,柴胡还有抗肿瘤作用,对人肝癌 SMMC7721 细胞增殖及小鼠移植 S_{180} 实体瘤有抑制作用,能抑制艾氏腹水瘤细胞。

五、升麻(《神农本草经》)

(一)性能

辛、微甘,微寒。主归肺、脾、胃、大肠经。

(二)功效

发表散邪,透疹,清热解毒,升举阳气。

(三)临床应用

1.表证

升麻辛而升散,为"散表之剂也"(《本草汇言》),且前人认为"透表发汗,其力颇大,惟表邪之郁遏者宜之"(《本草正义》),"能发散风寒出汗"(《本草求真》),故对外感风寒表实无汗较为适宜,临床多与麻黄配伍,共奏发汗解表之力。如《寿世保元》发表丸,以升麻、麻黄与葛根、苍术、甘草同用,治伤寒表实无汗,头痛身痛口干者。《景岳全书》以《太平惠民和剂局方》之十神汤(升麻、麻黄、紫苏、川芎、陈皮、白芷、葛根、香附、赤芍、甘草)治时气瘟疫,感冒风寒,发热憎寒,无汗,头痛,咳嗽者。而《活幼心书》百解散,以之与麻黄、干葛、肉桂、黄芩等合用治小儿外感风寒,鼻流清涕,发热恶寒,无汗头痛,昼轻夜重者。现代还有以升麻用治流行性感冒者,如《实用中医新方大全》柴胡升麻滑石汤(组成同方名),属风寒型者,原方加防风、羌活、白芷、荆芥等,若属风热型者,则加桑叶、菊花、连翘等治疗。

升麻发表还常与透疹作用结合,用治麻疹初起而发热恶寒者。如《扶寿精方》和解散,以之与羌活、防风、川芎、葛根等同用,治小儿外感风寒,遂发痘疹者;《阎氏小儿方论》升麻葛根汤,以之与葛根、芍药、甘草同用治麻疹未发或发而不透,发热恶风,头痛肢痛,喷嚏,目赤流泪,口渴者。

升麻又善清热解毒,于"肿毒之属殊效"。若热毒疮肿而恶寒发热者,既解毒,又发表。尤其疮痈初起而兼表证者,古人常用荆芥、升麻、白芷等治之,并有"汗之则疮已"的疗效记述。如《圣济总录》升麻汤,以之配连翘、大黄、白蔹等,治痈疽始作,坚硬,恶寒壮热,1～2天未成脓者。《外科百效》二连汤,以之与黄连、连翘、白芷、牛蒡子同用,治胃经积热,腮肿作痛,恶寒发热者。对眼部疾病,如《审视瑶函》升麻葛根汤,以之与麻黄、白芷、蝉蜕、桔梗等配伍,水煎温服,取汗为度,治两目暴发红肿疼痛,恶寒发热者。

2.痘疹

升麻具升散外透之性,《滇南本草》谓:"表小儿痘疹",并制升麻汤,以升麻配伍薄荷、葛根、牛蒡子、桔梗等,治小儿痘、痧、疹不明,发热头痛者。《本草纲目》言可"消斑疹",临床以升麻用治斑、痘、疹、麻,取其外散透邪之力。又因痘疹初起,多有风热或风寒,升麻本可发散表邪,而若热毒较盛,又善清其热毒,《本草汇言》谓其"发痘瘡于隐密之时,化斑毒于延绵之际",故尤为临证多用。如发斑者,《证治汇补》升麻玄参汤,以之与玄参、葛根、甘草配伍,治外感热盛发斑,隐隐未透。《云歧子保命集》甘草桔梗升麻汤(组成同方名),用治斑欲出,身热,咽喉不利。《医方考》以玄参易上方之桔梗,名升麻玄参汤,亦用治发斑咽痛。若元气虚弱,斑欲出不透者,可用本品与人参、白术、葛根等配伍,可共奏益气透斑之效,如《医钞类编》之升君汤。

若属出痘者,《种痘新书》百一快斑汤,以之与葛根、荆芥、羌活、连翘等同用,治痘毒蕴不起者。《医宗金鉴》芍药防风汤,以之再与川芎、桔梗等配伍治小儿痘出不快。同书加味升麻葛根汤,用本品与葛根、防风、桂枝、赤芍等水煎服,治痘出而身痒者。

若为疹麻,升麻亦多应用。如《杂病源流犀烛》麻黄散,以升麻配麻黄、蝉蜕、牛蒡子,治疹出不速者。《嵩崖尊生》升解散,以其配荆芥、防风、桔梗、黄芩等,主治麻疹,额头上疹点渐收,身上稠密。若外感风寒而疹出不畅,升麻可与辛温解表之品同用,如《原瘄要论》升发汤,以其同羌活、苏叶等品配伍,治夏秋之间感冒风寒,皮肤干燥,毛窍不开,以致疹子不出,甚则内攻,腹胀气喘者。

3.热毒证

升麻既善透散，又善解毒，于热毒病证，应用极广。实为清热解毒之良药。

（1）头面热毒：升麻味辛而升，上达头面而解毒，于头面热毒肿毒，颇为常用。如《证治宝鉴》升麻连翘汤，以之再配黄连、牛蒡子、白芷，治热毒面肿。《杏苑生春》栀子仁散，以之与栀子、牛蒡子、大黄等治头面赤肿而大便燥实者。《东垣试效方》普济消毒饮，以升麻配黄连、黄芩、牛蒡子、板蓝根等，治风热疫毒上攻之大头瘟症。《伤寒全生集》连翘败毒散，以之与栀子、黄芩、川芎等合用，治伤寒汗下不彻，邪（热毒）结耳下硬肿（名发颐）者。《外科枢要》升麻黄连汤，以其与连翘、黄连、牛蒡子、白芷等合用，治胃经热毒，腮肿作痛。现代有以之与柴胡、板蓝根、黄芩、夏枯草、牛蒡子、僵蚕、甘草同用治小儿疖腮，即《当代中医师灵验奇方真传》之柴胡蓝板汤。

（2）眼部热毒：对眼部热毒，升麻多与清热解毒及明目之品配伍。如《医方择要》升麻散，以之与黄连、栀子、决明子等同用，治红眼症。《太平惠民和剂局方》羚羊角散，以本品配羚羊角、黄芩、龙胆草、决明子等，用治热毒上攻眼目，暴发赤肿，或生疮疼痛，隐涩羞明。《原机启微》竹叶泻经汤，以之与竹叶、栀子、大黄、决明子等合用，治眼目瘾涩，内眦开窍如针，目痛，按之出脓汁。现代临床以本方治针眼（睑腺炎）有效。《普济方》升麻汤，以升麻与黄芩、大黄、薄荷、泽泻、甘草同用，治眼壅热，两目如桃，肿胀昏暗，视物不明，翳膜遮障痛。

（3）口腔热毒：口唇属脾，齿龈属阳明，升麻为"足阳明胃，足太阴脾引经药"（《医学启源》），于口腔热毒，最为适宜，无论口舌生疮，或胃热齿痛，均极常用。《普济方》引《肘后备急方》升麻汤，以之与黄柏、大青为末水煎，热漱冷吐，治卒患口疮。《圣济总录》升麻丸，以之与黄连、黄柏、杏仁为丸服，治口糜生疮。对胃热齿痛，《仁斋直指方》以单味升麻煎汤，热漱咽之。现代临床多用的清胃散（《脾胃论》），以本品配黄连、丹皮、生地黄、当归，水煎服，治胃中积热，火气上攻而致上下牙痛不可忍，牵引头部，面颊发热，牙龈红肿，甚溃烂出血者。《症因脉治》于此方加栀子、大黄（酒蒸），名升麻清胃散，治上证而牙龈出血较盛者。此外，升麻还可用治胃热甚之口臭，如《类方准绳》升麻黄连丸，以之与黄连、黄芩、檀香等为丸服治此证。现代有以之与金银花、连翘配伍，名升麻银翘汤（《临证录》），煎水，含漱及内服各半，治热毒型口腔黏膜扁平苔癣。

（4）咽喉热毒：咽喉部热毒，古方有单用取效者，如《肘后备急方》以升麻锉含，治喉闭、喉塞。亦可配伍清热解毒或清咽利喉之品，如《鸡峰普济方》含化射干丸，以本品同射干、硼砂等为丸，含化咽津，治热病脾肺壅热，咽喉肿塞，连舌根痛。同书露蜂房饮,以之配射干、玄参、朴硝、甘草煮散服,治热病喉中热毒,闭塞肿痛。《外台秘要》升麻汤,以之与石膏、牡丹皮、甘草合用,治咽喉生疮。《奇效良方》玄参饮,以升麻配玄参、射干、大黄、甘草,水煎缓缓噙咽服,治悬壅肿痛不可忍。《咽喉科得效方》升麻牛蒡汤,以之配伍大青叶、薄荷、蝉蜕、紫草等,治咽关生泡,呈赤痘(假痘)形,疼痛流涎,发热者。

(5)疮疡:升麻用治疮疡,既可单用,又可配入复方;既可外用,又能内服。《图经本草》称其"凡肿毒之属殊效"。如《太平圣惠方》以升麻一味水煎去渣取汁,以绵沾汁洗拭疮盘,治小儿斑疮及痘疮。《梅师集验方》谓其"治时行病发疮,升麻五两,以水、蜜二味同煎三沸,半服、半敷疮"。《本草纲目》引《肘后备急方》云:"豌豆斑疮比岁有病天行,发斑疮,头面及身,须臾周匝,状如火烧,疮皆戴白浆,随决随生,不治数日必死,瘥后瘢黯,弥岁方减,此恶毒之气所为。云晋元帝时,此病自西北流起,名房疮。以蜜煎升麻,时时服之。并以水煮升麻,绵沾拭洗之"。《卫生总微》升麻汤,以升麻煎汤取汁,以棉蘸洗拭疮瘢,主治疮疹已愈,余毒未尽,疮痂虽落,瘢色黯惨,或凹凸不平。

升麻配入复方可治疗多种疮疡。如《疡医大全》升麻膏,以升麻先浸麻油一宿,煎枯去滓,慢火熬至滴水不散,入飞净黄丹(即铅丹),收膏敷贴,治疔疮、顽疮、痛疮等。并称对疮肿有"未成自消,已溃自敛"的效果。《普济方》千金漏芦汤,以本品与生大黄、栀子、白蔹、赤芍等煎服,治痈疖、无名肿毒。《外科大成》升葛汤,以之再配黄柏、大黄、山甲、南星等,煎服治乳吹、乳毒、乳痈、乳疽。《普济本事方》升麻汤,以本品与黄芩、地榆、桔梗、薏苡仁等同用,治肺痈吐脓血,作臭气,胸乳间皆痛者。

此外,升麻也可用治热毒性的外科杂证,如丹毒、瘰疬及某些皮肤病。如《圣济总录》升麻汤,以之与漏芦、黄芩、栀子水煎去滓入芒硝搅匀,以故帛三两重浸汤中,温拓患处数十遍,每天2次,用治丹毒。《医宗金鉴》蓝叶散,以之与蓝叶(即大青叶)、栀子、赤芍、石膏等合用,治火丹毒,形如云片游走。《证治准绳》升阳调经汤,以升麻配伍连翘、桔梗、黄连、三棱等,治热毒瘰疬,绕于项下,或至颊车。《医宗金鉴》升麻消毒饮,本品与金银花、连翘、栀子、白芷等配伍,治黄水疮,形如粟米而痛痒,破流黄水,浸淫成片。《疡医大全》十服神效汤,以升麻、土茯苓、皂角刺煎汤入麻油服,主治杨梅结毒。

4.清阳(气)不升诸证

清阳不升多见于气虚证,尤其是中气不足,临床可见多种症状,如气虚发热、气虚头晕痛,气虚下陷而喘,气虚下陷出血,气虚脱肛,子宫脱垂,气虚大小便秘等。而升麻"善提清气,少用佐参、芪升补气"。故临床于清阳不升,甚清阳下陷者,必用升麻。属虚者多配参、芪之类,李杲言:"人参、黄芪,非此引之,不能上行""元气不足者,用此(升麻)于至阴中升阳"。若属实邪阻遏,清阳不升者,则又与相应祛邪之品同用。

(1)气虚发热:《兰室秘藏》退热汤,以本品与黄芪、地骨皮、柴胡等配伍,治表中虚热,或遇夜则甚。《脾胃论》升阳散火汤,以之配人参、葛根、羌活等,治胃虚过食冷物,抑遏阳气于脾土,四肢发热倦怠,或骨蒸劳热。《卫生总微》升麻汤,以之与黄芪、干熟地黄、牡蛎、天竺黄同用,治气阴两虚之肌热盗汗。

(2)气虚头晕、气虚头痛:《兰室秘藏》参术汤,以参术与升麻、黄芪、神曲等同用,治脾胃虚弱,食后昏闷,四肢倦怠沉重者。《证治准绳》益气聪明汤,以本品与人参、黄芪、蔓荆子等配伍,治中气不足,清阳不升之头痛眩晕。《症因脉治》家秘和中汤,亦以之同人参、黄芪及川芎、细辛等同用,治气虚头痛。

(3)气虚下陷而喘:《医学衷中参西录》升陷汤,以本品配黄芪、知母、柴胡、桔梗,治胸中大气下陷,气短不足以息。

(4)气虚出血:《景岳全书》举元煎,以之与人参、黄芪、白术、甘草同用,治气虚下陷月经量多或崩漏。《当代中医师灵验奇方真传》愈崩汤,以之配人参、阿胶、生地黄炭、地榆炭,治妇女崩漏。《古今名方》引《易聘海医案》升槐升降汤,以升麻与黄芪、白术、槐米等同用,治气虚下陷,腹痛,大便下血,坠胀难堪,不能进食,精神委顿等。

(5)气虚脱肛、子宫脱垂:《中华祖传秘方大全》芪麻汤,以升麻、黄芪、五倍子水煎服,治气虚下陷脱肛。《辨证录》升肠饮,以之与人参、黄芪、当归等同用,治妇女产后肠下。若久病泻痢,元气虚弱,致脱肛不上者,可与人参、黄芪、黄芩、诃子等同用,如《杏苑》升阳举气汤。现代临床更以《脾胃论》补中益气汤(升麻、人参、黄芪、柴胡等)用治中气下陷之短气,倦怠,久泄脱肛,子宫下垂等症。若属实证,升麻亦可应用。如《证治准绳》凉血清肠散,以升麻配生地黄、荆芥、黄芩、黄连等,治大肠热甚,肠风下血,脱肛。《治疹全书》甘桔升麻汤,以之再配合仁、当归、玄明粉,治疹后脱肛,因大肠积热者。《中医医案医话集锦》升提加味逍遥散,以升麻与柴胡、白芍、鸡冠花、白芷等同用,治肝郁湿阻,清气不升之子宫脱垂,可奏升提解郁、除湿收涩之功。

(6)虚证便秘:升麻用治便秘,多取其升清而降浊之力。《景岳全书》济川煎,以之与当归、肉苁蓉、牛膝等同用,治老年肾虚之大便秘结。《古今医鉴》通幽汤,以之配熟地黄、当归、桃仁等滋阴养血之品,为末水煎,调槟榔末送下,治阴血不足之便秘。《当代中医师灵验奇方真传》白术汤,以大剂生白术与升麻、生地黄、玄参、麦冬同用,治习惯性便秘,疗效颇佳。

此外,升麻升清阳还用于一些眼科疾病,如《陈达夫中医眼科临床经验》陈氏金水丸,以之与荸荠、玄参、白及、百草霜为末,荸荠汁或水泛为丸服,治初起白内障有效。

(四)用法用量

1.5～10 g。用于虚证,升举阳气多炙用,其余生用。外用适量。

(五)使用注意

服用升麻过量可引起中毒反应,其临床表现为呕吐及胃肠炎,大剂量可致头痛、震颤、四肢强直性收缩、乏力、眩晕、虚脱及阴茎异常勃起。中毒量可致心脏抑制、血压下降、呼吸困难、谵妄,可因呼吸麻痹而死亡。升麻外用能使皮肤充血,乃至形成溃疡。故临床应控制剂量,内服勿超过 30 g。

(六)现代研究

1.化学成分

升麻主要含酚酸类成分如异阿魏酸,升麻酸 A、B、C、D、E;三萜及苷类成分如兴安升麻丹醇、25-O-羟升麻环氧醇-3-O-β-D-木糖苷;色酮类成分如升麻素;还含生物碱类化合物升麻碱等。

2.药理作用

升麻不同提取部位具有解热、镇静、镇痛、抗惊厥、抗炎等作用,水提物具有抗过敏作用。还能调节平滑肌收缩,对正常离体家兔子宫有兴奋作用;对膀胱和未孕子宫呈兴奋作用,但能抑制离体肠管和妊娠子宫。升麻烯有调节脂质代谢作用,能降低血脂和胆固醇及甘油三酯。升麻水浸剂、乙醇提取物有抑菌作用。此外,升麻及其提取物还有抗氧化、保肝、抗肿瘤等作用。

第三章

清 热 药

第一节 清热泻火药

热与火同为六淫之一,统属阳邪。热为火之渐,火为热之极,故清热与泻火两者密不可分,凡能清热的药物,大抵皆能泻火,故清热泻火并提。

清热泻火药,性味多苦寒或甘寒,以清泄气分邪热为主,而治疗热病邪入气分所见高热、口渴、汗出、烦躁,甚或神昏谵语、脉象洪大等气分实热证。本类药物多数属味甘寒质润之品,故常兼有生津止渴之效,常用于热病烦渴之证。此外,本类药物因其归经各不相同,还可分别适用于肺热、胃热、心火、肝火等引起的脏腑火热证。

温热病最容易耗气伤津,所以使用清热泻火药时,若里热炽盛而正气已虚,则宜适配补虚药,以扶正祛邪,常用的补虚药为益气生津之品。

一、石膏(《神农本草经》)

(一)性能

甘、辛,大寒。归肺、胃经。

(二)功效

清热泻火,除烦止渴,收湿,生肌,敛疮,止血。

(三)临床应用

1.热病烦渴

本品"辛能解肌,甘能缓热,大寒而兼辛甘,则能除大热"(《本草经疏》),"主解横溢之热邪"(《本经疏证》),为清气泻热之要药,"乃降火之神剂,泻热之圣药"(《本草新编》)。可使热清火除,则津液复而烦渴止,而收除烦止渴之效。适用于温热病邪在气分,邪正剧争,里热蒸迫,津液受伤所致的壮热,烦渴。

(1)阳明热盛:石膏"本阳明经药,阳明主肌肉。其甘也,能缓脾益气,止渴去火"(《本草衍义补遗》),为治阳明热盛、高热烦渴的代表药。如《伤寒论》白虎汤,即以本品为主,辅以知母、甘草、粳米,原谓治"三阳合病",见腹满身重,谵语遗尿等症者,后多以该方治疗阳明热盛,高热头痛,烦渴引饮,面赤大汗者。《重订通俗伤寒论》以本品与大黄、玄明粉、知母等同用,名白虎承气汤,治疗阳明病,高热昏谵,烦热口渴,便燥溲赤者。《外台秘要》引深师方,以本品与黄芩、黄连、栀子等同用,治疗伤寒8~9天,壮热无汗,鼻干口渴,烦躁不眠,甚至神昏之证。《太平圣惠方》石膏散,以本品与前胡、秦艽等同用,治疗"伤寒阳痉,通身壮热,目眩头痛"之证。《重订通俗伤寒论》青黛石膏汤,以本品与青黛、鲜生地黄、升麻同用,治疗妊娠伤寒,热郁阳明者。《普济方》青丸子,以本品与青黛同用,治"小儿身热"。

(2)温病疫疠:石膏长于清热,对温病、暑热病、湿温病邪在气分及霍乱、疟疾等疫疠伤人,表现为高热烦渴者,亦为相宜。如《温病条辨》三石汤,以本品与寒水石、滑石等同用,治疗暑湿病充斥三焦,邪在气分者。《类证活人书》白虎加苍术汤,以石膏为主药,辅以苍术、知母、甘草、粳米,治疗湿温病,身热多汗,胸脘痞闷者。此外,《太平惠民和剂局方》紫雪,以本品与寒水石、羚羊角等同用,治疗温热病,温邪陷于心包,充斥内外,高热昏谵,甚至惊厥抽搐者。又如《太平圣惠方》石膏散,以本品与麦冬、茯苓、甘草同用,治疗霍乱烦渴,发热头痛。《重订通俗伤寒论》柴胡白虎汤,以石膏与柴胡、知母、天花粉等同用,治疗"暑疟,暑热化燥,壮热烦渴而呕者"。《外台秘要》引《延年秘录》知母鳖甲汤,以本品与知母、鳖甲、地骨皮同用,治疗"温疟壮热"。《金匮要略》白虎加桂枝汤,以本品与知母、甘草、桂枝、粳米同用,治疗"温疟"。

(3)里热兼表:石膏配伍适当的发散透表药,还可用于表邪迅速传里,里有实热而表证未解之证。如《伤寒论》大青龙汤,即以石膏与麻黄、桂枝、杏仁等同用,治疗外寒内热,发热恶寒,无汗烦躁者。《医学衷中参西录》清解汤,以本品与薄荷、蝉蜕、甘草同用,治疗"温病头痛,肌肤壮热,背部恶寒"。《景岳全书》柴胡白虎煎,以本品与黄芩、柴胡、麦冬同用,治疗阳明温热,表邪不解者。《宣明论方》防风通圣散,以石膏配大黄、薄荷、连翘等,用于表里俱热,憎寒壮热,二便不通者。《温病刍言》清热固表汤,以本品与地骨皮、浮小麦、糯稻根须同用,治疗"内热表不和,自汗盗汗"。

(4)阴虚渴饮:石膏清热,甘寒不峻,还可用于阴虚烦渴证。如《伤寒论》竹叶石膏汤,即以石膏、竹叶为主药,辅以麦冬、人参、半夏,治疗热性病,余热未清而气阴已虚之烦渴不眠,乏力呕逆。《太平圣惠方》柴胡散,以本品与柴胡、栀子、麦冬等同用,治疗肝阴不足,热气壅滞,烦闷唇燥,两目赤证。《重订通俗伤寒论》麦门冬汤,以本品与麦冬、远志、茯神、人参同用,治疗气阴亏虚,唇赤口干,消瘦乏力的虚劳证。《外台秘要》引《古今录验》五蒸汤,以本品与知母、生地黄、竹叶等同用,治疗肝肾阴虚,骨蒸劳热,口干而渴者。本品清热以生津,还用于阴虚内热之消渴证,如治上消多饮,《素问病机气宜保命集》人参石膏汤,以之配人参、知母、甘草。《辨证录》止消汤,以之配知母、生地黄、玄参。《杂病源流犀烛》止消润燥汤,以石膏与杏仁、桃仁、知母等同用,又可治疗消渴便干、口干目涩之证。《景岳全书》玉女煎,以本品与熟地黄、麦冬、知母、牛膝同用,治疗"肾虚胃火,烦热干渴"。

2.痰热咳喘

石膏寒入肺胃,味辛而甘。寒以清热,辛可升散,味甘调中,故有清肺热、解痰郁作用,宜于痰热壅肺,宣降失司,气逆而上的痰热喘咳之证。

(1)咳嗽:咳嗽乃因肺气不清,脾伤于湿所致,本品清肺缓脾,解郁消痰,为治疗咳嗽的常用药。如《症因脉治》石膏知母散,即以石膏、知母为主药,辅以桑白皮、地骨皮等,治疗"暑热伤肺,咳嗽发热,烦渴咽干"。《太平圣惠方》百部散,以本品与百部、贝母、紫菀、葛根,治疗"小儿咳嗽发热"。《宣明论方》以本品与栀子、川芎、知母等同用,治疗"肺热咳甚,心烦头痛"。《世医得效方》橄榄丸,以本品与百药煎、乌梅、甘草同用,治疗燥热伤肺,咳嗽咽干者。此外,石膏甘寒清润,还可用于阴虚劳嗽,如《外台秘要》以本品与甘草同用,研末水调服,治疗"骨蒸劳热久嗽"。

(2)喘证:喘证因肺气上逆而致,痰热蕴郁,肺失清肃,气逆不降则为喘,本品善清肺消痰,长于治疗痰热喘促。如《伤寒论》麻杏甘石汤,即以本品与麻黄、杏仁、甘草同用,原谓治"发汗后,不可更行桂枝汤,汗出而喘,无大热者",现多用于邪热郁肺,咳嗽气喘,发热口渴之证。《素问病机气宜保命集》用寒水石、石膏同研末,人参汤送服,治疗"痰热而喘"。《普济方》以本品与炙甘草、生姜、蜜同用,治疗"热盛喘嗽,久不愈"。《仁斋直指方》五虎汤,以本品与麻黄、细茶、杏仁、甘草同用,治疗"咳喘痰多色黄"。《太平圣惠方》贝母散,以本品与贝母、百合、麻黄等同用,治疗"汗出而喘"。《医门法律》清燥救肺汤,以石膏与桑叶、麦冬、枇杷叶等同用,治疗"温燥伤肺,气逆而喘,干咳无痰"。《温病条辨》宣白承气汤,以本品与大黄、杏仁、瓜蒌皮同用,治疗痰热喘促兼见便秘者。《伤寒论》小青龙加石膏汤,以本品与小青龙汤合用,治疗内饮化热,外感风寒,咳而上气,烦躁而喘的肺胀证。

(3)哮证:哮之为病,多因"内有壅盛之气,外有非时之感,膈有胶固之痰"(《医学正传》),症见呼吸气促,喉间痰鸣。石膏宜于痰热哮证,如《寿世保元》匀气八仙汤,即以本品配桔梗、黄芩、贝母,治疗痰热哮喘。《医宗金鉴》二陈汤,以本品与陈皮、半夏、沉香等同用,治疗哮喘气急痰鸣者。《杂病广要》引《证治大还》利膈豁痰汤,以本品与白芥子、桔梗、半夏、槟榔等同用,治疗气郁痰壅,郁而化热,饮食不下,喉中痰鸣之证。

由于痰、咳、嗽、喘、哮往往并存或兼有,在病机上都与肺气不利有关,故常见咳嗽、痰咳、咳喘、哮喘之症。现代临床用石膏治疗急慢性气管炎、支气管炎、肺炎、哮喘等病每获佳效。

3.胃热呕吐

胃热炽盛,气机壅滞,胃气不和顺而上逆则为呕吐。石膏主入阳明胃经,善除胃热,而治疗胃热呕吐。如《圣济总录》石膏竹茹饮,即以本品与竹茹为主要药物,辅以白茅根、玄明粉、半夏、人参同用,治疗胃热呕吐。《景岳全书》太清饮,以本品与石斛、木通、知母同用。《千金要方》止呕人参汤,则以本品与人参、芦根、黄芩等同用。《医略六书》竹茹石膏汤,以本品与姜半夏、陈皮、竹茹等同用,治疗"小儿麻疹呕吐"。《金匮要略》竹皮大丸,以本品与桂枝、甘草、白薇同用,治疗"产后虚热,心烦呕恶"。《小儿药证直诀》以本品与寒水石、甘草同用,治疗"小儿吐泻黄色者"。《本草纲目》引李楼奇方,以本品煅后,与陈仓米饭和丸,黄丹为衣,治疗"水泻腹鸣如雷"属脾热,或伴恶心呕吐者。《鲁府禁方》南极丸,以本品与栀子、胆南星、半夏、木香同用,治疗"胃中痰火气郁嗳气"。

(四)用法用量

15～60 g。外用适量。内服宜生用,入汤剂宜打碎先煎。外用须经火煅研末。

(五)使用注意

本品性大寒,适用于里实热证。脾胃虚寒及阴虚内热者均当忌服或慎用。

(六)现代研究

1.化学成分

石膏主要成分为含水硫酸钙($CaSO_4 \cdot 2H_2O$),尚含微量的铁和镁。煅石膏为无水硫酸钙($CaSO_4$)。

2.药理作用

石膏对人工发热动物是否有解热作用,迄今尚未一致的实验结论。有报道用石膏煎剂灌胃或灌肠对伤寒、副伤寒混合疫苗或消毒牛乳致热的家兔有解热作用,也有报道石膏煎剂对实验性发热兔或大鼠并无解热作用。煅石膏外用有生肌作用,能促进大鼠创口成纤维细胞和毛细血管的形成,加快肉芽组织增生,从而促进皮肤创口的愈合。石膏注射液对炎症早期和晚期反应均有抑制作用。生石膏、煅石膏均有镇痛作用。生石膏具有明显促进肠蠕动的作用,而煅石膏则无此作用。

二、知母(《神农本草经》)

(一)性能

苦、甘,寒。主归肺、胃、肾经。

(二)功效

清热泻火,滋阴润燥。

(三)临床应用

1.热病烦渴

知母味苦甘而性寒质润,苦寒能清热泻火除烦,甘寒质润能生津润燥止渴。善治邪热壅内,耗竭津液之热病烦渴。如《伤寒论》白虎汤,即以本品与石膏、甘草、粳米同用,治疗热郁阳明,高热烦躁,口渴汗多之证。《伤寒蕴要》以本品为主药,辅以石膏、麦冬、甘草、人参,治疗"伤寒邪热内盛,齿牙干燥,烦渴引饮,目眜唇焦"者。《太平圣惠方》川升麻散,以本品与升麻、大青叶、地骨皮等同用,治疗"壮热头痛,心烦,热病口疮"之证。本品还可治疗温疟,壮热烦躁者,如《外台秘要》引《延年秘录》知母鳖甲汤,以本品与鳖甲、地骨皮、常山、竹叶同用;《瘟疫论》达原饮,则以本品与槟榔、草果、厚朴等同用。

2.痰热咳嗽,肺燥咳嗽

知母苦寒泻火,甘寒滋阴;又苦以泄降,能降肺之气逆,故宜于痰热咳嗽、肺燥咳嗽之证。

(1)痰热咳嗽:肺苦逆,急食苦以泻之。本品长于清肺热,降肺逆,可用于痰热咳嗽,如《医学入门》含奇丸,即以本品与贝母、葶苈子同用,治疗"痰热壅肺,喘嗽不止";又有山栀地黄汤,以本品与瓜蒌仁、天花粉、麦冬等同用,治疗"痰热内积,咳痰色黄,后痰夹血"者。《古今医鉴》二母宁嗽汤,以本品与黄芩、栀子、贝母等同用,治疗"胃火冲肺咳痰"之证。《丹溪心法附余》青金丸,以本品与贝母、巴豆同用,治疗"食积火郁,咳嗽痰多"。《症因脉治》石膏知母汤,以本品与桑白皮、地骨皮、桔梗、甘草同用,治疗暑热伤肺咳嗽。《外台秘要》引《延年秘录》知母汤,以本品与葛根、黄芩、栀子等同用,治疗内郁痰热,复感风寒,骨节疼痛,咳嗽痰黄者。本品还可用治肺气上逆,痰喘气促者,如《邓笔峰杂兴方》以本品与姜水杏仁、莱菔子同用,治疗"久嗽气急"。《妇人大全良方》二母散,以本品与贝母、桃仁、茯苓等同用,治疗"产后恶露上攻入肺,咳喘,腹痛"。《寿世保元》二母丸,以本品与贝母同用,治疗"哮喘"。

(2)肺燥咳嗽:本品甘寒养阴,善除燥痰,止燥咳,常用于治疗肺燥咳嗽,少痰无痰。如《症因脉治》知母甘桔汤,即以本品与石膏、桔梗、甘草、地骨皮同用,治疗"肺家受燥,咳嗽气逆"。同书二冬二母汤,则以本品与贝母、天冬、麦冬同用,治疗"内伤燥痰"。又有加味戊己汤,以本品与白芍、甘草、黄柏同用,治疗"木火刑金,咳嗽吐血"。《普济良方》引《经效良方》团鱼丸,以本品与前胡、杏仁、团鱼等同用,治疗"骨蒸潮热,咳嗽"。《医学入门》大胡连丸,以本品与胡黄连、陈皮、地骨皮等同用,治疗"传尸痨热,面红咳嗽"。《医学发明》人参平肺散,以本品与桑白皮、五味子、人参等同用,治疗"心火刑肺,传为肺痿,咳喘痰涎"者。《宣明论方》知母茯苓汤,以本品与茯苓、阿胶、款冬花等同用,亦治阴虚肺痿。此外,本品还用于阴虚咽痛,如《杂病源流犀烛》养金汤,即以本品与生地黄、沙参、蜂蜜等同用,治疗"水涸火炎,咽喉燥痛"。

3. 阴虚消渴

消渴由虚热灼伤津液而致,知母甘寒养阴,入肺、胃、肾经,可滋肾水而益肺胃,常用于脏腑燥热,阴虚火旺之消渴。肺燥肺热,口渴引饮称上消,可用本品润肺清胃。如《杂病源流犀烛》人参宁神汤,即以本品与人参、生地黄、葛根等同用;《医学心悟》二冬汤,以本品与天冬、麦冬、黄芩等同用;脾胃燥热,多食易饥称中消,本品清胃热、益胃阴,如《医学心悟》八物汤以本品与生地黄、山药、黄连等同用治中消;《辨证录》止消汤则以本品与石膏、玄参、茯神等同用。肾水亏竭,蒸化失司而多尿称下消,本品滋化肾水,可治下消。故知母能治三消,如《验方新编》三消汤,即以本品与白术、黄柏、天花粉等同用为治。

4. 阴虚发热,骨蒸劳热

"知母苦寒,气味俱厚,沉而下降,为肾经本药……泻有余之相火"(《本草通玄》),宜于肾阴不足,虚火上炎,潮热骨蒸等证。如《伤寒总病论》知母石膏汤,即以本品与葛根、升麻、防风等同用,治疗风温之病,过汗伤阴,不恶寒反恶热者。

《温病条辨》青蒿鳖甲汤,以本品与生地黄、牡丹皮、青蒿、鳖甲同用,治疗"温病后期,邪伏阴分,夜热早凉"。《证治准绳》清骨散,以本品与银柴胡、胡黄连、秦艽等同用,治疗"阴虚火旺,骨蒸劳热"。《圣济总录》青蒿汤,以本品与青蒿、鳖甲、常山等同用,治疗"小儿潮热"。《奇效良方》地骨皮饮,以本品与柴胡、地骨皮、鳖甲、黄芩同用,治疗"小儿骨蒸"。《医宗金鉴》知柏地黄汤,以本品及黄柏与六味地黄丸合方,治疗阴虚火旺,骨蒸劳热。《兰室秘藏》正气汤,以本品与黄柏、炙甘草同用,治疗阴虚盗汗。《医学入门》坎离丸,以本品与黄柏同用,治疗阴虚遗精、盗汗。《活人方》坎离丸,以本品与熟地黄、山茱萸、龙骨等同用,治疗"痨瘵,虚烦不眠,腰膝酸疼"等证。《外台秘要》引《古今录验》五蒸汤,以本品与葛根、茯苓、干生地黄等同用,治疗"骨蒸劳热"。

(四)用量

6～15 g。

(五)注意事项

本品苦寒伤阳,《名医别录》云:"多服令人泄",故脾胃虚寒,大便溏泄者忌服。

(六)现代研究

1.化学成分

知母含甾体皂苷、黄酮、多糖、生物碱及有机酸等。其中甾体皂苷类有知母皂苷 A-Ⅰ、A-Ⅱ、A-Ⅲ、A-Ⅳ、B-Ⅰ、B-Ⅱ、异菝葜皂苷……;黄酮类有芒果苷,异芒果苷;多糖类有 4 种知母多糖;生物碱类有胆碱、维生素 PP;有机酸类有鞣酸、烟酸。此外,还含铁、锌、锰、铜、铬、镍等微量元素。

2.药理作用

知母煎剂对痢疾杆菌、伤寒杆菌、副伤寒杆菌、霍乱弧菌、大肠埃希菌、变形杆菌、白喉杆菌、葡萄球菌、肺炎双球菌、溶血性链球菌、白念珠菌、许兰毛癣菌、堇色毛癣菌有不同程度的抑制作用,其乙醚浸膏可抑制结核杆菌。知母能使增多的 β-肾上腺素能受体最大结合点数减少,使减少的 M-胆碱能受体最大结合点数增加,同时使它们各自向相反方向转换,以调整它们的关系,纠正细胞功能。知母皂苷有抗肿瘤,调控血管内皮细胞功能和抗血小板聚集作用。此外,知母还有降低胆固醇,增强免疫系统功能,抗衰老的作用。知母浸膏还可抑制呼吸中枢。

三、芦根(《名医别录》)

(一)性能

甘,寒。主归肺、胃经。

(二)功效

清热泻火,生津止渴,除烦,止呕,利尿。

(三)临床应用

1.热病烦渴,内热消渴

芦根"甘寒除邪热"(《神农本草经疏》),味甘多汁液,可清热生津,宜于热病伤津,口渴喜饮及内热消渴之证。如《温病条辨》五汁饮,即将芦根捣汁,与梨汁、荸荠汁、麦冬汁、藕汁同用,治疗"太阴温病,口渴甚"。《蒲辅周医疗经验》二鲜饮,以鲜芦根与鲜竹叶同用,治疗"外热肺胃津伤,身热不退,心烦口渴"。此外,本品还可用于胃热津亏,口渴引饮,如《太平圣惠方》泄热芦根饮,即以本品与天花粉、知母、赤茯苓同用,治"胃热引饮"者。《圣济总录》茅根汤,以本品配白茅根、石膏、乌梅、菝葜,治疗"消渴口干尿多"。

2.肺热咳嗽

芦根"性凉能清肺热,中空能理肺气,而味甘多液,更善滋养肺阴"(《本草经疏》),有清肺润燥的作用,宜于肺热痰咳和阴虚燥咳。

(1)肺热痰咳:芦根可清肺经实热,并以其轻宣之性,有理气、祛痰、排脓的作用,善治邪热伤肺或肺热蕴脓的咳嗽、肺痈等证。如《暑病证治要略》芦根清肺饮,即以本品为主药,辅以冬瓜皮、茯苓、通草等,治疗"暑湿伤肺,心烦口渴,痰黄咳喘"。

(2)阴虚燥咳:芦根长于生津润燥,可治肺阴不足,干咳少痰,肺痿吐涎等证。如《顾松园医镜》八仙玉液,即以芦根捣汁,与白茅根汁、人乳、童便等同用,治疗"阴虚咳嗽,痰中带血"。《外台秘要》芦根饮,以本品为主药,辅以麦冬、地骨皮、茯苓等,治疗"骨蒸肺痿,烦躁不能食"者。

3.胃热呕逆

芦根甘寒入胃经,可清胃和中,治疗胃热气逆之呕哕吐逆。如《千金要方》芦根饮子,即以本品为主药,辅以竹茹、生姜、粳米,治疗"伤寒后呕哕反胃,及干呕不下食"。《肘后备急方》单用本品煮汁服,"治呕哕不止厥逆者"。《千金要方》以本品与白茅根同用,治疗"反胃上气"。《太平圣惠方》芦根饮子,以本品与麦冬、人参、黄芪等同用,治疗"脾胃积热,耗伤气阴,胸膈烦热,呕哕不下食"。《外台秘要》引《广济方》地黄饮子,以本品与生地黄汁、麦冬、蜂蜜等同用,治"心胃虚热,呕不进食"。《医宗金鉴》加味温胆汤,以本品与竹茹、黄连、陈皮等同用,治疗"妊娠胃热恶阻"。《金匮玉函方》单用本品治"五噎呕逆"。

4.湿热霍乱

芦根甘寒,清凉除热,甘淡渗利,善除湿热,又长于降火止呕,宜于湿热毒邪伤于中焦,升降失司,脘痞吐利之霍乱。如《霍乱论》连朴饮,即以本品与黄连、厚朴、石菖蒲等同用,治疗"湿热蕴伏,霍乱吐利,脘痞胸闷"。《千金要方》以本品与麦冬同用,治疗"霍乱烦闷"。《太平圣惠方》以本品与生姜、橘皮同用,治疗"霍乱胀痛"。

(四)用法用量

15～30 g,鲜品 60～120 g,或捣汁服。

(五)使用注意

本品寒凉,脾胃阳虚者忌服。

(六)现代研究

1.化学成分

芦根含糖类,多聚醇,甜菜碱,游离脯氨基酸等,其中糖类中有木聚糖等多种多聚糖类化合物。此外还有蛋白质,脂肪,薏苡素及维生素 B_1、维生素 B_2、维生素 C 等。

2.药理作用

芦根有镇静、镇吐及解热作用。所含天冬酰胺有较强的镇咳作用。其多聚糖类化合物有免疫增强作用。芦根多糖大、小剂量均可保护肝细胞并有抗氧化作用,大剂量还可降低胶原含量。多糖组分 RPolyⅠ、R-PolyⅡ、R-PolyⅢ具有明显的抗肿瘤作用。

四、天花粉(《神农本草经》)

(一)性能

甘、微苦,微寒。主归肺、胃经。

(二)功效

清热泻火,生津止渴,消肿排脓。

(三)临床应用

1.口渴多饮

天花粉苦寒泻火,甘以化阴,善于清热降火,生津润燥,治疗津亏口渴之证。《本草汇言》称之"其性甘寒,善能治渴,从补药而治虚渴,从凉药而治火渴,从气药而治郁渴,从血药而治烦渴,乃治渴之要药也。"

(1)热盛烦渴:"热盛易伤津液,津液不足而为渴,苦以坚之,瓜蒌根之苦,以生津液"(成无己)。故本品善治热盛烦渴,如《太平圣惠方》含化玉液丸,即以本品与射干、升麻、乌梅等同用,治疗"热盛伤津,心胸烦热,口干舌涩"之证。《外台秘要》以本品与竹沥、金银花合用,治疗伤寒化热,"烦渴思饮"者。《太平圣惠方》以本品研末,乳汁调服,治疗"小儿热病,壮热烦渴"。

(2)阴虚消渴:本品甘寒化阴生津,"止渴润枯"(《本草纲目》),"通行津液,是为渴所宜也"(成无己),宜于阴虚内热,耗灼津液,脏腑燥热之消渴证。如治上消多饮,《千金要方》单用本品制粉入粥中食;《外台秘要》将本品先用水煮,去滓加牛脂煎至水尽服;《太平圣惠方》以本品与黄连同用制蜜丸,或与人参同制蜜丸,麦冬汤送服;《千金要方》还以本品与麦冬汁、芦根汁、白茅根汁、生姜同用;《医学心悟》二冬汤,以本品与麦冬、天冬、知母等同用;《杂病源流犀烛》人参宁神汤,以本品与人参、生地黄、五味子等同用;《仁斋直指方》天花散,以之与葛根、麦冬、五味子等同用;天花粉丸,以之与黄芩、黄连、当归同用;《万病回春》玉泉丸,以本品与知母、黄连、生地黄等同用;《医学衷中参西录》玉液汤,以本品与葛根、知母、黄芪等同用。天花粉还可用于中消、下消证,如《普济方》救活丸,以本品与大黑豆同用,治疗肾虚消渴。《永类钤方》六神汤,以本品与莲房、葛根、枇杷叶等同用,治疗"三消"。现多用本品治疗糖尿病,如瓜蒌根煎剂(天花粉、山药、黄芪、生地黄、玉竹、泽泻)治疗糖尿病有效(《常见病的中医治疗研究》),单用本品亦效。

(3)其他虚渴:本品生津止渴,非惟热证,如《金匮要略》瓜蒌牡蛎汤,以天花粉与牡蛎同用,治疗"百合病,渴不差者"。《太平惠民和剂局方》熟干地黄汤,以本品配熟地黄、麦冬、人参、炙甘草,用于"产后虚渴"。《金匮要略》瓜蒌瞿麦丸,以本品与茯苓、山药、附子、瞿麦同用,治疗"肾不化气,水气内停,尿不利而苦渴"。《金匮要略》柴胡去半夏加瓜蒌汤,以本品与柴胡、黄芩、人参等同用,治疗"疟疾发渴"。

2.肺热痰咳,阴虚燥咳

天花粉苦寒清降肺火,甘润益阴生津,可"降膈上热痰"(《本经逢原》),"化肺中燥痰,宁肺止嗽"(《医学衷中参西录》),宜于肺热痰咳,阴虚燥咳之证。

（1）肺热痰咳：《医学入门》山栀地黄汤，以本品与知母、贝母、牡丹皮、白芍同用，治疗"痰热咳嗽有血"。《墨宝斋集验方》竹沥导痰丸，以本品与竹沥、黄芩、茯苓等同用，治疗痰壅胸膈，咽喉不利之证。

（2）阴虚燥咳：《石室秘录》宁肺汤，以本品与麦冬、桔梗、百部等同用，治疗"燥病初起，咳不已，痰不吐"者。《杂病源流犀烛》滋燥饮，以本品与生地黄、白芍、蜂蜜等同用，治疗"肺燥干咳"。《温病条辨》沙参麦冬汤，以本品与沙参、麦冬、玉竹等同用，治疗"燥伤肺胃阴分，津亏咽干，干咳痰少，发热脉细者"。《先醒斋医学广笔记》久嗽嚼化丸，以本品与百部、麦冬、枇杷叶等同用，治疗"久嗽"。《濒湖集简方》以本品与人参同服，治疗"虚热咳嗽"。《太平惠民和剂局方》人参养肺丸，以本品与人参、黄芪、杏仁等同用，治疗"肺胃俱伤，气逆于上，咳喘心悸"等证。

3.痈疽疮毒

天花粉善解胃热，能消除胃经壅热，"又善通行经络，解一切疮家热毒"（《医学衷中参西录》），有"消肿毒，排脓生肌长肉"的作用，治疗痈疽疮毒，脓未成能消，脓成能溃，脓溃后能生肌，故应用广泛。

（1）痈疽肿痛：《医宗金鉴》化疗内消散，以本品与穿山甲、重楼、白及等同用，治疗"疔毒轻症"。《外科正宗》牛蒡甘桔汤，以本品与牛蒡子、桔梗、甘草等同用，治疗发颐，"耳项结肿"。《疡医大全》七味圣神汤，以本品与蒲公英、当归、金银花等同用，治疗"骑马痈"。《外科正宗》加味逍遥散，以本品与牡丹皮、柴胡、红花等同用，治疗"鬓疽，根深破，色紫焮痛"。天花粉外用可治多种焮热红肿疼痛之阳毒，如《外科大成》二青散，即以本品与大黄、白蔹、黄柏等同用，治疗"脓未成者"。《外科正宗》如意金黄散，以本品与姜黄、大黄、天南星等同用，治疗一切肿毒。《食疗本草》单用本品外敷，治疗"痈肿初起"。现用本品配穿山甲、皂角刺、金银花等治疗乳腺炎。或配连钱草外敷治疗流行性腮腺炎。

（2）脓成未溃：《证类本草》以本品与赤小豆研末外用，"治痈未溃"。《喉科紫珍集》千金内托散，以本品与青皮、连翘、川芎等同用，治"喉蛾、喉痈、舌痈有脓成之势"者。《万氏女科》托里解毒汤，以本品与皂角刺、白芷、青皮等同用，治疗乳痈脓成未溃。

（3）久溃不愈：《疡科心得集》十味淡斋方，以本品与贝母、白芷、乌贼骨等同用，外敷治疗"下疳广疮"。《普济方》以本品与滑石共研末，水调搽，治疗天泡湿疮。此外，用天花粉生肌长肉之功，还可美容祛斑，如《仙拈集》洗面玉容汤，以本品与甘松、白附子、白僵蚕等同用，治疗面上生斑。

4.瘰疬结核,跌打肿痛

本品解毒消肿,散结止痛,除能治疗痈疽疮毒外,还可用于表现为肿胀疼痛的其他病证。

(1)瘰疬:《医学启蒙》内消瘰疬丸,以本品与玄参、贝母等药物同用,治疗"瘰疬痰核瘿瘤,皮色不变,或肿或痛"。《医学纲目》化气调经汤,以本品与香附、陈皮、牡丹皮等同用,治疗"流注疬"。

(2)跌打肿痛:本品善通经络,消肿痛,治疗外伤肿痛,如《肘后备急方》以鲜天花粉捣烂,敷于患处,治疗"折伤肿痛"。《医学发明》复元活血汤,以本品与当归、红花、桃仁等同用,治疗跌打肿痛。《症因脉治》神应散,以本品与大黄、红花、穿山甲等同用,治疗"跌打损伤,内瘀便秘"。《滇南本草》以石膏豆腐卤调服天花粉,治疗胸肋闪挫,胸痛久咳者。

(3)疝气囊肿:《本草蒙筌》谓天花粉止疝痛,并附方,以醇酒浸天花粉,微煎,置冷饮下,治疗疝气痛极,睾丸偏坠。《全幼心鉴》将天花粉与炙甘草同煎,入酒服,治疗"小儿囊肿"。

(4)异物入肉:异物入肉,表现为局部红肿疼痛,天花粉能消肿止痛,排出异物。如《本草纲目》引《海上方》,以瓜蒌根捣敷患处,治疗"箭镞不出""针刺入肉"。

(四)用法用量

10～15 g。外用适量。

(五)使用注意

(1)本品寒凉伤阳,性润,脾胃虚寒大便溏泻者慎服。

(2)本品反乌头。

(3)单独注射天花粉蛋白制剂,可出现发热、头痛、药疹等反应,有过敏史者慎用,肝、肾、心功能不良,严重贫血及精神病患者亦应慎用。

(六)现代研究

1.化学成分

天花粉含天花粉蛋白、蛋白质 Karasurin、蛋白质 α-Momorcharin 和 β-Momorcharin 及具有胰蛋白酶抑制活性的多肽、细胞毒蛋白 Trichosanthin-ZG,还有葡萄糖、半乳糖、果糖、甘露糖、木糖等多糖。此外,尚含有植物凝集素、β-半乳糖苷酶、α-甘露糖苷酶及多种氨基酸。

2.药理作用

天花粉有致流产和抗早孕作用。对免疫系统的功能具增强和抑制作用。天花粉蛋白可抑制艾滋病病毒在感染的免疫细胞内的复制,减少免疫细胞中受病毒感染的活细胞数。煎剂在体外对溶血性链球菌、肺炎双球菌、白喉杆菌、伤寒杆菌、痢疾杆菌等有不同程度的抑制作用。

五、熊胆粉(《药性论》)

(一)性能

苦,寒。主归肝、胆、脾、胃经。

(二)功效

清热,镇痉,明目,杀虫。

(三)临床应用

1.热极生风

熊胆气味苦寒,"能走肝、胆二经,泻有余之热"(《本草经疏》),长于治疗肝胆热盛,热极生风,惊痫抽搐之证。如《食疗本草》方,以竹沥化两豆许服之,治疗小儿肝热急惊,抽搐痉厥。

2.小儿疳证

本品苦寒入肝、脾经,可杀虫疗疳,清泻肝脾积热,治疗小儿疳积。如《小儿卫生总微方论》熊胆麝香丸,即以熊胆与麝香、壁宫、黄连、蟾酥同用,治疗小儿一切疳疾,见心腹虚胀,嗜食泥土,四肢壮热者。又《小儿卫生总微方论》方,以本品配使君子,用于诸疳羸瘦。《太平圣惠方》以本品与青黛、蟾酥、黄连、牛黄同用,治疗婴幼儿奶疳,见形体消瘦、纳差神疲,体热心烦者。

3.肝脾热证

本品善清肝脾,治疗肝脾热证。如《本草纲目》引《齐东野语》熊胆丸,即以本品与冰片化于水中,外用点眼,治疗肝热循经上攻,目赤肿痛,或生翳障。《太平圣惠方》以本品化开,涂于鼻内,治小儿脾胃热壅,疳疮蚀鼻。《本草纲目》引《寿域方》,以熊胆与冰片、猪胆汁同用外敷,治疗大肠湿热,痔疮肿痛;《千金要方》则独取本品调涂疗痔。《本草纲目》引《全幼心鉴》方,以熊胆蒸水外洗,治疗新生儿胎中受热,目赤多眵,闭而难开。

4.腹痛牙痛

熊胆苦寒杀虫,长于治疗因虫所致腹痛、牙痛。《外台秘要》单用本品即治蛔虫腹痛。《摄生众妙方》以熊胆合片脑、猪胆汁调涂,治风虫牙痛。

(四)用法用量

0.15～0.3 g。外用适量。

（五）使用注意

虚热之人忌服。

（六）现代研究

1.化学成分

熊胆主要含胆酸、鹅去氧胆酸、熊去氧胆酸、牛磺熊去氧胆酸、牛磺鹅去氧胆酸、牛磺胆酸、牛磺去氧胆酸、甘氨熊去氧胆酸、胆红素，以及少量胆固醇、脂肪、磷质、无机盐等。

2.药理作用

胆汁酸可促进胆汁分泌。鹅去氧胆酸能增加胆汁库存量，提高胆汁溶解胆固醇的能力，又能减少胆固醇的生物合成。去氧胆酸钠溶液能溶解试管内人体胆红素混合结石。0.1％熊胆水溶液可兴奋心肌，25％以上浓度时则表现出对心肌的抑制作用，甚至出现舒张期心脏停搏。0.1％去氧胆酸及其钠盐、钙盐、鹅去氧胆酸、牛磺胆酸钠等对心脏有明显抑制作用。熊胆具有降低心肌耗氧量及一定的抗心律失常作用。熊去氧胆酸可降低血脂水平，还有很强的解痉、抗惊厥作用。胆汁酸盐可使组织内 ATP 量减少，促进维生素 D、维生素 K 和 Ca^{2+} 的吸收。熊去氧胆酸有酯酶促进作用，并有明显的解毒作用，可降低高水平的血糖浓度。此外，熊胆中还有抗四联球菌、金黄色葡萄球菌、链球菌的成分及抗过敏、镇咳、祛痰、平喘成分。熊胆粉具有解热、镇痛、抑制肿瘤生长、延长生存期、提高免疫功能、抗衰老作用。引流熊胆液可以下调高血糖视网膜的氧化应激水平，减轻线粒体的病理改变，阻止神经细胞凋亡以及抗溃疡作用。

六、蛇胆（《名医别录》）

（一）性能

甘、苦，微寒；有小毒。主归肝、胆、心、肺经。

（二）功效

清热泻火，燥湿解毒，杀虫疗疳。

（三）临床应用

1.热毒疮疡

本品清热解毒，燥湿疗疮，常用于热毒疮疡。如《太平圣惠方》单用本品，以水调敷，治疗"小儿急疳疮"。

2.小儿风痰

本品主入肝、胆经,可清热凉肝,宜于肝风之证。如李珣以本品治"小儿八痫"。临床报道,银环蛇胆半个,开水冲服,可治小儿惊风;蛇胆陈皮末(蛇胆、橘皮)每次1.5 g冲服,治疗小儿风痰,咳嗽惊痫有效。

3.小儿疳疾

本品苦寒有毒,可杀虫疗疳,治疗小儿疳疾。如《杨氏产乳集验方》以蛇胆豆许2枚,煮通草汁研化,随时饮用,并涂五心、下部,可治疗"小儿疳痢,羸瘦多睡,坐则闭目,食不下"。现代用蚺蛇胆汁,每次1/4匙,开水冲服,治疗"小儿疳热"。

(四)用法用量

0.1～0.2 g。外用适量。

(五)使用注意

本品有小毒,孕妇及体弱者慎用。现代有服用本品引起药疹,全身多处黏膜溃烂的报道,过敏体质者慎用。

(六)现代研究

1.化学成分

蛇胆主要成分为牛磺胆酸、牛磺去氧胆酸、牛磺鹅去氧胆酸、胆固醇等。

2.药理作用

蛇胆具有增加小鼠气管分泌,稀释痰液的作用。人工蛇胆具有抗炎、镇咳和祛痰作用。青环蛇胆与三蛇胆(眼镜蛇、金环蛇、过树榕)作用相似,均有明显的镇咳、祛痰、平喘作用。人工蛇胆及其主要成分牛磺胆酸钠均有显著的降血压,即对抗由麻黄引起的血压升高作用,并能降低离体蛙心的收缩幅度及频率作用。

七、夏枯草(《神农本草经》)

(一)性能

辛、苦,寒。主归肝、胆经。

(二)功效

清肝明目,消肿散结。

(三)临床应用

1.肝热目痛

夏枯草苦寒,入肝胆经,可清泻肝胆经实热,治疗肝热上冲,目珠赤痛之证,如《张氏医通》夏枯草散,即以本品与香附、炙甘草同用,治疗"肝热气滞,目珠痛,夜剧"。《眼科阐微》香附散,药物组成同上,用于"目珠疼痛,眉骨及半边头痛"。

2.瘰疬瘿瘤

夏枯草辛开苦泄,可"破癥,散瘿结气"(《神农本草经》),宜于气郁痰结之瘰疬瘿瘤。

(1)瘰疬:由肝郁化火,耗灼津液,炼液为痰,痰气交阻所致。本品辛行肝郁,苦泄肝火,为治疗瘰疬常用药。如《外科正宗》夏枯草汤,即以本品与当归、贝母、柴胡等同用,治疗"瘰疬马刀,不问已溃未溃"之证。《疡科全书》消肿汤,以本品配玄参、天花粉、山慈菇等同用,治"无名痈,骤然红肿"。《顾氏医经读本》昆布散,以夏枯草合昆布、香附、玄参、牡蛎、半夏、白芥子,治"马刀,虚痰入络,项侧胀硬"。《证治准绳》防风羌活汤,以本品与连翘、升麻、牛蒡子、黄芩、海藻、昆布同用,治疗"瘰疬发热"。《疡医大全》消疬丸,以本品与连翘、蓖麻仁同用。

(2)瘿瘤:本病因忧思郁怒,肝气不舒,气郁痰凝所致,夏枯草为"消瘿"佳品。关于这一点,传统本草论述颇多,但相关的方剂应用却属少见,现代临床对此开展了细致的研究和应用。

3.肝阳化风

夏枯草味辛入肝经,可疏肝解郁,祛风通络;又苦以泄降,能平降肝阳,宜于肝阳化风,眩晕抽搐,风痰阻络,口眼喝斜等证。如《本草纲目》单用本品治疗"产后血晕,心气欲绝"。《滇南本草》以本品与胆南星、防风、钩藤同用,治疗口眼喝斜。《闽东本草》以鲜夏枯草与冰糖同用,治头目眩晕。现代临床多用于治疗高血压。

(四)用法用量

6～15 g。外用适量。

(五)使用注意

本品苦寒伤阳,脾胃虚弱者慎服。

(六)现代研究

1.化学成分

夏枯草主要含三萜类、黄酮类、甾体糖苷及香豆素类。三萜类有乌苏酸、白桦脂酸、$2\alpha,3\alpha$-二羟基乌苏烷、12-烯-28-烷酸、$2\alpha,3\alpha,24$-三羟基齐墩果烷、11,13(18)-双烯-28-烷酸;黄酮类有飞燕草素、矢车菊素、迷迭香酸、木犀草素;甾体糖类有 β-谷甾醇葡萄糖苷、豆甾醇葡萄糖苷、豆甾-7-烯-3β-醇、β-D-葡萄糖苷;香豆素类有伞形花内酯、马栗树皮苷、东莨菪素。其他尚有 d-樟脑、d-小茴香酮、夏枯草素等。

2.药理作用

夏枯草煎剂、水浸剂、乙醇水浸剂、乙醇浸剂有明显的降压作用,且低浓度时可兴奋心脏,高浓度则表现出抑制作用。水煎醇沉液有明显的抗炎作用,并呈剂量依赖性。水煎醇沉液有免疫抑制作用,表现为使肾上腺重量增加,而胸腺和脾脏重量减轻,又使血中皮质醇水平提高,淋巴细胞数量减少。煎剂对痢疾杆菌、伤寒杆菌、霍乱弧菌、大肠埃希菌、变形杆菌、葡萄球菌及人型结核杆菌均有抑制作用。乙醇浸液可抗铜绿假单胞菌。水浸剂抗皮肤真菌。此外,本品还有降血糖作用和组胺样作用。

八、决明子(《神农本草经》)

(一)性能

苦、甘,微寒。主归肝、大肠、肾经。

(二)功效

清肝明目,润肠通便。

(三)临床应用

1.目赤肿痛

决明子苦寒清热,主入肝经,为治肝热目赤的良药。如《摘玄方》即单用本品炒研茶调,敷两太阳穴,治疗目赤肿痛。《寿世保元》光明丸,以本品配白芷、羌活、黄芩、连翘等,治疗"心火上冲,眼疾暴发,肿痛不忍"。《重订通俗伤寒论》决明子散,以本品同黄芩、木贼、石膏、菊花等同用,治疗"风热毒气上攻,眼目肿痛"。《证治准绳》决明子丸,以本品合蒺藜、青葙子、羚羊角等同用,治疗"风热目疾,视物昏花,迎风流泪,羞明畏光"之证。现代临床常以决明子治疗急、慢性结膜炎。

2.青盲翳障

青盲翳障或因于肝热壅滞,或因于肾阴不足,本品"甘得土气,苦可泄热,平合胃气,寒能益阴泄热,足厥阴肝家正药也。亦入胆肾,肝开窍于目,瞳子神光属肾,故主青盲目淫,肤赤白膜"(《本草经疏》)。如《世医得效方》开明丸,即以本品与熟地黄、菟丝子、车前子等同用,治疗"翳障昏蒙,寂无所见";又同书之方八味还睛散,以本品与白蒺藜、防风、栀子、木贼等同用,治疗"目生翳障,肝肺风热"。

《圣济总录》车前散，以决明子配车前子、菊花、蝉蜕、三棱，用于"内障青盲"。

3.视物昏暗

视物昏暗多由肝肾不足引起，决明子"久服益精光者，益阴泄热，大补肝肾之气所致"（《本草经疏》）。《太平圣惠方》决明子散，即以本品配白芷、地肤子、柏子仁等，治疗"视物昏暗"，该书另一名为决明子散的方剂，以本品与蔓荆子同用，"治眼补肝，除暗明目"。《小儿卫生总微论》复明散，以本品配苍术、谷精草、地肤子、黄芩，治疗小儿雀盲。《太平圣惠方》以本品与地肤子同用，治疗雀盲。《僧深集方》决明散，单用本品治疗"失明，目中无他病，无所见，如绢中视"。

4.肠燥便秘

决明子味苦通泄，质润滑利，入大肠经，宜于肠燥便秘之证。

(四)用法用量

4.5～15 g。外用适量。

(五)使用注意

本品可轻泻，便溏泄泻者慎用。

(六)现代研究

1.化学成分

决明子主要含蒽醌类化合物，主为大黄素、大黄素甲醚、大黄酚、大黄酚-1-b-龙胆双糖苷、大黄酚-9-蒽酮、芦荟大黄素、钝叶素、决明素、黄决明素、橙黄决明素及它们的苷类和大黄酸、萘并-g-吡喃类衍生物等，此外，还含决明苷、决明内酯、决明酮、维生素 A 样物质、黏液、蛋白质、谷甾醇、氨基酸及脂肪油等。尚含红镰霉素、去甲基红镰霉素、红镰霉素-6-b-龙胆双糖苷。

2.药理作用

决明子醇提取物对葡萄球菌、白喉杆菌、伤寒杆菌、副伤寒杆菌、大肠埃希菌均有抑制作用，而水提取物则无效。醇浸液去醇后可抑制金黄色葡萄球菌、白色葡萄球菌、白喉杆菌、巨大芽孢杆菌、伤寒杆菌、副伤寒杆菌及大肠埃希菌。决明子水浸液对石膏样毛癣菌、许兰黄癣菌、奥杜盎小芽孢癣菌有抑制作用。决明子浸液可明显降低血压，其脂溶、醇溶、水溶部分的降压效应均无快速耐受性，能为阿托品所阻断。决明子煎剂或决明子散有降低血浆总胆固醇和甘油三酯的作用。决明子煎剂或散剂对血小板聚集有抑制作用。此外，决明子可以增强吞噬细胞功能，具有促进胃液分泌，泻下，加强宫缩等作用。

九、青葙子(《神农本草经》)

(一)性能
苦,微寒。主归肝经。

(二)功效
清肝明目。

(三)临床应用

1.肝热目赤

本品苦寒,善于肝火,宜于肝热目赤之证,如《医宗金鉴》青葙丸,即以本品与茺蔚子、玄参、柴胡、车前子等同用,治疗肝经积热,"目红肿疼,羞明畏光,沙涩难开"。青葙子还可用于肝经风热,目赤多泪,如《太平圣惠方》青葙子丸,以本品同甜瓜子仁、菟丝子、蒺藜、决明子等配伍;《泉州本草》则以青葙子五钱,同鸡肝炖服。

2.目生翳障

青葙子专入肝经,能"治肝脏热毒冲眼,赤障、青盲、翳障"。如《太平圣惠方》即以本品与蚺蛇胆、熊胆、马牙硝、龙脑同制细粉外用,治疗"小儿翳膜遮睛"。

3.雀盲视昏

本品虽长于清实热,但经配伍,可治疗肝虚雀盲。如《圣济总录》如圣散,即以本品配蛤粉、石决明,用于"肝虚雀目"。《闽东本草》则以本品与乌枣同炖,亦治夜盲。

(四)用法用量
9~15 g。

(五)使用注意
本品可扩大瞳孔,瞳孔散大者忌服。

(六)现代研究

1.化学成分
本品含青葙子油脂、淀粉、烟酸及丰富的硝酸钾。

2.药理作用
青葙子具有保肝、降血糖活性及对眼的多种药理作用。本品煎剂对铜绿假单胞菌有较强的抑制作用,并对伤口无明显刺激。本品还可降眼压及扩瞳,但不能阻止水负荷后的眼压升高。

十、密蒙花(《雷公炮炙论》)

(一)性能

甘,微寒。主入肝、胆经。

(二)功效

清热除翳,润肝明目。

(三)临床应用

1.肝热目赤

"肝热甚,则为赤肿,眵泪赤脉。"(《本草经疏》)密蒙花寒以除热,宜于肝热目赤,羞明疼痛之证。如《太平惠民和剂局方》还睛丸,即以本品与白术、菟丝子、青葙子、防风、白蒺藜等同用,治疗"风毒上攻,目赤怕日多泪,隐涩难开,眶痒赤痛,睑眦红烂,瘀肉侵睛"。同书的密蒙花散,以本品配石决明、木贼、蒺藜、羌活、菊花,治疗"风气攻注,两眼昏暗,眵泪羞明,睑生风粟,隐涩难开……并暴赤肿痛"。上二方还可用于偏正头痛。

2.翳障遮睛

"肝开窍于目,目得血而能视,肝血虚,则为青盲肤翳"(《本草经疏》)。密蒙花甘寒润肝燥,宜于翳障遮睛之证。如《原机启微》拨云退翳丸,即以本品配川芎、菊花、蝉蜕、天花粉等,用于胬肉攀睛。《圣济总录》密蒙花丸,以本品配黄柏根,治疗目生翳障。

3.视物昏暗

密蒙花既清肝热,又润肝燥,宜于肝热上攻及目睛失养之视物昏暗不清。如《圣济总录》神效散,即以本品配石决明、连翘,治疗"眼见黑花,羞明怕光,反复发作,久不能愈"者。《银海精微》密蒙花散,以之配枸杞子、菊花、羌活、蔓荆子等同用,治疗"眼羞明,肝胆虚损,瞳人不清"。

(四)用法用量

3~9 g。

(五)使用注意

目疾属阳虚内寒者慎服。

(六)现代研究

1.化学成分

密蒙花主要含黄酮类、三萜皂苷和环烯醚萜类成分。黄酮类如刺槐苷,环烯醚萜类如对甲氧基桂皮酰桃叶珊瑚苷、对甲氧基桂皮酰梓醇等。

2.药理作用

本品可抗炎,解除小肠痉挛,增加胆汁分泌,松弛胆道平滑肌,并有一定的利尿作用。密蒙花提取物对于雄激素水平所致兔干眼症有良好的实验疗效,其作用机制可能与其中主要成分黄酮类物质拟雄激素效应调节体内性激素水平有关,从而可调节泪腺局部炎症反应、抑制泪腺细胞凋亡。密蒙花中的黄酮类、三萜皂苷类中的蒙花苷、芹菜素、异洋丁香苷有较强的抑菌作用。

第二节　清热解毒药

清热解毒药大多味苦性寒,以清热解毒为主要功效,适用于热毒诸证。本类药物虽然皆能清解热毒,但应用略有侧重。其中有的药物既清热解毒,又疏风清热,善治温热病;有些药物功偏清热解毒、止痢,常用于热毒泻痢;有的药物功善清解热毒、消痈散结,多用治热毒疮痈;有些药物能清热解毒、利咽,善治热毒咽痛。为突出本类药物的作用特点,以利于选择应用,将本类药物分成主要用于温热病、热毒痢疾、热毒痈肿、热毒咽喉肿痛四小节。临证应用时还应根据具体作适当配伍。本类药物性质寒凉,易伤及脾胃,当中病即止。

一、主要用于温热病的清热解毒药

(一)金银花(《新修本草》)

1.性能
甘,寒。主归肺、心、胃经。

2.功效
清热解毒,疏散风热。

3.临床应用

(1)痈肿疔疮:本品性味甘寒,清热解毒,消散痈肿之力颇强,为疮痈要药,可用治一切内外热毒疮痈诸证。①外痈:用治痈疡肿毒初起,红肿灼痛,常与穿山甲、皂角刺、白芷等同用,如《妇人良方》仙方活命饮。对于疔疮肿毒,坚硬根深者,常与紫花地丁、野菊花、蒲公英等同用,如《医宗金鉴》五味消毒饮。若用治乳痈肿痛,可与黄芪、当归、甘草等同用,如《杂病源流犀烛》金银花散。《积善堂经验方》以金银花(连茎叶)自然汁半碗煎服,药渣外敷,败毒托里,散气和血,其功独胜,治一切肿毒,不问已溃未溃,或初起发热,并疗疮便毒,喉痹乳蛾。《洞天奥旨》归花汤,以金银花、当归等相配,治痈疽发背初起。《外科十法》忍冬汤,以金银花、土茯苓、甘草等,水煎服,治杨梅结毒。②内痈:用治肺痈咳吐脓血,可与鱼腥草、芦根、桔梗等同用。若肠痈腹痛,右足屈而不伸者,可与当归、黄芩、薏苡仁等配用,如《洞天奥旨》清肠饮。

(2)风热表证,温热病:本品甘寒,芳香疏散,既能清泻心、胃之热以清热解毒,又善清肺经之邪以疏风透热,是治疗外感风热表证的常用药,也可用于温热病的各阶段。治风热表证或温病初起,发热,微恶风寒,咽喉肿痛,口干口渴等,常与连翘、牛蒡子、薄荷等配伍,如《温病条辨》银翘散。

若温热病热入气分,壮热烦渴者,本品既能清热解毒,又能清肺胃气分之热,可配伍石膏、知母等。本品还有一定的凉血之功,若热入营血,高热神昏,斑疹吐衄,可与水牛角、玄参、生地黄等同用,如《温病条辨》清营汤、《温热经纬》神犀丹。

(3)腹泻、痢疾:本品具有清热解毒、止痢的功效,为泄泻、痢疾的常用佳品。治热毒血痢,可单用本品研末,赤痢用蜜水调服,白痢以砂糖水调服,如《惠直堂经验方》忍冬散。或与黄连、黄芩、白头翁等合用以增强止痢效果。

(4)外感暑热:金银花性寒味甘,气味芳香,外散风热,内清热毒,可用于温热、火毒之证。夏季常用金银花开水冲泡代茶,具有很好的清热解毒祛暑效果。也可选用由金银花蒸馏制成的金银花露,以及以金银花为主制成的各种凉茶等。

4.用法用量

6～15 g。外用适量。本品生用疏风、清热,炒炭后止血治痢。

5.使用注意

脾胃虚寒及气虚疮疡脓清者忌用。

6.现代研究

(1)化学成分:本品含有绿原酸、异绿原酸、木犀草素、忍冬苷、木犀草素-3-O-α-D-葡萄糖苷、木犀草素-7-O-β-D-半乳糖苷、槲皮素-7-O-β-D-葡萄糖苷、金丝桃苷、挥发油、三萜皂苷、芦丁、槲皮素、齐墩果酸、胡萝卜苷等成分。

(2)药理作用:金银花水煎剂在体外对金黄色葡萄球菌、肺炎球菌、甲型溶血性链球菌、乙型溶血性链球菌、卡他球菌、大肠埃希菌、伤寒杆菌、痢疾杆菌、变形杆菌、福氏志贺菌、白喉杆菌、铜绿假单胞菌均有较好的抗菌活性。提取物对枯草杆菌、青霉菌、黄曲霉菌和黑曲霉菌也有一定的抑制作用。金银花各部位抗菌作用强弱顺序为总异绿原酸>总绿原酸>总黄酮>总环烯醚萜。其所含的绿原酸,在体外对常见呼吸道病毒合胞病毒、柯萨奇 B3、腺病毒 7 型、腺病毒 3 型和柯萨奇 B5 型均具有明显的抑制作用。金银花水提物和挥发油具有不同程度的解热作用,水提物还能抗炎、降血脂、降血糖;环烯醚萜组分具有显著抗过敏活性。

(二)连翘(《神农本草经》)

1.性能

苦,微寒。主归肺、心、小肠经。

2.功效

清热解毒,消痈散结,疏散风热。

3.临床应用

(1)痈肿疮毒、瘰疬痰核:"诸痛痒疮,皆属于心",本品苦寒,入心经,既能清心火、解疮毒,又能消散痈肿结聚,故有"疮家圣药"之称。用于痈肿疮毒,红肿未溃,常与蒲公英、皂角刺、穿山甲等同用,如《外科真铨》加减消毒饮。若热毒结聚,疮疡肿硬,皮色不变,可与黄连、当归、赤芍等配用,如《素问病机气宜保命集》内疏黄连汤。若疮疡脓出,红肿溃烂,多与金银花、牡丹皮、天花粉等配伍,如《疡医大全》连翘解毒汤;若痰瘀壅阻,乳痈肿痛,乳内结核,则与青皮、瓜蒌、川芎等同用,如《奇效良方》连翘饮子。用治痰火郁结,瘰疬痰核,常与玄参、黄芩、桔梗等同用,如《外科正宗》连翘消毒饮。若小儿热毒,痄腮肿痛,多与栀子、升麻、薄荷等配伍,如《伤寒全生集》连翘败毒饮。

(2)风热表证,温热病:连翘既清热解毒,又疏散风热,亦是治疗外感风热表证和温热病卫、气、营、血各阶段的常用药。治疗外感风热或温病初起,发热头痛,微恶风寒,口渴咽痛等,常与金银花、牛蒡子、薄荷等配伍,如《温病条辨》银翘散。若温热病气分热盛,壮热烦渴,本品功善清热,可与石膏、知母等同用。若温热病热入营血,高热神昏,斑疹吐衄,口干舌绛,本品常与清热凉血的水牛角、金银花、生地黄等配伍同用,如《温病条辨》清营汤、《温热经纬》神犀丹。本品轻宣疏散之力稍逊,苦寒清降之性较强,长于清泻心火,治温热病热邪内陷心包,高热、烦躁。神昏等症,较为多用,常与玄参、莲子心、竹叶卷心等清心泻火之品同用,如《温病条辨》清营汤。

(3)热淋涩痛、肢体湿肿:本品苦寒通降,《日华子本草》谓能"通小肠",《药性本草》称:"主通利五淋",故有清心利尿、通淋消肿之功。用于湿热郁滞而致小便不利,或淋沥涩痛,常与木通、白茅根、车前子等同用,如《杂病源流犀烛》如圣散。若水湿泛溢肌肤,肢体水肿,或两膝肿痛,可与薏苡仁、木瓜、牛膝等配伍,如《疡医大全》连翘解毒汤。

（4）出血性疾病：连翘擅长清热解毒、疏风清热，根据传统记载并无直接清血热之功，但近代临床应用证实，重用本品既能清血热，又能散结消斑。还可用治热入血分，血热妄行的出血证。

4.用法用量

煎服，6～15 g。

5.使用注意

脾胃虚寒及气虚疮疡脓清者不宜用。

6.现代研究

（1）化学成分：连翘含有连翘酯苷、异连翘酯苷、连翘苷、松脂素、连翘脂素、柏烯、β-水芹烯、龙脑、β-月桂烯、β-蒎烯、桉油精、黄樟醚、芳樟醇、连翘环己醇、白桦脂酸、齐墩果酸、熊果酸等。此外，尚含有酚酸类，如咖啡酸、咖啡酸甲酯、对羟基苯乙酸甲酯、原儿茶酸等，黄酮类化合物芦丁以及微量元素锌、铁、锰等成分。

（2）药理作用：连翘有广谱的抑菌作用，水煎剂对志贺痢疾杆菌、史氏痢疾杆菌、鼠疫杆菌、人型结核杆菌、金黄色葡萄球菌、伤寒杆菌、霍乱弧菌、肺炎双球菌、副伤寒杆菌、溶血性链球菌、福氏痢疾杆菌、大肠埃希菌、变形杆菌、白喉杆菌等均有程度不同的抑菌作用。连翘水提物还有止吐、解热、镇痛、抗肝损伤、利尿等作用。

（三）大青叶（《名医别录》）

1.性能

苦，寒。主归心、胃经。

2.功效

清热解毒，凉血消斑。

3.临床应用

（1）温热病，风热表证：本品味苦性寒，既入气分以清热泻火，又入血分以凉血消斑，其解热与凉血之力均强。常用于温热病的各个阶段及风热表证。①温病初起，外感风热：对于邪在卫分或外感风热所致的发热头痛、口渴咽痛，本品可与牛蒡子、柴胡、葛根等发散风热药同用。②热入营血，高热神昏：本品能气血两清。治热入营血，症见高热，神昏，发斑发疹，可与水牛角、玄参、栀子等同用，如《医学心悟》犀角大青汤。

（2）疮痈、丹毒、喉痹、痄腮：本品苦寒清泻，功善解毒利咽，凉血消肿。多用于热毒、血热所致的病证。①疮痈、丹毒：本品清热解毒力强，且能凉血消肿，为热毒疮痈、丹毒所常用，治疮痈肿痛，或丹毒红肿，可用鲜品捣烂外敷，或与蒲公英、重楼、紫花地丁等同用。②喉痹、痄腮：本品入心、胃经而清心、胃实火。治热毒蕴蒸，咽喉肿痛，口舌生疮，可与大黄、生地黄、升麻等同用，如《圣济总录》大青汤。治热盛牙痛，口鼻生疮，可与石膏、大黄、薄荷等配伍。治瘟毒上攻，痄腮、喉痹，可与金银花、大黄、拳参等同用。

4.用法用量

9～15 g。外用适量。

5.使用注意

由于患者体质差异，或大青叶注射液含有致敏原，有极个别病例用后有变态反应。主要症状是出现血尿。此时可肌内注射维生素 K_3 4 mg，每天 2～3 次；或口服卡巴克络，成人每次 2.5～5 mg，每天 3 次；或肌内注射卡巴克络，每次 5～10 mg，每天 2 次。

6.现代研究

（1）化学成分：大青叶主要含生物碱类、有机酸类、苷类化合物等。主要成分有靛蓝、菘蓝苷、靛玉红、靛红烷 B、葡萄糖芸苔素以及铁、锰、铜、锌等无机元素和挥发性成分。

（2）药理作用：大青叶煎剂体外对金黄色葡萄球菌、甲型链球菌、脑膜炎奈瑟菌、肺炎双球菌、卡他球菌、伤寒杆菌、大肠埃希菌、流感杆菌、白喉杆菌、痢疾杆菌均有一定的抑制作用；对耐甲氧西林金黄色葡萄球菌、耐甲氧西林溶血葡萄球菌、耐甲氧西林表皮葡萄球菌、耐高水平氨基糖苷类的肠球菌也有抑制作用。大青叶能抑制乙型脑膜炎病毒、腮腺炎病毒、流感病毒。靛玉红及其衍生物体外可抑制多种肿瘤细胞的增殖，呈现出抗肿瘤作用。

（四）板蓝根（《新修本草》）

1.性能

苦，寒。主归心、胃经。

2.功效

清热解毒，凉血利咽。

3.临床应用

（1）温热病，风热表证：本品苦寒，功善清热解毒、凉血，且以解毒利咽消肿见长。可用于温热病的各阶段，以及风热表证。治温病初起或外感风热，发热、咽痛，常与金银花、连翘、荆芥等疏散风热药同用。若治温热病气血两燔，或热入营血，高热不退，谵语痉厥，斑疹色紫等，可与生地黄、紫草、黄芩等同用，如《温热经纬》神犀丹；或与水牛角、鲜生地黄、连翘等同用，如《中国药物大全》抗热镇痉丸。

(2)大头瘟,痄腮,丹毒,痈肿:本品苦寒,既解毒清热,又清解血热,善治瘟疫热毒之证。①大头瘟,痄腮:本品治感受风热疫毒,头面焮肿,咽喉不利,可与黄芩、玄参、牛蒡子等清热、解毒利咽之品同用,如《东垣试效方》普济消毒饮。治疗痄腮,常与金银花、连翘、黄芩等配伍。现代临床治疗流行性腮腺炎,用板蓝根、王不留行各15～30 g,水煎服,日服1次。少数高热者配合板蓝根注射液输液,部分患者加用青黛粉与醋外敷患处。②丹毒,痈肿:治疗丹毒,疮疖痈疡,可与蒲公英、紫花地丁等配伍,如《中国药物大全》复方板蓝根冲剂。

4.用法用量

9～15 g。外用适量,煎水洗或研末调敷。

5.使用注意

本品苦寒,脾胃虚寒者慎用。

6.现代研究

(1)化学成分:板蓝根含有靛蓝、靛玉红和板蓝根乙素、丙素、丁素。尚含有β-谷甾醇、色胺酮、植物性蛋白、树脂状物、糖类、芥子苷和多种氨基酸等。

(2)药理作用:板蓝根水浸液对金黄色葡萄球菌、表皮葡萄球菌、枯草杆菌、八联球菌、大肠埃希菌、伤寒杆菌、甲型链球菌、肺炎双球菌、流感杆菌、脑膜炎奈瑟菌等均有抑制作用;其所含的色胺酮对皮癣菌有很强的抗菌活性;水煎剂有显著的抗人巨细胞病毒效应;板蓝根腺苷对单纯疱疹病毒1型(HSV-1)有直接杀灭作用;水提物对甲、乙型流感病毒均有一定程度的抑制作用。所含的靛玉红对人宫颈癌、肝癌、淋巴瘤、肝门胆管癌、人白血病K562细胞株及人早幼粒细胞白血病HL60细胞株均具有较好的抑制作用;色胺酮可抑制肝癌BEL-7402细胞及卵巢癌A2780细胞增殖,具有诱导癌细胞分化的能力。

(五)青黛(《药性论》)

1.性能

咸,寒。主归肝、肺经。

2.功效

清热解毒,凉血消斑,泻火定惊。

3.临床应用

(1)温毒发斑,血热出血:本品寒能清热,咸以入血,功善清热解毒、凉血消斑,多用治温热病温毒发斑,常与生地黄、石膏、升麻等同用,如《通俗伤寒论》青黛石膏汤。若治血热妄行,吐衄咯血者,可单独服用,如《瑞效方》青金散,或与生地黄、白茅根等清热凉血止血药配伍。现代临床治疗鼻衄,用鼻钳扩大鼻前孔,查明出血部位,然后用消毒棉球蘸青黛粉塞入鼻腔,压迫出血点。

(2)口疮,痄腮,喉痹,疮肿:本品咸寒,有清热解毒,凉血消肿之效。常用治口疮、痄腮、喉痹、疮肿等热毒或血热炽盛诸证。①口疮:本品与黄柏、甘草同用,治咽痛口疮,如《卫生宝鉴》绿袍散。若口腔溃疡,日久不愈,多与冰片、白矾配伍,外撒患处,如《中国药物大全》口腔溃疡散。②痄腮:治疗痄腮,可单用以醋调涂患处,或与寒水石共研为末,外敷患处,如《普济方》青金散。③喉痹:本品解毒消肿,治喉痹肿痛,水浆不下,可与蒲黄、甘草、盆硝等同用,如《卫生宝鉴》碧玉散(又名罗青散)。④疮肿:本品与蒲公英、连翘、紫花地丁等解毒消疮之品配伍同用,可用治热毒疮肿。

(3)咳嗽胸痛,痰中带血:本品咸寒,长于清肝火,兼泻肺热,又有凉血之功。善治肝火犯肺,咳嗽胸痛,痰中带血等症,轻者常与海蛤粉同用,如《卫生鸿宝》黛蛤散、《医学从众录》青黛蛤粉丸;重者须与瓜蒌、牡丹皮等凉血清热化痰之品同用。若治肺热咳嗽,痰黄而稠者,多与海浮石、瓜蒌仁、川贝母配伍,如《症因脉治》青黛海石丸。

(4)肝热惊痫,惊风抽搐:本品咸寒,善清肝火,以息风止痉。用治暑热惊痫,目赤咽痛,常与滑石、甘草同用,如《宣明论方》碧玉散。用治肝胆火盛,惊悸抽搐,多与龙胆草、芦荟、黄连等配用,如《宣明论方》当归龙荟丸;若治小儿惊风抽搐,可与牛黄、钩藤、黄连等配伍,如《小儿药证直诀》凉惊丸、《证治准绳》青黛丸。

4.用法用量

1.5～3 g,宜入丸、散用;外用适量。

5.使用注意

本品性寒,胃寒者慎用。

6.现代研究

(1)化学成分:青黛中含靛蓝5%～8%,靛玉红0.1%,以及靛棕、靛黄、吲哚醌、正-廿二十九烷、色胺酮、青黛酮、鞣酸、β-谷甾醇、蛋白质和大量无机盐等。

(2)药理作用:青黛醇浸液和水煎剂在体外对炭疽杆菌、肺炎球菌、志贺痢疾杆菌、霍乱弧菌、金黄色葡萄球菌和白色葡萄球菌均有抑制作用。所含色胺酮对羊毛状小孢子菌、断发癣菌、石膏样小孢子菌、紫色癣菌、絮状表皮癣菌、红色癣菌等均有较强的抑制作用。青黛所含的18种7-氮杂靛玉红衍生物对人白血病、卵巢癌、肝癌、乳腺癌等肿瘤细胞增殖具有显著抑制作用。

(六)贯众(《神农本草经》)

1.性能

苦,微寒。归肝、胃经。

2.功效

清热解毒,凉血止血,杀虫。

3.临床应用

(1)风热感冒,温热病,疮疡肿痛:本品苦寒,既能清气分之实热,又能解血分热毒。凡温热毒邪所致之证皆可应用。治疗温热病不论热在卫分、气分、营分、血分,均可分别与发散风热药、清热泻火药、清热凉血药同用。防治风热感冒,可单用本品或配伍桑叶、金银花等。治疗热毒疮疡,可与连翘、紫花地丁、蒲公英等同用。若治斑疹透发不畅,可配赤芍、升麻、甘草等,如《小儿卫生总微方论》快斑散。治疗"漆疮作痒",《千金要方》以贯众末油和外涂。治火烧疮,《岭南采药录》以本品煅灰,和香油调涂。治疗头疮白秃,《太平圣惠方》以本品与白芷共为末,油调涂,或单用本品烧末油调涂。

(2)崩漏,吐衄:本品味苦性凉,有凉血止血之功,主治热迫血行所致的衄血、吐血、便血、崩漏等诸出血证,尤善治崩漏。治崩漏下血,单用有效,如《濒湖集简方》单用本品煎酒服,治疗"女人血崩"。《妇人大全良方》独圣汤,以本品一味,蘸醋后慢火炙,研末米饮下之,治"产后亡血过多,心腹彻痛"或"赤白带下年深,诸药不能疗者",并治"产妇恶露淋漓,体倦面黄,食少恶寒,昼夜不寐,惊悸汗出"之症。《普济方》以本品一味为末,水调服,治疗"鼻衄不止"。《太平圣惠方》以本品与苏木、生姜同用,治疗"年深咳嗽,出脓血"。《圣济总录》贯众散,以本品与黄连捣罗为细散,糯米饮调下,用治"暴吐血嗽血"。《万病回春》管仲汤,以本品与血余炭、侧柏叶、童便、黄酒同用,治疗"吐血成斗,命在须臾"。《本草汇言》以本品与黑蒲黄、丹参同用,白酒送服,治"肠风便血,久痢下血水,妇人崩淋沥血,并积年白带"。

(3)虫疾:本品有杀虫之功,用治绦虫、蛔虫、钩虫、蛲虫等多种肠道寄生虫病,可与驱虫药配伍使用。如《太平圣惠方》贯众散,以本品与鹤虱、狼牙、麝香、芜荑仁、龙胆草同用,治"蛔虫攻心,吐如醋水,痛不能止"。

4.用法用量

5~10 g。止血宜炒炭用,其他宜生用。外用适量,研末调涂。

5.使用注意

(1)本品有小毒,用量不宜过大。服用本品时忌油腻。脾胃虚寒者及孕妇慎用。

(2)现代研究表明本品所含的间苯三酚衍生物有一定毒性。所含绵马酸大剂量可损害视神经,引起失明,大脑皮质亦可受损。中毒症状主要有轻者头痛、头晕、腹泻、呼吸困难、黄视或短暂失明;重者谵妄、昏迷、黄疸、肾功能受损,甚至四肢出现强直、阵发性惊厥、呼吸衰竭、永久性失明。绵马贯众有毒,一般在肠道不易吸收,但肠中有过多脂肪时,可促进吸收而致中毒。

6.现代研究

(1)化学成分:本品含间苯衍生物,其主要成分为绵马酸类、黄绵马酸类。尚含微量白绵马素、绵马酚以及挥发油、鞣质、树脂等。

(2)药理作用:本品煎剂对各型流感病毒有不同程度的抑制作用,对乙脑病毒、腮腺炎病毒、脊髓灰质炎病毒以及痢疾杆菌、伤寒杆菌、大肠埃希菌、铜绿假单胞菌、变形杆菌等有较强的抑制作用。对绦虫有强烈毒性,可使绦虫麻痹。其50%～70%煎剂对猪蛔虫的活动有不同程度的抑制作用。

二、主要用于热毒痢疾的清热解毒药

(一)白头翁(《神农本草经》)

1.性能
苦,寒。主归大肠、肝、胆、胃经。

2.功效
清热解毒,凉血止痢。

3.临床应用

(1)热毒痢疾:本品苦寒降泄,功善清热解毒,凉血止痢,尤善清大肠湿热及血分热毒,对湿热痢疾及热毒血痢皆有佳效,为治痢良药。如《伤寒论》白头翁汤,即以本品为主,配黄连、黄柏、秦皮同用,治疗"热痢下重"。《太平圣惠方》白头翁散,以本品与黄连、酸石榴皮同用,治"小儿热毒下痢如鱼脑"。若热毒下痢伴有兼证,白头翁亦可用治。如《太平圣惠方》以本品与黄连、木香同用,治疗"下痢咽痛"。《金匮要略》白头翁加甘草阿胶汤,以本品与甘草、阿胶、秦皮、黄连、黄柏同用,治疗"产后下利虚极"。

(2)冷积久痢:本品长于"去肠垢,消积滞",经适当配伍,可治疗肠胃积冷,积滞不清的寒性下痢。如《太平圣惠方》白头翁丸,即以本品与黄丹、干姜、莨菪子、白矾同用,治疗"休息痢,日夜不止,腹内冷痛"者。《圣济总录》白头翁丸,以本品与艾叶同用,治疗"冷劳泄痢及妇人产后带下"。

(3)痈疮肿毒,痔疮肿痛,瘰疬,睾丸偏坠:本品苦寒,有清热解毒、消肿散结之效,亦常用于疮痈肿毒、痔疮肿痛、疰腮等热毒病证,内服或捣敷局部均效。治热毒疮痈肿痛,常与蒲公英、连翘等同用;《肘后备急方》以本品捣敷,治疗"小儿秃疮"。《卫生易简方》以本品捣汁外涂,治疗"外痔肿痛"。《本草汇言》以本品与当归尾、牡丹皮、半夏同用,治疗"瘰疬延生,身发寒热"者。

(4)衄血,温疟:热毒入于血分,而致衄血;邪热结于少阳,可致温疟,其人发热烦躁,狂易变性。白头翁为苦寒清泻之品,可清泻热毒郁火,从而血安疟止。如《名医别录》谓单用本品即可止鼻衄。《本草汇言》以本品与柴胡、半夏、黄芩、槟榔、甘草同用,治疗"温疟发作,昏迷如死者"。

(5)风火牙痛:本品苦寒,善能清泻阳明热毒,对风火牙痛亦有较好的疗效。

4.用法用量

9~15 g,鲜品 15~30 g。外用适量,鲜品捣敷。

5.使用注意

(1)本品苦寒,泻痢属虚寒者忌用。

(2)本品鲜品中含原白头翁素,全草捣烂时逸出,对眼结膜、鼻黏膜、皮肤有强烈的刺激作用,内服可引起流涎、胃肠炎症、肾炎、血尿及心力衰竭,甚至合并呼吸衰竭而死亡。干燥久贮者,白头翁的毒副作用降低。故一般应用干燥品,或入煎剂。需用生品时,要掌握合理剂量,外用避免伤及正常皮肤。

6.现代研究

(1)化学成分:本品主要含有三萜皂苷、白头翁素、原白头翁素、胡萝卜苷、三萜酸、木脂素及糖蛋白等成分。

(2)药理作用:白头翁煎剂及其皂苷有明显的抗阿米巴原虫作用,能显著抑制大鼠体内阿米巴原虫的生长,体外减少阿米巴原虫的繁殖,高浓度的煎剂(1∶40)或皂苷(1∶200)能完全抑制阿米巴原虫的生长。白头翁鲜汁、煎剂、乙醇提取物等对金黄色葡萄球菌、铜绿假单胞菌、痢疾杆菌、枯草杆菌、伤寒杆菌、沙门菌等有明显的体外抑制作用,并和链球菌有协同作用。原白头翁素和白头翁素能抑制大肠埃希菌、金黄色葡萄球菌、痢疾杆菌、结核杆菌、白喉杆菌、链球菌等。白头翁及白头翁汤对一些皮肤真菌、酵母菌、锥虫、白念珠菌等有抑制作用。白头翁水提液对阴道滴虫具有显著的体外作用。此外,白头翁还有抗肿瘤和调节免疫等作用。

(二)马齿苋(《本草经集注》)

1.性能

酸,寒。主归肝、大肠经。

2.功效

清热解毒,散血消肿,凉血止血。

3.临床应用

(1)热毒血痢:本品性寒质滑,酸能收敛,入大肠经,具有清热解毒、凉血止痢之功,为治痢疾的常用药物。用于大肠湿热,腹痛泄泻,或下痢脓血,里急后重,可与铁苋菜、辣蓼同用,如《中医方剂临床手册》马齿苋汤;若热毒血痢,可与粳米煮粥,空腹服食,如《太平圣惠方》马齿粥;若产后血痢,《经效产宝》又用鲜品捣汁,合蜂蜜调服。

(2)疮痈肿毒,蚊虫叮咬:本品有清热解毒,凉血消肿之功,用于血热毒盛,痈肿疮疡,丹毒肿痛,可单用本品水煎服,并用鲜品捣烂外敷,如《医宗金鉴》马齿苋膏。现代有关本品在此方面的应用颇多,如将鲜马齿苋煮沸、渍洗或湿敷,亦可将鲜品捣烂外敷,治疗暑令疖毒、疖肿、乳痈、丹毒、蜂窝织炎、肛周脓肿、甲沟炎、黄水疮、臁疮、足癣感染、湿疹、漆疮、婴儿湿疹、接触性皮炎等,并适当配以内服药,一般1～2周可愈。治疗黄水疮,用马齿苋、野菊花、黄柏,煎汁湿敷,2～3天可减轻症状,4～7天痊愈。

(3)崩漏,便血:本品酸寒,入肝经血分,有清热凉血、收敛止血作用。用治血热妄行,崩漏下血,可单用鲜品捣汁服。若用于大肠湿热,便血痔血,可单用,或与地榆、槐角、凤尾草等配伍同用以增强疗效。现代临床有用马齿苋、白茅根各30 g,煎汤200 mL,每天分3次口服,治疗血热妄行的鼻衄,效果良好。

(4)湿热淋证、湿热带下、脚气水肿:本品性寒滑利,具有清热利尿之功,宜于治疗湿热壅滞于下焦所致的淋证、带下和脚气等。如《太平圣惠方》单用马齿苋汁服之,治"小便热淋"。《海上集验方》以马齿苋汁与鸡子白同用内服,治疗"赤白带下,不问老稚孕妇皆可服"。《食医心镜》以本品与粳米、酱汁同用,治疗"脚气水肿"。

4.用法用量

煎服,13～30 g,鲜品用量加倍。外用适量,捣敷、烧灰研末调敷或煎水洗。

5.使用注意

脾胃虚寒者及孕妇慎用。

6.现代研究

(1)化学成分:马齿苋含有β-香树酯醇、羽扇豆醇等三萜醇类,槲皮素、山奈素、芹菜素、木犀草素等黄酮类,以及苹果酸、柠檬酸等有机酸类、糖类、酚类、香豆素类、生物碱等多种化学成分,以及蛋白质、氨基酸。此外,还含铁、锌、锶、钛、铝、钼、镁、钙、钾等无机元素,尤其钾的含量较高。

(2)药理作用:马齿苋乙醇提取物及水煎液对志贺和费氏副赤痢杆菌、大肠埃希菌、伤寒杆菌及金黄色葡萄球菌均有抑制作用。

(三)鸦胆子(《生草药性备要》)

1.性能

苦,寒;有小毒。主归大肠、肝经。

2.功效

清热解毒,截疟,止痢,外用腐蚀疣赘。

3.临床应用

(1)热毒血痢、冷积久痢:本品苦寒,能清热解毒,燥湿杀虫、凉血止痢。用治热毒血痢,便下脓血,里急后重,可单用,如《吉云旅钞》用本品每岁 1 粒,包桂圆肉吞服;《医学衷中参西录》则载:每服 25～50 粒,糖水送下。若用于久痢久泻,迁延不愈,可与诃子肉、乌梅肉、木香等同用,如《中国药物大全》红白痢疾丸。根据前人治冷痢久泻的经验,近代临床用本品治疗阿米巴原虫痢(属冷积久痢),采取口服与灌肠的方法,收到了较好效果。

(2)疟疾:本品苦寒,入肝经,能清肝胆湿热,有杀虫截疟之功。可用于各种类型的疟疾,尤以间日疟及三日疟效果较好,对恶性疟疾也有效。

(3)外治疣赘、鸡眼:本品外用有腐蚀作用。用治鸡眼、寻常疣等,可取鸦胆子仁捣烂涂敷患处,或用鸦胆子油局部涂敷。《经验方》至圣丹,即以鸦胆子仁20 个,同烧酒捣烂敷患处,外用胶布固定,治疗鸡眼。《医学衷中参西录》以鸦胆子仁为末调酒和涂,治疣效验。

4.用法用量

内服,0.5～2 g,用桂圆肉包裹或装入胶囊吞服。外用适量,捣敷。

5.使用注意

本品有毒,内服需严格控制剂量,外用注意保护病损周围正常皮肤。脾胃虚弱者、孕妇及小儿慎用。胃肠出血及肝、肾疾病患者应忌用。

6.现代研究

(1)化学成分:鸦胆子的主要成分有鸦胆子素、鸦胆子苦素、鸦胆子苷、鸦胆子碱、鸦胆宁、糖苷鸦胆灵、鸦胆子苦醇、鸦胆子内酯 D,还有槲皮素-3-O-β-D-半乳糖苷、木犀草素-7-O-β-D-葡萄糖苷、胡萝卜苷、6'-O-反-p-香豆酰橄榄苦苷等黄酮类成分,以及鸦胆子甲素、鸦胆子酚、鸦胆子酸等,并含有大黄素、大黄酚苷、大黄酚、没食子酸、β-谷甾醇等成分。

鸦胆子油中85％为三油酸甘油酯及油酸、亚油酸、软脂酸、硬脂酸、十七碳烷酸、花生烯酸、豆蔻酸、二十碳烯酸和山嵛酸等。鸦胆子油中还含有三萜醇类化合物,包括蒲公英赛醇、甘遂二烯醇、羽扇醇、24-亚甲基环阿屯烷醇、环阿屯醇、β-香树精和α-香树精等。

(2)药理作用:鸦胆子水煎剂及三氯甲烷提取物有体外抗疟原虫作用,鸦胆子仁口服使鸡血液中疟原虫迅速减少,抗疟活性可能是苦木苦味素。鸦胆子油的乙醇提取物体外对金黄色葡萄球菌、白念珠菌、大肠埃希菌、铜绿假单胞菌、淋球菌、溶血性链球菌以及阴道滴虫均有较强的抑制作用。鸦胆子苷A、C、F、G有抗病毒作用。去油鸦胆子水浸液和乙醚浸膏能杀灭粪便中的阿米巴原虫。鸦胆子提取物能驱除犬肠道线虫和绦虫,对鞭虫、蛔虫、钩虫、肺吸虫成虫、滴虫、草履虫、尿路原虫、蚊幼虫和卵都有杀灭作用。提取物体外抗癌试验显示,能抑制人鼻咽癌KB细胞,对艾氏腹水癌、W256癌肉瘤、P388淋巴细胞白血病等亦有抑制作用。

三、主要用于热毒疮痈的清热解毒药

(一)紫花地丁(《本草纲目》)

1.性能

苦、辛,寒。主归心、肝经。

2.功效

清热解毒,凉血消肿。

3.临床应用

(1)痈肿疮毒:紫花地丁味苦、辛,性寒,归心、肝经,有清热解毒,消肿散结之效。《本草正义》誉其为"痈肿疔毒通用之药",历来为治痈肿疮毒之要药,尤善治疔疮。

紫花地丁善治疮痈疔疮,本草收载用法众多。如《本草纲目》引孙天仁集效方,以紫花地丁草,以白面和成,盐醋浸一宿,贴之,治痈疽发背、无名诸肿;并引录《卫生易简方》,以紫花地丁根,日干,以罐盛,烧烟对疮熏之,出黄水,治一切恶疮;或以去粗皮紫花地丁根,同白蒺藜为末,以油和涂,治瘰疬疔疮,发背诸肿。《千金要方》以紫花地丁捣汁服,治疗疮肿毒,虽极者亦效。若以之配金银花、野菊花、蒲公英、紫背天葵,即《医宗金鉴》五味消毒饮。

本品清热解毒力佳,可用于多种热毒病证。治热毒喉痹肿痛,《普济方》以箭头草(紫花地丁)叶,入酱少许,研膏,点入取吐。治乳吹,用紫花地丁、黄花地丁,

以长流水洗净，水熬去渣，熬膏摊贴，如《惠直堂经验方》地丁膏。《滇南本草》以紫花地丁根，不拘多少，用新瓦焙为末，搽患处，治小儿走马牙疳，溃烂腥臭。

（2）脏腑热毒：《要药分剂》云："紫花地丁，《纲目》止疗外科症，但古人每用治黄疸、喉痹，取其泻湿热之功也；大方家亦不可轻弃。"可见历代亦有利用紫花地丁苦寒清热之功，治疗脏腑热毒证。如《乾坤生意秘韫》取单味地丁研末，酒服，治黄疸内热。亦有治小儿肝热衄血，取紫花地丁鲜品，加蜂蜜水煎，连服数天，可清肝热、止衄血。治肺热咳嗽，可以本品配伍蒲公英、金银花、麻黄、石膏等同用，具有清肺热、止咳喘之功。亦有报道由黄芩、紫花地丁、乳香等5味中药组成的复方制剂芩花胶囊，具有清热宣肺、化痰止咳等功效，用于风热犯肺之咳嗽（肺炎、支原体肺炎），效果显著。还有报道认为在以紫花地丁、金银花等中药组成五味消毒饮的基础上，随症加减药物治疗多种呼吸系统疾病（咽喉炎、支气管炎、支气管扩张、肺癌），可取得满意效果。

（3）外感热病：紫花地丁除为疮痈疔疮之要药外，其清热解毒之功的应用范围较广。临床以其与蒲公英、板蓝根、半边莲配伍，治疗外感风热、咽喉肿痛、风热目赤，以及湿热黄疸、痈肿等。

4.用法用量

15～30 g；或入丸、散。外用适量，煎水洗，或用鲜品捣烂外敷，亦可熬膏摊贴。

5.使用注意

体质虚寒者忌服。

6.现代研究

（1）化学成分：紫花地丁含有机酸、黄酮及其苷类、酚性成分、糖类、氨基酸、多肽及蛋白质、皂苷、植物甾醇、鞣质等多种有效成分。

（2）药理作用：紫花地丁具有抗炎及体外抑菌作用。水煎剂、乙醇提取物乙酸乙酯部位对二甲苯所致的小鼠耳肿胀，以及大肠埃希菌、沙门菌、金黄色葡萄球菌、表皮葡萄球菌有较强的抑制作用。其二甲亚砜提取物具有较强的抗HIV-Ⅰ病毒作用。体外、体内试验均表明水煎剂具有调节免疫的作用。

（二）蒲公英（《新修本草》）

1.性能

苦、甘，寒。主归肝、胃经。

2.功效

清热解毒，消肿散结，利湿。

3.临床应用

(1)乳痈:蒲公英长于清热解毒,消肿散结,尤擅长治疗乳痈,《本草备要》言其:"专治乳痈疔毒⋯⋯"如《本草衍义补遗》记载治疗乳痈,以蒲公英(洗净细锉),忍冬藤同煎浓汤,入少酒佐之。

(2)疮疖疔疮、烧烫伤:蒲公英味苦,性寒,长于清热解毒,消肿散结,尤其擅长消散痈肿、疮,被誉为外科要药。如《本草纲目》治痈疮疔毒,用蒲公英捣烂覆之,别更捣汁,和酒煎服,取汗。

(3)湿热黄疸:蒲公英具有很好的清热利湿解毒之功,用于肝胆疾病能利湿退黄。

(4)下焦湿热证:蒲公英有清热化湿、利尿通淋之功。可清解膀胱之湿热,利尿通淋。临床多用于治疗急性尿路感染、前列腺炎等属湿热下注等病证。

4.用法用量

10～15 g。外用适量。

5.使用注意

用量过大,可致缓泻。

6.现代研究

(1)化学成分:本品含蒲公英甾醇、蒲公英素、蒲公英苦素及树脂等。乳汁含蒲公英素、蒲公英苦素、肌醇和莴苣醇。根含蒲公英甾醇、蒲公英赛醇、蒲公英苦素及咖啡酸。花含毛茛黄素等。

(2)药理作用:蒲公英对多种肿瘤都有抑制作用。其所含的多糖类物质和微量蛋白质的化合物,有明显的抗癌作用。蒲公英煎剂对金黄色葡萄球菌有显著的抑制作用,对耐药菌株也能抑制。注射液对金黄色葡萄球菌、溶血性链球菌有较强的杀灭作用;亦可杀灭肺炎双球菌、脑膜炎球菌、白色葡萄球菌、卡他双球菌、白喉杆菌、铜绿假单胞菌、痢疾杆菌、伤寒杆菌、副大肠埃希菌、变形杆菌、人型结核菌。蒲公英可疏通乳腺管阻塞,能促进妇女的乳汁分泌。

(三)鱼腥草(《名医别录》)

1.性能

辛,微寒。主归肺经。

2.功效

清热解毒,消痈排脓,利尿通淋。

3.临床应用

(1)肺痈吐脓:鱼腥草味辛微寒,辛以发散,寒可泄降,主入肺经,以清肺见长,有清热解毒,消痈排脓之效,为治疗痰热壅肺,发为肺痈,咳吐脓血的要药,亦可用治肺热咳嗽。如《滇南本草》以鱼腥草、天花粉、侧柏叶各等份,煎汤服,治肺痈吐脓吐血;《本草经疏》以截,捣汁,入年久芥菜卤饮之,治肺痈。现代临床报道用鱼腥草注射液经纤维支气管镜进行灌洗,可明显增加气管分泌物内的药物浓度,提高鱼腥草在气道内的抗菌活性,有利于痰液的排出,还能增强机体免疫力、舒张支气管,其疗效肯定。又如用鱼腥草,先用冷水浸泡,煎一沸即服用(不宜久煎)。

(2)肺热咳嗽:鱼腥草入肺经,功善清肺解毒,可与桑白皮、黄芩、前胡等配伍,用于感冒风温,咽痛咳嗽;或与金荞麦、四季青、麻黄、枳壳等同用,治疗风热痰嗽。治痰热壅肺,咳喘不利,常与桑白皮、黄芩等清肺泻热之品同用。

(3)痈肿疮毒,热毒证:邪毒壅积,营气郁滞,逆于腠理,乃生痈肿。本品性寒,有清热解毒消痈排脓之功,自古至今为痈肿疮毒的常用之品。如《积德堂经验方》治疗疮作痈,用鱼腥草捣烂敷之,痛一二时不可去草,痛后一二日愈。《江西民间草药》治痈疽肿毒,用鱼腥草晒干研为细末,蜂蜜调敷,未成脓者能内消,已成脓者可排脓(阴疽忌用)。《滇南本草》治痔疮,以鱼腥草煎汤点水酒服,连进三服,药渣熏洗,有脓自溃,无脓自消。《救急易方》治恶蛇虫伤,以鱼腥草、皱面草、槐树叶、决明子,一处杵烂敷之。现代临床取其清热解毒之功,广泛用于热毒炽盛之证或感染性疾病。

(4)湿热证:鱼腥草有清热解毒、利水消肿之功,临床上广泛应用于湿热在肠的泻痢、湿热下注膀胱的热淋及带下等病证。①湿热淋证:本品能清热利尿通淋,常用于湿热下注膀胱之热淋,可与车前子、海金沙、金钱草等同用。②湿热泻痢:《岭南草药志》载以鱼腥草、山楂炭,水煎加蜜糖服,治痢疾有良好效果。③湿热带下:本品能清利下焦,可与黄柏、车前子、芡实等配伍,用于湿热带下。④湿热黄疸:本品与茵陈、栀子等配伍,可用于湿热黄疸。

4.用法用量

15～25 g。外用适量。

5.使用注意

(1)本品含挥发油,不宜久煎。

(2)合成鱼腥草素的不良反应一般轻微,口服后有鱼腥味,肌内注射时少数患者局部疼痛。阴道内给药时,个别病例会出现阴道充血。上述反应停药后均消失。但另有报道,应用鱼腥草注射液可引起过敏性休克乃至死亡,或引起大疱性药物性皮炎,应加以注意。

6.现代研究

(1)化学成分:鱼腥草鲜草含挥发油,油中主要成分为癸酰乙醛、月桂醛、α-蒎烯和芳樟醇,还含甲基正壬基甲酮、月桂烯、莰烯、柠檬烯、乙酸乙脑酯、丁香烯等。花、叶及果实等尚含槲皮苷、异槲皮苷等。此外,本品尚含大量钾盐及少量蕺菜碱。

(2)药理作用:鱼腥草的挥发油成分能抗致病微生物,对多种致病细菌、分枝杆菌、钩端螺旋体、真菌及病毒有不同程度的抑制作用。还具有解热、抗炎、抗内毒素、抗过敏等作用。煎剂于体外能促进外周血对金黄色葡萄球菌的吞噬能力,对机体免疫功能具有影响。因含槲皮苷、大量钾盐而具有利尿作用。

(四)大血藤(《图经本草》)

1.性能

苦,平。主归大肠、肝经。

2.功效

清热解毒,活血通络,祛风杀虫。

3.临床应用

(1)肠痈:大血藤有较好的清热解毒之功,兼有活血消肿之效,历代视其为肠痈的首选药物。如《景岳全书》治肠痈,生于小肚角,微肿而小腹隐痛不止者,若毒气不散,渐大,内攻而溃,则成大患。以红藤1两,用好酒2碗,煎1碗,午前一服,醉,卧之。午后用紫花地丁,亦如前煎服,服后痛必渐止为效。现代临床常用之治疗阑尾炎。

(2)风湿痹痛:大血藤功善活血通络,广泛应用于风湿痹证,腰腿疼痛等证。如《陕西中草药》以红藤、牛膝、青皮、长春七、朱砂七,水煎服,治风湿腰腿疼痛。《湖南农村常用中草药手册》以大血藤,水煎服,治风湿筋骨疼痛,或经闭腰痛。

(3)瘀血证:大血藤味苦性平,功能活血祛瘀。可用于多种瘀血病证。既治妇女经带,又治跌打损伤。治妇女痛经腹痛,如《浙江药用植物志》以大血藤、益母草、仙鹤草各9~15 g,水煎服用;《湖南药物志》用大血藤、仙鹤草、茅根各15 g,水煎服,治妇女血崩。《闽东本草》以大血藤、益母草、叶下红、香附,水煎,配红砂糖适量调服,治血虚经闭。《湖南农村常用中草药手册》以大血藤、骨碎补各适量共捣烂,敷患处,治跌打损伤。

(4)虫证:大血藤有杀灭肠道寄生虫的作用,可以治疗多种寄生虫病证。如《湖南农村常用中草药手册》以大血藤、钩藤、喇叭花、凤叉蕨各9 g,水煎服,治钩虫病;《陕西中草药》以大血藤或红石耳,共研细末,拌白糖食,治小儿疳积,蛔虫或蛲虫病。据报道,治胆道蛔虫,以大血藤加黄酒,水煎服。

4.用法用量

10～15 g。研末或浸酒;外用适量。

5.使用注意

本品活血通利,孕妇慎服。

6.现代研究

(1)化学成分:大血藤含大黄素、大黄酚、大黄素甲醚等蒽醌类,刺梨苷、毛柳苷、大血藤苷等糖苷类,以及酚酸类成分香草酸、原儿茶酸等。

(2)药理作用:本品水煎液对葡萄球菌、乙型链球菌有一定抗菌作用。从大血藤中分离所得的三萜皂苷有明显的抗病毒效应。还有抗炎、抗氧化和抗癌作用。

(五)败酱草(《神农本草经》)

1.性能

辛、苦,微寒。主归胃、大肠、肝经。

2.功效

清热解毒,消痈排脓,祛瘀止痛。

3.临床应用

(1)肠痈:败酱草辛、苦,微寒,有清热解毒,消痈排脓,活血祛瘀之效,历来为肠痈腹痛首选药物。如《金匮要略》用其治肠痈之为病,"其身甲错,腹皮急,按之濡如肿状,腹无积聚,身无热,脉数者。用薏苡仁二十分,附子二分,败酱五分。上三味,杵为末,取方寸匕,以水二升,煎减半,顿服之",即"薏苡附子败酱散"。现代临床以败酱草为主或配以其他清热解毒、活血化瘀药,广泛地应用于阑尾炎的治疗,均取得较好效果。

(2)痈肿疮毒:败酱草性寒清热,功善解毒、消痈,为热毒痈肿疮毒的常用药。《闽东本草》以鲜败酱草,地瓜酒,开水适量炖服。将药渣捣烂,冬蜜调敷患处,治痈疽肿毒,无论已溃未溃。亦可以败酱草,煎汤顿服。另用鲜败酱草捣烂外敷,治毒蛇咬伤之红肿疼痛。

(3)产后诸痛:败酱草有活血祛瘀止痛之功,《本草纲目》称其为妇人科皆用之,自古为产后常用之药。产后恶露不止,《外台秘要》以败酱、当归、续断、芍药、川芎、竹茹、生地黄(炒),水煎服。产后腹痛如锥刺,《卫生易简方》单用败酱草,水煎服治之。产后腰痛,痛不可转者:《广济方》以败酱草配当归、川芎、芍药、桂心,水煎服。

4.用法用量

6～15 g。外用适量。

5.使用注意

脾胃虚弱,食少便溏者忌服。

6.现代研究

(1)化学成分:黄花败酱的根和茎中含挥发油,主要为败酱烯和异败酱烯。另外还含多种苷,水解后的配基为齐墩果酸。白花败酱草含熊果酸、β-谷甾醇、阿魏酸、β-胡萝卜苷。

(2)药理作用:败酱草提取物及其制剂对多种病原体如金黄色葡萄球菌、伤寒杆菌、大肠埃希菌、枯草杆菌、链球菌、变形杆菌等有抑制作用,还可抑制流感病毒、呼吸道合胞病毒。黄花败酱的挥发油具镇静作用,对小鼠自发活动有明显的抑制作用,可以缩短由戊巴比妥钠诱导的入睡时间及延长睡眠时间,具有明显的中枢抑制作用;白花败酱亦有一定的镇静和中枢抑制作用。黄花败酱能抑制肿瘤生长;白花败酱能降低小鼠子宫癌的重量。白花败酱的浸膏有促进肝细胞再生及抑制细胞变性的作用。

(六)重楼(《神农本草经》)

1.性能

苦,微寒;有小毒。主归肝经。

2.功效

清热解毒,消肿止痛,息风定惊。

3.临床应用

(1)痈肿疮毒:本品清热解毒之力颇强,并能消肿止痛,有较强的解毒消肿之功。对痈肿疮毒初起,红、肿、热、痛之症,单用煎汤口服,研末醋调外敷均有良效,若与其他清热解毒药、活血药合用,则疗效更佳。如《太平圣惠方》"重台草散"用重台草(即重楼)、木鳖子(去壳)、半夏,捣为细末,以酽醋调涂患处,治风毒暴肿。《滇南本草》用重楼,水煎服,治妇人奶结,乳汁不通,或小儿吹乳。《广西民间常用草药》用重楼适量,醋磨汁涂患处,治耳内生疮热痛。《浙江民间常用草药》用七叶一枝花根茎,研末吞服,治喉痹肿痛。

(2)惊风抽搐:本品性凉入肝,具息风定惊,凉肝止痉之功,凡热极生风,神昏谵语,惊风抽搐,以及脾虚慢惊、癫痫等症均可用之。如《卫生易简方》以重楼研为细末,每服 1.5 g,以冷开水送服,治小儿胎风,手足抽搐之症。《小儿药证直诀》瓜蒌汤,以白甘遂(重楼)3 g,瓜蒌根 6 g,慢火炒黄研细,每服一字,加麝香、薄荷煎汤送服,治小儿慢惊。

(3)毒蛇咬伤:本品亦解蛇毒,可用于毒蛇咬伤,患处红肿疼痛之症。如《浙江民间常用中草药》用七叶一枝花根研末,温开水送服,每天2～3次。另用七叶一枝花鲜根捣烂敷患处。治蛇咬伤有良效。

(4)出血证:重楼性凉味苦,除清热解毒之外,还具清热凉血、化瘀止血之效,临床用治出血证。有报道用治子宫出血,以宫血宁(将重楼磨成粗粉,经提取制成干燥粉末,装入胶囊,每粒含相当生药2 g),每次2粒,每天服3～4次。

4.用法用量

3～9 g。或入丸、散。外用适量,捣敷或研末调涂患处。

5.使用注意

(1)体虚、无实火热毒,阴证疮疡忌服。重楼具有一定的抗早孕、杀灭精子的作用,故孕妇慎用。

(2)据报道本品中毒量为60～90 g。中毒潜伏期1～3小时。中毒症状为恶心、呕吐、腹泻、头痛头晕,严重者可引起痉挛。

6.现代研究

(1)化学成分:重楼主要成分为甾体皂苷类,如重楼皂苷Ⅰ、Ⅱ、Ⅵ、Ⅶ等;还含甾酮、蜕皮激素,少量的黄酮和微量元素。

(2)药理作用:研究表明重楼甾体总皂苷体内给药能够增强ADP诱导血小板聚集,体外能够直接诱导血小板聚集。重楼醇提物对恶性胸腔积液、腹水中的原代肿瘤细胞,尤其是对化学治疗(简称化疗)药物耐药的肿瘤细胞仍有一定的抗肿瘤作用;重楼水提物、甲醇提取物以及乙醇提取物对肿瘤细胞均有明显抑制作用,有抗菌、抗炎作用。

(七)白鲜皮(《神农本草经》)

1.性能

苦,寒。主归脾、胃、膀胱经。

2.功效

清热解毒,燥湿止痒。

3.临床应用

(1)湿疮湿疹,皮肤瘙痒:白鲜皮味苦性寒,有清热解毒,燥湿止痒之功,广泛应用于湿热所致湿疮湿疹,皮肤溃烂,脓水淋漓,皮肤瘙痒等症。如《肘后备急方》以白鲜皮煮服1 L,治鼠瘘已有核,脓血出者。《太平圣惠方》白鲜皮散,白鲜皮0.5两,川升麻0.5两,黄芩0.5两,玄参0.5两,麦冬1两(去心,焙),栀子仁

0.5 两,赤芍 0.5 两,川大黄 0.5 两(锉碎,微炒),甘草 0.5 两(炙微赤,锉),杏仁 0.5 两(汤浸,去皮尖双仁,麸炒微黄)等为粗散。每服 4 钱,以水 1 中盏,煎至 6 分,去滓温服,不拘时候。治疗热病,毒气不散,遍身生热毒疮。《圣济总录》白鲜皮散,以白鲜皮配伍防风、黄芩、沙参、知母等,用治肺脏风热,毒气上攻皮肤的瘙痒、烦躁。

(2)黄疸:白鲜皮有清热燥湿之功,广泛应用于"热黄、酒黄、急黄、谷黄、劳黄等"(《药性论》)。治黄疸,以白鲜皮、茵陈蒿,水煎服,即《沈氏尊生书》白鲜皮汤。又如《圣济总录》白鲜皮散,白鲜皮 2 两,黄连 1.5 两(去须),土瓜根 1.5 两,芍药 1.5 两,大青 1.5 两,栀子仁 1.5 两,茵陈蒿 1.5 两,瓜蒌根 1.5 两,柴胡(去苗) 1.5 两,芒硝 3 两半(研入),贝珠 30 枚(烧赤,研入),黄芩(去黑心)1 两,大黄 3 两。上为散,每服 3 钱匕,煎茅根汁调下,空腹顿服。治诸黄。症见皮肉如金色,小便赤黑,口干烦渴。

此外,白鲜皮具祛风之功,历来虽用之较少,然亦具良效。《小品方》以白鲜皮 90 g,以水煮分服。耐酒者可加酒、水等份煮之,治产后中风,虚人不可服他药者。即一物白鲜汤。

4.用法用量

5～10 g。外用适量。

5.使用注意

脾胃虚寒者禁用。

6.现代研究

(1)化学成分:白鲜皮含生物碱类,如白鲜碱、白鲜明碱、茵芋碱,柠檬苦素、梣酮等萜类,补骨脂素、花椒毒素等香豆素类,以及槲皮素、异槲皮素等黄酮类成分。还含甾醇、皂苷等。

(2)药理作用:白鲜皮水提物能抑制 2,4-二硝基氯苯所致的变态反应性接触性皮炎而具抗炎、免疫抑制作用。体外研究发现能抗致病菌和真菌。非极性溶剂提取物和挥发油具有抗癌活性。体外试验证明该药对肝癌细胞有直接杀死作用,使癌细胞变性坏死。水提取物对免疫性肝损伤有显著的抑制作用。

(八)白蔹(《神农本草经》)

1.性能

苦、辛,微寒。主归心、胃、肝经。

2.功效

清热解毒,消痈散结,敛疮生肌。

3.临床应用

(1)痈肿疮毒,烧烫伤:《本草经疏》云:"白蔹,苦则泄,辛则散,甘则缓,寒则除热。"本品有清热解毒,敛疮生肌之功。内服、外用皆可。痈肿疮毒初起,可以消散;脓成不溃者,可以排脓;溃后久不收口者,又可敛疮生肌收口。历代医家称其为"疗肿疮痈家要药"。治发背或疔疮初起,用水调白蔹末,涂之(《本草纲目》)。治疮痈肿痛,可用白蔹、藜芦为末,酒和贴之(《肘后备急方》);或用白蔹、乌头(炮)、黄芩各等份,研末,筛,和鸡子白,敷上,如《普济方》白蔹散。治诸疮不敛:以白蔹、赤蔹、黄柏各 9 g,炒研,轻粉 3 g,研为细末,先用葱白浆洗净,敷之(《本草纲目》引《瑞竹堂》方);或以白蔹、白及、络石各 15 g,取干者,为细末,干撒疮上,如《鸡峰普济方》白蔹散。现代用赤小豆、白蔹等量炒黄研末,鸡蛋清调涂疖肿部位,每天换药 1 次,一般 2～7 天治愈疖肿。

(2)粉刺瘰疬:本品苦泻清热散结,亦可用于粉刺、瘰疬诸证。治面生粉刺,以白蔹、杏仁、鸡屎白为末,蜜和杂水拭面(《肘后备急方》)。治冻耳成疮,以白蔹、黄檗等份为末,生油调搽(《本草纲目》引谈野翁方);或白蔹、黄柏为末,先以汤洗疮,后用香油调涂,如《仁斋直指方》白蔹散。现代临床治疗痤疮,白石脂 30 g,白蔹 30 g,苦杏仁 30 g,碾碎,用鸡蛋清调药外用。治疗痤疮、酒糟鼻。

治瘰疬生于颈腋,结肿寒热:以白蔹、甘草、玄参、木香、赤芍、川大黄各 15 g,上药捣罗为散,以醋调为膏,贴于患处,干即易之,如《太平圣惠方》白蔹散;或以白蔹、黄连各 60 g,生胡粉 30 g,上捣筛,熔脂调和敷之,如《刘涓子鬼遗方》白蔹膏。

(3)吐血、咯血不止:白蔹有凉血止血、收敛止血之效,亦可用于出血证的治疗。治吐血不止:以白蔹 3 两,阿胶 2 两(炙令燥),每服 2 钱匕,酒、水共 1 盏,加生地黄汁 2 合,同煎至 7 分,去滓温服。如无地黄汁,加生干地黄 1 分同煎亦得。如《圣济总录·卷六十八》白蔹汤。现代临床用治支气管扩张出血,用白毛夏枯草 20 g,白芍 12 g,白及 15 g,白蔹、白薇各 9 g。每天 1 剂,加水 550 mL,煎至 250 mL,渣加水 350 mL,煎至 150 mL,分 2 次饱腹服。

(4)诸物哽咽,刺在肉中:白蔹有解毒散结,消肿之效。治诸物哽咽、刺在肉中,有消肿、排脓、排除异物的作用。治诸物哽咽,用白蔹、白芷等份,为末,水服 6 g(《太平圣惠方》)。铁刺诸哽及竹木哽在咽中,可用白蔹、半夏(炮)等份,为末,酒服 1.5 g,每天 2 服(《太平圣惠方》),亦治刺在肉中。

4.用法用量

5～10 g;或入丸、散。外用适量,研末调敷。

5.使用注意

(1)反乌头。

(2)脾胃虚寒及无实火者忌服。

6.现代研究

(1)化学成分:白蔹主要含酒石酸、延胡索酸、没食子酸等有机酸成分。还含糖苷、脂肪酸、黏液质、淀粉、脂肪酸及酚性化合物。

(2)药理作用:白蔹的水煎醇沉液体外对金黄色葡萄球菌、铜绿假单胞菌、福氏痢疾杆菌、大肠埃希菌等具有抑制作用。

第四章

泻 下 药

第一节 润 下 药

润下多为植物种子或果仁,药性多为甘平,质地滋润,能润滑大肠,促进排便而不致腹泻。适用于年老津枯、产后血虚、热病伤津及失血等所致的肠燥便秘。使用时应根据不同病情,配伍其他药物。若热盛津伤而便秘者,配清热养阴药;因血虚引起便秘者,可配伍补血药;兼气滞者,配伍行气药。

一、郁李仁(《神农本草经》)

(一)性能

辛、苦、甘,平。归脾、大肠、小肠经。

(二)功效

润肠通便,下气利水。

(三)临床应用

1.肠燥便秘

本品体润多脂,性降下行,长于润肠燥,通大便,功似火麻仁而较强,且润肠之中兼可行大肠之气滞,故善治肠燥便秘兼大肠气滞之证。如《世医得效方》五仁丸,以之与桃仁、杏仁、柏子仁等同用,治津枯肠燥,大便艰难,以及年老和产后血虚便秘,舌燥少津者。《圣济总录》郁李仁饮,以之与朴硝、当归、生地黄同用,治产后肠胃燥热,大便秘涩。《圣济总录》郁李仁散,以之与陈皮、三棱同用,治风热气秘。《兰室秘藏》当归郁李仁汤,以之与当归、火麻仁、大黄等同用,治痔漏大便硬,努出大肠头下血,苦痛不能忍,结热肠燥不便。

2.水肿,脚气,小便不利

本品性降,能"下气利水"(《本草纲目》),可用于水湿内停诸证。如《卫生易简方》以之与杏仁、薏苡仁同用,治水气,四肢水肿,上气喘急,大小便不通。《圣济总录》郁李仁汤,以其配桑白皮、赤小豆、橘皮等,治水肿胸闷气急。《世医得效方》郁李仁散,以之与陈皮、槟榔、茯苓等同用,治肿满,小便不利。《太平圣惠方》郁李仁粥,以之与桑白皮、粟米为伍,治小儿水气,腹肚虚胀,头面水肿,小便不利。

(四)用法用量

6～10 g。

(五)使用注意

孕妇慎用。

(六)现代研究

1.化学成分

本品含苦杏仁苷、郁李仁苷、脂肪油、有机酸类、皂苷、纤维素等。

2.药理作用

郁李仁对实验性动物有缓泻作用,其水提取物及脂肪油能增加小肠蠕动,促进排便。尚有抗炎、镇痛、抗惊厥、扩张血管、降血压、镇咳、祛痰等作用。

二、亚麻仁(《图经本草》)

(一)性能

甘,平。归肺、肝、大肠经。

(二)功效

润燥通便,养血祛风。

(三)临床应用

1.肠燥便秘

本品甘平质润,富含油脂,能润滑肠道以通大便,用于肠燥津亏之便秘。如治老年或病后体虚便秘,可与当归、桑椹子同用;治产后大便不通,可与苏子为伍。

2.皮肤干燥,瘙痒,脱发

本品长于祛风,兼能养血润燥。如《博济方》醉仙散,用本品与牛蒡子、苦参、防风、白蒺藜等同用,治大风疾,遍身隐疹瘙痒。《全国中草药汇编》用本品与当归、紫草为丸服,治老人皮肤干燥,起鳞屑;与白鲜皮、地骨皮为丸服,治过敏性皮炎,皮肤瘙痒。

(四)用法用量

10～15 g。外用:捣敷或煎水洗。

(五)使用注意

大便滑泻者忌用。

(六)现代研究

1.化学成分

本品含油脂、木脂素、黄酮、生氰糖苷等。其中油脂占亚麻子生药材的30%～40%,不饱和脂肪酸类成分约占总油的75%。

2.药理作用

亚麻仁有抗肿瘤、免疫抑制、抗氧化、降血糖、降血脂和防止动脉粥样硬化等作用,亚麻油有缓泻作用。

三、松子仁(《开宝本草》)

(一)性能

甘,温。归肺、肝、大肠经。

(二)功效

润燥滑肠,润肺止咳。

(三)临床应用

1.肠燥便秘

本品味甘性温,质地滋润,能入肠润燥,滑肠通便,适用于肠燥津枯之便秘,每与柏子仁、大麻子仁、松子仁为伍。临床报道,取鲜松子仁100 g,打碎后与蜂蜜50 g混合,每天清晨空腹1次服完,连服2个月为1个,对老年人习惯性肠燥便秘有效。

2.肺燥咳嗽

本品质润,入肺而有润肺止咳之功,宜用于肺燥咳嗽少痰或干咳无痰。如以本品与胡桃仁共捣成膏状,加熟蜜,饭后米汤送服,治肺燥咳嗽(《玄感传尸方》)。取鲜松子仁100 g,用蜂蜜50 g微炒,每天3次,每次50 g,连服1个月为1个疗程,对肺虚久咳有效。

(四)用法用量

5～10g。或入膏剂、丸剂服。

(五)使用注意

脾虚便溏、湿痰者禁用。

(六)现代研究

1.化学成分

本品含脂肪油 74%,大多为亚油酸、亚麻酸、花生四烯酸等不饱和脂肪酸。另含蛋白质、胡萝卜素、核黄素、烟酸、维生素 E 及钙、磷、铁、钾、钠、镁、锰、锌、铜、硒等。

2.药理作用

松子油能提高模型小鼠的胃肠蠕动功能及模型小鼠的通便功能。并有抗衰老,抗缺氧,抗辐射,增强体力,提高耐力,消除疲劳,增强人体免疫功能等多种作用。

第二节 攻 下 药

攻下药性味多为苦寒,具有较强的攻下导滞作用,适用于各种便秘及湿积、食积、虫积等多种胃肠积滞证,还有较强的清热泻火作用,尤其适用于热结便秘、湿热积滞之证。又能通过泻下,釜底抽薪,导热下行,达到清泄的目的。适用于温热病,高热神昏,谵语发狂;火热上炎所致的头痛、目赤、咽喉肿痛、牙龈肿痛及吐血、衄血、咯血等上部血热妄行之出血证。上述里热证,无论有无便秘,均可应用本类药物。使用攻下导滞药,常与行气药同用,以消除胀满,有助于排便。孕妇及体虚而无积滞者忌用。

一、大黄(《神农本草经》)

(一)性能

苦,寒。主归脾、胃、大肠、肝、心经。

(二)功效

泻下攻积,清热泻火,凉血解毒,逐瘀通经,利湿退黄。

(三)临床应用

1.胃肠积滞证

大黄苦寒,"专入阳明胃府大肠"(《本草求真》),善能荡涤肠胃,推陈致新,"乃除实热燥结,下有形积滞之要品。随经随证以为佐使,则奏功殊疾"(《本草经疏》)。"凡蕴热之症,藏府坚涩,直肠火燥而大便秘;痈肿初发,毒热炽盛而大便结;肥甘过度,胃火盛而大便结;纵饮太盛,脾火盛而大便结,必用苦寒,以大黄可也"(《本草切要》)。故为治胃肠积滞,大便秘结之要药,尤其宜于热结便秘。

(1)实热积滞证:如《伤寒论》大承气汤、小承气汤和调胃承气汤,三方均以大黄为君,泻热通便,荡涤肠胃,主治里热积滞,大便不通。其中,大承气汤以之与芒硝、枳实、厚朴为伍,攻下之力峻猛,主治痞、满、燥、实具备之阳明腑实重证;小承气汤以之与枳实、厚朴为伍,攻下之力缓,主治痞、满、实而燥证不明显的阳明腑实轻证;调胃承气汤以之与芒硝、甘草为伍,攻下之力更缓,主治阳明燥实内结而无痞、满者。

(2)寒实积滞证:大黄苦寒,泻下攻积,每与附子和/或干姜等温里散寒药同用,共为温里攻下之剂,用于寒实积滞,大便秘结之证。如《金匮要略》大黄附子汤,本品与附子、细辛同用,温通寒积,主治寒积便秘而正气不虚者;《千金要方》温脾汤,本品与附子、干姜等同用,温脾攻下,主治寒积便秘而脾阳不足者;《金匮要略》三物备急丸,本品与干姜、巴豆为伍,攻逐寒积,主治寒实冷积,急危重证。

(3)邪实正虚,大便秘结:大黄泻下,每与补虚药同用,共为攻补兼施之剂,适用于里实积滞而正气不足者。如《伤寒六书》黄龙汤,本品与人参、当归等同用,共奏泻热通便、补益气血之功,适用于热结便秘兼气血亏虚者;《温病条辨》增液承气汤,本品与生地黄、玄参、麦冬等同用,共奏滋阴增液、泻热通便之功,适用于热结阴亏,燥屎不行者。《伤寒论》麻子仁丸,本品与麻子仁、杏仁、芍药等同用,润肠泻热,行气通便,主治胃肠燥热,津液不足之便秘。

(4)积滞泻痢:大黄苦寒攻下,荡涤积滞,不仅可用于胃肠积滞便秘,亦主"下痢赤白,里急后重"(《本草纲目》)。对于实热积滞,大便泻而不爽,里急后重者,借其泻下之力,使肠腑湿热积滞有下泄之路,则不治痢而痢自止,此乃"通因通用"之法。如《保命集》大黄汤,即单用大黄酒煎服,治疗泻痢湿热证。《苍生司命》用大黄与厚朴、广木香为伍,治泻痢初起及腹痛诸证。《千金要方》大黄汤,大黄与甘草、麦冬同用,治少小下痢,苦热不食,伤饱不乳。

2.热毒证

本品苦寒沉降,既能直折上炎之火,又能导热下行,有釜底抽薪之妙。尤"善清在上之热,故目疼齿疼,用之皆为要药。又善解疮疡热毒,以疗疔毒,尤为特效之药"(《医学衷中参西录》)。大凡热毒病证,无论有无便秘皆宜,内服外用均可。

(1)头面部火热病证:如《圣济总录》大黄汤,本品与枳壳、芍药、山栀等同用,治眼暴热痛,眦头肿起。《医垒元戎》五痹散,用大黄、白僵蚕为末,生姜汁、蜜调服,治五种喉痹。《圣济总录》大黄蜜煎方,取大黄用蜜煎,候冷取出,口含咽津,治口糜生疮。

(2)疮痈肿毒:本品能"贴热毒肿"(《药性论》),"敷一切疮疖痈毒"(《日华子本草》),主治"诸火疮"(《本草纲目》)。大凡热毒疮痈,无论外痈、内痈皆宜。如《金匮要略》大黄牡丹汤,本品与牡丹、桃仁等同用,治肠痈腹痛。《景岳全书》大黄捣毒散,本品与芒硝为末,水调搽局部,治热痈肿毒。《普济方》本品与黄连、牛蒡子共为散服,治妇人乳汁不下,内结成肿。

(3)水火烫伤:如《夷坚志》用生大黄研末,蜜调涂之,治汤火灼伤,不唯止痛,且灭瘢。《普济方》用大黄、寒水石为末,清油调,扫伤破处。

3.出血证

本品"大泻血分实热"(《要药分剂》),有凉血止血之功;兼能活血,"止血而不留瘀,尤为妙药"(《血证论》),可用于血热有瘀之出血证,尤其善治吐血、衄血等上部出血证。如《金匮要略》泻心汤,本品与黄连、黄芩同用,治心气不足,吐血衄血。《千金要方》以温生地黄汁,纳大黄末搅服之,治虚劳吐血。《古今医鉴》止血立应散,本品与青黛、槐花、血余炭等同用,治吐衄不止。《医学衷中参西录》秘红丹,本品与肉桂共为末和匀,用赭石末煎汤送下,治肝郁多怒,胃郁气逆致吐血、衄血及吐衄之证屡服他药不效者,无论因凉因热,服之皆有捷效。

4.瘀血证

本品入血分,能"破一切瘀血"(《医学衷中参西录》),凡血滞诸疾,无论新瘀、宿瘀均可运用。如治干血内结,产妇腹痛,血瘀经闭之下瘀血汤(《金匮要略》),治瘀血久积成劳之大黄䗪虫丸(《金匮要略》),下焦蓄血所致之发狂及妇女经闭,少腹硬满拒按之抵当汤(《伤寒论》),治下焦蓄血及血瘀经闭、痛经之桃核承气汤(《伤寒论》)等,方中均用大黄,并与桃仁为伍,以逐血中之瘀滞。《医碥》云:"凡血妄行瘀蓄,必用桃仁、大黄行血破瘀之剂。盖瘀败之血,势无复返于经之理,不去则留蓄为患",深得仲景用药之要旨。又如《宣明论方》大红花丸,本品与红花、虻虫为伍,治妇人血积聚,癥瘕。《圣济总录》大黄散,本品与当归、川芎为散,治因打扑内伤,瘀血在腹。《三因极一病证方论》鸡鸣散,本品与杏仁同用,治从高处坠下,及木石所压,凡是伤损,瘀血凝积,气绝欲死,并久积瘀血,烦躁疼痛,叫呼不停及折伤等。《医学发明》复元活血汤,本品与桃仁、红花、柴胡等为伍,治跌打损伤,胁肋瘀肿,痛不可忍。

(四)用法用量

3～15 g,用于泻下不宜久煎;外用适量,研末敷于患处。生大黄泻下力强,熟大黄泻下力缓,长于泻火解毒;酒大黄功善活血,且善清上焦血分热毒;大黄炭长于凉血化瘀止血。

(五)使用注意

本品为峻烈攻下之品,易伤正气,如非实证,不宜妄用;本品苦寒,易伤胃气,脾胃虚弱者慎用;其性沉降,且善活血祛瘀,故孕妇、月经期慎用。因其色素易从乳汁排泄,导致婴幼儿不明原因的腹泻,故哺乳期妇女不宜使用大黄。

(六)现代研究

1.化学成分

大黄主含蒽醌类成分(如芦荟大黄素、大黄素、大黄酸、大黄素甲醚、大黄酚),结合蒽醌类成分(如掌叶大黄素、大黄素甲醚-8-葡萄糖苷、芦荟大黄素-8-葡萄糖苷),双蒽醌类成分(如番泻苷 A、B、C、D),尚含鞣质、有机酸和雌激素样物质等。

2.药理作用

大黄具有调节胃肠运动作用,能增加肠推动性运动,使肠蠕动亢进;并能抑制大肠水分吸收,刺激肠黏膜分泌,促进排便;所含鞣质对胃肠运动有抑制作用,可抑制肠道蠕动,阻碍胃内容物向肠道移行,引起继发性便秘。大黄在体内外对多种细菌(葡萄球菌、痢疾杆菌、大肠埃希菌、伤寒杆菌、铜绿假单胞菌等)、病毒(柯萨奇病毒、带状疱疹病毒、流感病毒等)均有一定的抑制作用。对肝、肾、胰具有保护作用,能抗肝损伤,促进胆汁分泌;保护肾功能,抑制肾炎发展,缓解肾损害;抗急性胰腺炎,能有效缓解胰腺损伤程度,加速胰腺组织的再生和修复。对血液循环系统具有双向调节作用,大黄炭能使循环血流速度变慢,红细胞聚集,局部血液黏滞性升高而止血;生大黄、酒大黄能改善实验性瘀血,具有活血作用。大黄及其成分单体能使尿量增多,尿钠与钾含量明显增加;此外,尚有抗炎、抗溃疡、抗纤维化、降血糖、降血脂、抗动脉粥样硬化、抗肿瘤、抗衰老等多种药理作用。

二、芒硝(《名医别录》)

(一)性能

咸、苦,寒。归胃、大肠经。

(二)功效

泻下通便,润燥软坚,清热消肿。

(三)临床应用

1.胃肠积滞证

本品苦寒能泻热通便,味咸能润燥软坚,能使坚硬燥结之大便软化,有利排出。故为"咸能软能下"的代表性药物,亦为治里热燥结之要药。大凡胃肠实热积滞,大便燥结者,有推陈致新之妙,每与大黄相须为伍,以增强其泻下泄热之功,如仲景大承气汤、调胃承气汤(《伤寒论》)等,皆用芒硝以软坚泻下去实热。诚如《本草求真》所云:"热邪深固,闭结不解,用以苦咸以为削伐,则药与病符,自不见碍。"

2.热毒证

芒硝外用有清热消肿之功,可广泛用于热毒病证。

(1)外科病症:如《千金要方》以之与生地黄、(豆)豉同捣外敷,治一切痈肿。《梅师集验方》用芒硝水调外涂,治火丹毒。临床报道,取冰片、芒硝,按1:10的比例混匀研末备用。按病变范围大小,取适当纱布一块展平,将所备冰片芒硝散适量均匀地撒在纱布中央,约0.5 cm厚,包好,贴敷患处,每2~3天更换1次。

(2)五官病症:《本草求原》云:"马牙消治齿痛,食蟹龈肿,喉痹肿痛,重舌口疮,鹅口"。《药性论》云:"末筛点眼及眼药中用,甚去赤肿、障翳、涩泪痛"。临床可用于咽痛、口疮、目赤等五官科疾病。如《医学广笔记》以之与胆矾、雄黄、明矾共研,吹入喉中,治乳蛾。《简要众济方》用马牙硝细研,于舌上掺之,治小儿鹅口。《普济方》用风化硝或芒硝研末,随左右鼻内吹之,治牙疼。《圣济总录》用马牙消研极细末点眼,治暴赤眼;《孙真人食忌》用芒消研细末点眼,治眼有翳。《圣济总录》以之与龙脑、蕤仁为散,入黄蜡熔和,绵裹塞耳中,治耳聋。

此外,本品尚有回乳之功,局部外敷,可使乳汁减少,乳房胀痛减轻。

(四)用法用量

6~12 g,一般不入汤剂,多冲入药汁内或开水溶化后服。外用适量。

(五)使用注意

孕妇慎用;不宜与硫黄、三棱同用。

(六)现代研究

1.化学成分

本品主含含水硫酸钠($Na_2SO_4 \cdot 10H_2O$)。尚含少量氯化钠、硫酸镁、硫酸钙等无机盐。

2.药理作用

芒硝溶化或煎汁内服后,其硫酸钠的硫酸根离子不易被肠黏膜吸收,在肠道内形成高渗盐溶液,吸附大量水分,使肠道扩张,引起机械刺激,促进肠蠕动,从而发生排便效应。其对肠黏膜也有化学性刺激作用,但并不伤害肠黏膜。空腹服用,同时饮用大量温开水,一般服后 4～6 小时排出流体粪便。

三、番泻叶(《饮片新参》)

(一)性能

甘、苦,寒。归大肠经。

(二)功效

泻热通便。

(三)临床应用

本品有苦寒降泄,泻热行滞,通便之功,作用较大黄缓和,为安全、有效、使用方便的泻下药,可用于多种原因所致的便秘,"不论慢性或临时性便秘均有效"(《中国药用植物图鉴》),尤其以治热结便秘最宜。

(四)用法用量

2～6 g,后下,或开水泡服。

(五)使用注意

妇女哺乳期、月经期及孕妇慎用。剂量过大,有恶心、呕吐、腹痛等不良反应。

(六)现代研究

1.化学成分

尖叶番泻叶含番泻苷 A、B、C 及芦荟大黄素-8-葡萄糖苷、大黄酸-1-葡萄糖苷、大黄酸-8-葡萄糖苷、芦荟大黄素、大黄酸、异鼠李素、山柰素;狭叶番泻叶含番泻苷 A、B、C、D、芦荟大黄素双蒽醌苷、大黄酸葡萄糖苷、芦荟大黄素-8-葡萄糖苷、大黄酸、芦荟大黄素、山柰素、番泻叶山柰苷。

2.药理作用

番泻叶是一种缓泻剂。可直接作用于大肠,增强其蠕动,并且可抑制大肠对水分的吸收,使肠内渗透压增高,保留大量水分,促进肠蠕动而排便。对大肠埃希菌、变形杆菌、痢疾杆菌、甲型链球菌和白念珠菌均有明显的抑制作用。番泻叶粉口服后可增加血小板和纤维蛋白原,缩短凝血时间、复钙时间、凝血活酶时间与血块收缩时间,而有助于止血。此外,尚有肌肉松弛、解痉及抗胃黏膜损伤等作用。

四、芦荟(《药性论》)

(一)性能

苦,寒。归肝、胃、大肠经。

(二)功效

泻下通便,清肝泻火,杀虫疗疳。

(三)临床应用

1.热结便秘

本品苦寒降泄,有较强的泻下通便,清热泻火之功。适用于热结便秘。因其长于清泻心肝之火,尤其宜于热结便秘,兼心肝火盛,烦躁失眠者。常与朱砂同用,如更衣丸(《本草疏经》)。治疗肝胃火盛,胁腹胀痛,大便闭结者,常与当归、大黄、龙胆草等配伍,如当归龙荟丸(《医略六书》)。

2.肝经热盛,惊风抽搐

本品性味至大苦大寒,清热泻火力强,尤善清泻肝经实火,适用于肝经火盛而便秘溲赤、头晕头痛、烦躁易怒,甚则惊痫抽搐、谵语发狂等证。常以本品配当归、龙胆草、大黄等药物,以增强清泻肝火、攻下导滞之功,如当归龙荟丸(《丹溪心法》)。用于小儿心肝有热,内风挟痰之急慢惊风,常配伍胆南星、天竺黄、僵蚕等清热化痰药物,如黑龙丸(《丹溪心法》)。

3.虫证,小儿疳积

本品苦寒,能驱杀肠道内多种寄生虫,又兼泻下之功,故常用于各种虫证。如治蛲虫,常与槟榔、使君子等药同用。

因其杀虫及泻肠胃积滞之功,又多用于因虫积日久所致脾胃不健,腹大青筋暴露、面色萎黄、形瘦体弱的小儿疳积之证。常与驱虫药同用,如《儒门事亲》治小儿脾疳方,配伍使君子,等份为末,米饮调服;或与人参、白术等益气健脾药配伍,如肥儿丸(《医宗金鉴》)。又如《医统》大芦荟丸,本品与黄连、胡黄连、槟榔等同用,治诸疳。《卫生总微》芦荟丸,本品与木香、胡黄连、槟榔等同用,治五疳羸瘦,虫咬腹痛,肚大青筋,一切疳疾。

(四)用法用量

入丸、散服,2~5 g。外用适量。

(五)使用注意

本品苦寒,脾胃虚弱,食少便溏及孕妇慎用。

(六)现代研究

1.化学成分

芦荟主要含羟基蒽醌苷类衍生物芦荟苷、异芦荟苷、β-芦荟苷、芦荟-大黄素以及多糖类物质如芦荟糖苷 A、B、后莫那特芦荟苷等。

2.药理作用

芦荟中所含的蒽醌衍生物具有刺激性泻下作用,主要作用于大肠。芦荟对金黄色葡萄球菌、表皮葡萄球菌、大肠埃希菌及多种皮肤真菌均有不同程度的抑制作用。此外,芦荟还具有抗胃溃疡、保肝、提高免疫力、抗炎作用以及美容、抗衰老、促进伤口愈合、抗紫外线、镇痛、抗癌、降糖、降血脂等作用。

第三节 峻 下 药

峻下药多味苦,性寒,有的辛,温。泻下作用峻猛,能引起剧烈腹泻,以排除体内水湿,部分药物还兼能利尿,能使体内留滞的水湿从大便或从二便排出。适用于水肿、臌胀、饮证等正气未衰,邪盛证急,且用一般利水消肿药难以见效者。本类药物有毒,攻伐力强,易伤正气,临床应用当"中病即止",不可久服,同时要注意顾护正气,尤其要注意照顾脾胃。体虚者慎用,孕妇忌用。还要注意本类药物的炮制、剂量、用法及禁忌等,以确保用药安全、有效。

一、甘遂(《神农本草经》)

(一)性能

苦,寒;有毒。主归肺、肾、大肠经。

(二)功效

泻水逐饮,消肿散结。

(三)临床应用

1.水肿、臌胀、胸胁停饮

本品苦寒降泄,"取其苦寒迅利,疏通十二经,攻坚破经,直达水气所结之处"(《本经逢原》),"乃泄水之圣药"(《本草汇言》)。其药力峻猛,"凡因实邪,元气壮实而致隧道阻塞,见为水肿蛊胀,疝瘕腹痛,无不仗此迅利以为开决水道之首"(《本草求真》)。如《伤寒论》十枣汤,与大戟、芫花相伍为末,枣汤送下,治悬饮咳唾,胸胁引胁下痞鞕,或胸背掣痛不得息;《太平圣惠方》舟车丸,与大戟、芫花、牵牛、大黄等同用,治水湿停聚,胸腹胀满;《伤寒论》大陷胸汤,配伍大黄、芒硝等以逐水散结,治水饮与热邪互结而致的结胸证;《金匮要略》大黄甘遂汤,与大黄、阿胶配伍,治疗妇人少腹满如敦状,小便微难而不渴。

2.风痰癫痫

本品攻逐峻下,苦寒除热,"行痰之力倍于他药"(《医学衷中参西录》),故能治"痰迷癫痫"(《本草纲目》)。如《济生方》遂心丹,用甘遂末入猪心内煨过,与朱砂为丸服,治风痰癫痫。

3.疮痈肿毒

本品既能泻火解毒,又能以毒攻毒,故外用能消肿散结,治疮痈肿毒。《本草从新》曰:"有治水肿及肿毒者,以甘遂末敷肿处,浓煎甘草汤服之,其肿立消。"

(四)用法用量

0.5~1.5 g,炮制后多入丸、散用。外用适量,生用。

(五)使用注意

孕妇禁用。不宜与甘草同用。

(六)现代研究

1.化学成分

本品主要含萜类成分:大戟二烯醇,α-二烯醇,甘遂醇,巨大戟萜醇,甘遂萜酯 A 和 B;还含棕榈酸、枸橼酸、草酸等。

2.药理作用

甘遂生品、醋制及甘草制品醇提物对小鼠致泻的半数有效量分别为0.59 g/kg、3.26 g/kg、4.79 g/kg。甘遂醇提物能提高家兔离体回肠平滑肌的平均舒张谷张力、平均收缩峰张力以及平均张力的变化率,并对阿托品所致家兔离体回肠平滑肌张力的降低有一定拮抗作用。生甘遂能明显增强离体大鼠膀胱逼尿肌收缩,快速有效解除前列腺增生急性尿潴留。甘遂醇提取物对水负荷小鼠具有促进利尿作用,并可能伴随一定的病理反应,主要与血清肌酐升高和 TNF-α 表达变化相关。

二、京大戟(《神农本草经》)

(一)性能

苦,寒;有毒。主归肺、脾、肾经。

(二)功效

泻水逐饮,消肿散结。

(三)临床应用

1.水肿、臌胀、胸胁停饮

本品泻水逐饮,专治"十二水,腹满急痛"(《本经》),作用类似甘遂而稍逊,用于水湿痰饮内停,以致身面水肿,臌胀及胸胁停饮等证。《活法机要》治水肿,"枣一斗,锅内入水,上有四指,用大戟并根苗盖之一遍,盆合之,煮熟为度。去大戟不用,旋旋吃,无时。"《圣济总录》大戟散治通身肿满喘息,小便涩,"大戟(去皮,细切,微炒)2 两,干姜(炮)0.5 两。上二味捣罗为散。每服三钱匕,用生姜汤调下,良久,糯米饮投之,以大小便利为度。"对水肿腹胀、悬饮属实证、重症者,亦可配甘遂、芫花等峻下逐水药同用,其逐水之力更峻,如《伤寒论》十枣汤、《丹溪心法》舟车丸。亦可用治痰饮内伏,颈项、胸背、腰胯隐痛,筋骨牵引疼痛,如《三因极一病证方论》控涎丹,"甘遂(去心)、紫大戟(去皮)、白芥子(真者)各等分。上为末,煮糊丸如梧子大。食后临卧,淡姜汤或熟水下五、七丸至十丸,如疾猛气实,加丸数不妨。"《本草纲目》释曰:"控涎丹,乃治痰之本。痰之本,水也,湿也,得气与火,则凝滞而为痰,为饮,为涎,为涕,为癖。大戟能泄脏腑之水湿,甘遂能行经隧之水湿,白芥子能散皮里膜外之痰气,以惟善用者能收奇功也。"目前临床有用治疗肝硬化腹水、胸腔积液等。

2.痈肿疮毒,瘰疬痰核

本品"主蛊毒"(《本经》),能消肿散结,化痰解毒,内服外用均可。如《外科正宗》太乙紫金丹,以本品配山慈菇、五倍子等,治疗各种疮痈肿毒;《医学纲目》百祥丸,单用本品内服,治疱疹黑陷,寒战咬牙戛齿,身黄肿紫及吐痢。《大同药物学》曰:"本经言主蛊毒者,多叙在条文中,或条文末。惟大戟开宗明义,即曰主治蛊毒,煞是特笔,不啻以主治蛊毒四字,为全条提纲也。人第知大戟为逐水峻药,抑知其为解毒要药乎。钱氏痘证百祥膏,张氏枣变百祥丸,解毒者也……验方玉枢丹内用大戟,古方紫金锭内用大戟,皆侧重解毒……如百祥膏丸解痘毒,痘毒系蕴郁血分,血液煎烁败坏,则紫黑顶枯,而无起浆之余地,此际泻大便既不合,惟以大戟之寒泄者,开通水道,俾血热得由马尔氏囊下输膀胱,热解毒去,毒去血清,而陷者举矣。"

(四)用法用量

1.5～3 g。入丸、散服,每次 1 g;内服醋制用。外用适量,生用。

(五)使用注意

孕妇禁用。不宜与甘草同用。

(六)现代研究

1.化学成分

本品主要含萜类成分:京大戟素,大戟醇等;黄酮类成分:大戟苷,大戟酸等;还含生物碱、有机酸、鞣质、树脂胶、多糖等。大戟苷为本品的有效成分,也是主要有毒成分。

2.药理作用

京大戟煎剂给小鼠灌胃,对电刺激显示一定镇痛作用,且随剂量增大而呈效果增加。京大戟的水难溶物、浓煎剂和醇提物对小鼠自发活动均显出镇静作用。大戟注射液能明显延长 L615 白血病小鼠的生存期,阻断 S 期癌细胞;体外药物试验中,大戟注射液对 KY821 细胞株 S 期细胞也具有明显阻断作用,且其对于正常人骨髓粒单细胞集落的抑制作用明显低于高三尖杉酯碱。大戟对小鼠表皮细胞的鸟氨酸羧酶具有早期诱导作用,并呈一定的量效关系,可能是促癌物。

三、芫花(《神农本草经》)

(一)性能

苦、辛,温;有毒。主归肺、脾、肾经。

(二)功效

泻水逐饮,祛痰止咳,外用杀虫疗疮。

(三)临床应用

1.胸胁停饮、水肿、臌胀

芫花泻水逐饮,其"逐水泻湿,能直达水饮窠囊隐僻处,取效甚捷"(《本经逢原》),虽功似甘遂、京大戟而力稍逊。其以泻胸胁水饮,并能祛痰止咳见长,故适用于胸胁停饮所致的喘咳、胸胁引痛及水肿、臌胀等证。常与大戟、甘遂同用,如《伤寒论》十枣汤治悬饮咳唾,胸胁引胁下痞鞕,或胸背掣痛不得息,将芫花、甘遂、大戟捣为散,十枚大枣煎汤送服。正如《本草纲目》所言:"十枣汤驱逐里邪,使水气自大小便而泄,乃《黄帝内经》所谓洁净府,去陈莝法也。"若湿热蕴结之水臌实胀,气促口渴,又常与清热攻下行气之大黄、牵牛子等相伍,如《丹溪心法》舟车丸。

2.咳嗽痰喘

芫花能祛痰止咳,"行肺之气下降"(《药义明辨》),"主咳逆上气,喉鸣喘"(《本经》)。如《肘后备急方》治卒得咳嗽,"芫花一升。水三升,煮取一升,去滓,以枣十四枚,煎令汁尽。一日一食之,三日讫。"《华佗神医秘传》治咳嗽有痰,"芫花2两。煮汁去滓,和饴糖熬膏。每服枣许。本品擅泻肺涤痰化饮,善治肺气壅实,痰饮内停之咳嗽,有痰,气喘息粗。"如《百一选方》治实喘,"芫花(不以多少,米醋浸一宿,去醋,炒令焦黑,为细末)、大麦曲二味等分。和令极匀,以浓煎柳枝酒调下立定。"

3.头疮、白秃、顽癣及痈肿

芫花能杀虫疗癣,除湿解毒,"一切恶疮痈肿,风痹蜷挛,皆能通利血脉而愈"(《医学入门》),为治痈肿及头疮、白秃、顽癣等皮肤病的常用药。如《千金要方》治痈,"芫花为末,胶和如粥敷之。"治小儿秃头疮,"芫花、腊月猪脂和如泥,洗去痂敷之,日一度。"

(四)用法用量

1.5～3 g。醋芫花研末吞服,每次 0.6～0.9 g,每天 1 次。外用适量。

(五)使用注意

孕妇禁用。不宜与甘草同用。

(六)现代研究

1.化学成分

芫花主要含黄酮类成分有芫花素,3'-羟基芫花素,芹菜素,木犀草素,芫根苷;二萜类成分有芫花酯甲、乙、丙、丁、戊,芫花瑞香宁;还含挥发油、脂肪酸等。

2.药理作用

芫花水煎液对麻醉犬静脉注射,随剂量增加而利尿作用增强,对膀胱逼尿肌的收缩活动具有兴奋作用,可能是部分通过细胞膜上的 L 型 Ca^{2+} 通道而起作用;还可增大离体胆囊肌条的张力,可能与肾上腺素 α 受体、组胺 H_1 受体、前列腺素合成酶有关;对未孕大鼠离体子宫平滑肌条也具有兴奋作用,可能是通过作用于平滑肌细胞膜的 Ca^{2+} 通道和部分刺激前列腺素合成、释放的途径实现的。

四、牵牛子(《名医别录》)

(一)性能

苦,寒;有毒。主归肺、肾、大肠经。

(二)功效

泻水通便,消痰涤饮,杀虫攻积。

(三)临床应用

1.水肿、腹水

本品苦寒降泄,以攻逐为用。既能通大便,又能利小便,可使水湿之邪从二便排除,适用于水肿、腹水等。其逐水之力虽不及甘遂、大戟和芫花等,但仍属峻下逐水之品,凡"真正水邪(为患),用牵牛利之始效验如响"(《本草新编》)。如《千金方》单用本品研末服之,以小便利为度,治疗水肿。《儒门事亲》禹功散,以本品与茴香或木香同用,治停饮肿满。《食疗本草》以之"和山茱萸服之,去水病。"《普济方》用"牵牛子五两炒取末、姜汁制炒厚朴 0.5 两,取末,煎姜、枣汤调下,治疗四肢肿满。"水湿内停日久,多成本虚标实、虚实夹杂之证,茯苓、猪苓、泽泻等药性平和之品难以取效者,亦可用牵牛子与补虚药同用,收到扶正祛邪之功。如《医学发明》天真丹,牵牛子与杜仲、肉桂、补骨脂等同用,有温阳利水之效,可用治肾虚水肿。此方温肾化气,通阳泄浊,标本兼顾,开通癃闭的疗效也很好。李时珍对这种用药亦推崇备至,如云:"牵牛能达右肾命门,走精道,人所不知,惟李东垣明之知之。故之治下焦阳虚,可用天真丹,牵牛以盐水炒黑,入佐杜仲、沉香、破故纸、官桂诸药,深得补泻相兼之妙。"

2.痰饮咳喘

本品苦降泄下,长于通泄而能祛痰逐饮,痰饮去则气机调畅,肺气得以宣降,咳喘可平。如《田氏保婴集》牛黄夺命散,治小儿肺胀喘满,胸高气急,两肋煽动,陷下作坑,两鼻窍张,闷乱嗽渴,声嘎不鸣,痰涎壅塞者,与大黄、槟榔研末服;《太平圣惠方》葶苈丸,治肺脏气实,心胸壅闷,咳嗽喘促,大肠气滞,配葶苈子、杏仁、陈橘皮等同用;《御药院方》半夏利膈丸,治风上攻,痰实喘满咳嗽,风痰、酒痰、茶痰、食痰、气痰诸痰为苦,致令手臂、肩背、胸膈俱痛,吐出痰如结核,黑色腥臭者,与皂角、半夏、槟榔等同用;《博济方》治三焦气逆,胸膈壅塞、头眩目昏,涕唾痰涩,精神不爽,牵牛子(半生半熟)120 g、皂角(酥炙)60 g。上为末,生姜汁煮米糊为丸,梧桐子大,每服 20 丸,荆芥、生姜煎汤送下。《婴童类萃》治惊疳,啼哭烦躁,面赤痰喘,"黑丑头末一两,雄黄一两,天竺黄二两。为末,饭丸粟米大。每岁五丸,入粥内与食。"

3.积滞便秘

本品苦寒降泄,能"通大肠气秘风秘"(《本草纲目》),达通大便,消积滞之功。如《本草衍义》将牵牛子、桃仁以熟蜜和丸,温水送服,治大肠风秘,壅热结涩。

4.虫积腹痛

本品能驱杀肠内虫积,并可借其泻下作用排出虫体。治虫积腹痛,可与槟榔、使君子等同用,去积杀虫,通便排虫。《大同方剂学》黑牵牛(取头米),槟榔各 240 g,雷丸(醋炙),木香(为末),茵陈各 60 g,皂角、川楝皮各 30 g,上后 3 味,煎浓汁、和煎 4 味,水丸绿豆大,大人每服 10 g、小儿 6 g 或 4.5 g,量人虚实,用砂糖水吞下,待追去恶毒虫积 2～3 次,方以粥补之。治一切虫积。

(四)用法用量

3～6 g。入丸、散服,每次 1.5～3 g。本品炒用药性减缓。

(五)使用注意

孕妇忌用。不宜与巴豆、巴豆霜同用。

(六)现代研究

1.化学成分

本品主要含牵牛子苷,用碱水解可得牵牛子酸,巴豆酸,裂叶牵牛子酸,α-甲基丁酸及戊酸等。牵牛子酸为混合物,分离得到牵牛子酸 A、B、C、D;另含裸麦角碱,野麦碱,田麦角碱等生物碱类成分;还含咖啡酸,咖啡酸乙酯,肉桂酸,阿魏酸,绿原酸,绿原酸甲酯等有机酸类成分;以及脂肪和糖类等。

2.药理作用

牵牛子苷有强烈的泻下作用。其在肠内遇胆汁及肠液分解出牵牛子素,刺激肠道,增进肠蠕动,导致泻下。牵牛子能加速菊糖在肾脏中的排出,提示可能有利尿作用。此外,本品对大鼠子宫有兴奋作用,尚能驱虫。牵牛子苷能直接刺激胃肠引起呕吐、腹痛、腹泻及黏液血便,尚可能刺激肾脏,引起血尿,重者可损及神经系统,发生语言障碍、昏迷等。

五、巴豆(《神农本草经》)

(一)性能

辛,热;有大毒。主归胃、大肠经。

(二)功效

峻下冷积,逐水退肿,祛痰利咽,外用蚀疮。

(三)临床应用

1.寒积便秘

本品味辛散结聚之邪,性热化寒凝之积,能急攻通利,峻下肠胃寒积,具有"斩关夺门"之功。对寒滞食积,阻结肠道,大便不通,腹满胀痛,病起急骤,气血未衰者,可单味巴豆霜内服,或配大黄、干姜制成丸服,如《金匮要略》三物急备丸,"治心腹诸卒暴百病,或中恶客忤,心腹胀满,卒痛如锥刺,气急口噤,停尸卒死者。"又如《千金要方》曰:"治寒癖宿食,久饮不消,大便秘",用巴豆仁,清酒久煎制丸服。若小儿乳食积滞或脾虚挟积,也可峻药轻投,以图缓攻。

2.腹水臌胀

本品峻泻,能攻逐积水,用于腹水臌胀。《本经》已载其"破癥瘕积聚坚结",主"大腹水胀"。《肘后备急方》治水蛊腹大动摇有水声者,用巴豆配杏仁为丸服。

3.痰阻喉痹

本品有较强的祛痰作用,用于喉痹,痰涎壅盛,甚至窒息欲死者,以巴豆霜灌服或鼻饲,可吐泻痰涎,开通喉咽以利呼吸。《百一选方》治喉痹,以白矾、巴豆同炒,去巴豆不用,研矾为末,水冲服或吹入咽喉。若痰涎壅塞、胸膈窒闷、寒实结胸者,用《伤寒论》三物白散,巴豆、桔梗、贝母为散,以白饮和服,"病在膈上必吐,在膈下必利。"

4.寒性久泻

本品荡涤肠道浊垢,若寒凝久利,或腹痛、滞下不爽者,可以本品通因通用。《汤液本草》曰:"可以通肠,可以止泄,世所不知也。"《本草纲目》云:"巴豆,峻用则有劫病之功,微用亦有调中之妙。王海藏言其可以通肠,可以止泻,此发千古之秘也。"并用巴豆炭蜂蜡为丸,治疗冷积凝滞所致的泻痢。《卫生易简方》治痢,巴豆、绿豆同捣丸,红痢用甘草,白痢用干姜,红白痢用姜、草同煎汤送服。

(四)用法用量

入丸、散服,每次 0.1~0.3 g。大多数制成巴豆霜用,以降低毒性。外用适量,研末涂患处,或捣烂以纱布包擦患处。

(五)使用注意

孕妇忌用。不宜与牵牛子同用。

(六)现代研究

1.化学成分

本品主要含脂肪酸类成分:巴豆油酸,巴豆酸,棕榈酸,月桂酸,巴豆醇;毒蛋白成分:巴豆毒素,巴豆毒素Ⅰ、Ⅱ;还含巴豆苷、巴豆异鸟嘌呤、巴豆生物碱等。

2.药理作用

本品具有泻下作用,巴豆油灌胃可诱导小鼠小肠组织中蛋白质的差异表达,使小鼠胃肠运动增强。巴豆炭则具有一定的止泻作用,对小鼠胃肠平滑肌既具兴奋作用,又具抑制作用,且其作用的发挥随机体状态及剂量不同而异。巴豆具有较大毒性,主要含有毒性球蛋白,能溶解红细胞,使局部组织坏死。内服以食管及胃部烧灼感、腹泻为主要症状,其次为恶心、呕吐、腹痛、里急后重、口麻、头昏胀等,并损坏肾脏;外用过量能引起急性皮炎。巴豆水煎液灌胃,诱发的胚胎小鼠肝细胞微核率明显高于成年小鼠骨髓细胞微核率。巴豆具有胚胎致畸作用,能通过胎盘屏障,其致遗传物质损伤作用对胚胎小鼠更明显。巴豆油还有弱致癌性,并能增强某些致癌物质的致癌作用。

第五章

祛风湿药

第一节 祛风湿止痛药

祛风湿止痛药味多辛苦,性有温寒之别,多入肝、脾、肾经。辛以行散祛风,苦以燥湿。既能祛风湿,又有明显的止痛作用,故多用于风湿痹证,以肢体或关节疼痛剧烈为主者。部分药物尚兼活血通络、消肿散结之功,可用于跌打损伤、筋伤骨折、瘀肿疼痛等。使用这类药物时,应结合病证的性质,适当配伍。风寒湿痹,多配附子、桂枝、防风等温里散寒药物;风湿热痹,常配牡丹皮、生地黄、钩藤等清热凉血之品,同时适当增入活血、通经之品,以期获得较好疗效。

一、独活(《神农本草经》)

(一)性能

辛、苦,微温。主归肝、肾、膀胱经。

(二)功效

祛风湿,止痛,解表。

(三)临床应用

1.风湿痹痛

独活辛散苦燥,气香温通,功善祛风湿、通经络、止疼痛,为祛风湿止痹痛之要药,凡风寒湿邪痹着于肌肉、关节而致之痹痛,不论风痹、寒痹、湿痹,病之新久,皆可应用。临证每与石楠叶、防风、附子等药相配,浸酒常服,如《千金要方》独活酒、国公酒(《中国药典》)等。然本品主入肝、肾经,肝主筋而肾主骨,二脏同为下焦,"独行下焦而下理"(《本草求真》),"专理下焦风湿"(《本草正》),"专治腰膝足胫等证"(《本草正义》),善祛下部风湿,尤其多用于病位偏下之腰膝疼痛,诚为治风寒湿邪而致腰痛,或腰腿疼痛,两足痿痹难以行走之要药。应用时常与秦艽、威灵仙、细辛等祛风散寒之品配伍,以增强疗效。如《症因脉治》之独活苍术汤,主治少阴寒湿腰痛,不能转侧,即与苍术、防风、细辛等同用,共奏祛风胜湿、散寒止痛之效。

但独活并无补益作用,而"着痹痿躄诸候,又多气血虚寒,不得流利"(《本草正义》),故"又佐血药,活血舒筋,殊为神妙"(《药品化义》),临证常与桑寄生、杜仲、当归、牛膝等补益肝肾、养血活血之品相伍,以期标本同治而增强疗效。如治痹证日久,伤及肝肾或肝肾亏虚之腰腿冷痛、酸软无力的名方独活寄生汤(《千金要方》),用治风湿腰痛、四肢麻木不仁、鹤膝风的独活汤(《活幼心书》),皆不离本旨。而《延年方》治历节风,四肢头面肿,又以本品与黄芪、生地黄等同用,也属此类配伍。

2.风寒表证

本品辛散温通苦燥,既能散肌表之风寒,又能除外感之湿邪,有类似羌活而较弱的散风寒湿邪以解表的作用,可用于外感风寒表证兼有湿邪,恶寒发热、无汗、头痛、肢节酸痛者,然本品不似羌活之雄烈,其解表之力较为温和,作用较羌活为弱,故每与羌活、防风、藁本等解表散寒、胜湿止痛药物配用,如《内外伤辨惑论》羌活胜湿汤。亦可配羌活、防风、黄芩、知母等药,用治风寒湿邪表证兼有里热,见头痛发热、恶寒、口干烦满而渴者,如《此事难知》大羌活汤。如临床报道用羌活胜湿汤加味善治感冒后遗正虚邪恋症状,既有机体正气不足的倦怠、乏力、食欲缺乏、食少体征;又有邪气未尽之一身强满、头昏、头闷、头重、少数兼有头痛等临床表现;符合中医辨证之正虚邪恋之病理机制。治疗以扶正祛邪为治疗大法,在临床实践中,常以羌活胜湿汤为基础方,酌情加减治疗本病。

3.疼痛证

独活有较好的止痛作用,除用于缓解痹证和表证疼痛,为治风湿痹痛和风寒表证的良剂之外,亦可用治头痛、牙痛、胁痛及产后身痛等痛证。

(1)头痛:独活主入肾经,善搜足少阴肾经伏而不出之伏风,故可用治少阴伏风头痛,痛连齿颊,见风即痛。"独活,辛苦微温……凡因风干足少阴肾经,伏而不出,发为头痛,则能善搜而治矣"(《本草求真》),每与细辛、川芎等配伍,如《症因脉治》独活细辛汤。

(2)牙痛:独活辛散祛风,能发散郁火,《药性论》谓:"(独活)主风毒齿痛",为历代医家所选用。如《千金要方》治齿根动痛,即以本品配生地黄,浸酒含之;《太平圣惠方》治齿风疼痛,则单用独活煮汤,趁热漱口;若风火上炎或胃火而致牙痛龈肿,可与生地黄、生石膏、牛膝、白芷、细辛等配伍(《本草经义疏》)。

(3)胁痛:《滇南本草》认为独活可治"两胁疼痛",据临床验证,确有一定疗效。唐容川引滑氏补肝散,即大剂养血补肝药中加少量独活,注曰:"加独活者,假风药以张其气也。欲其气之鼓荡者,则用独活。"据临床报道,肝炎后证属肝气郁滞,脾胃虚弱,肝胆湿热或瘀血阻滞胁痛者,在辨证用药的基础上加独活,成人用 6 g,一般服 3~10 剂可止痛。

(4)产后身痛:产后身痛多以肝肾亏损,气血两虚,营卫失调为病之本,风寒湿侵入为病之标,故可采用补肝肾、益气血、调营卫、扶正为主治疗。

4.皮肤病

独活辛散苦燥,善能祛风燥湿止痒,而治"皮肌苦痒"(《药性论》),张元素则谓其能"散痈疽败血",内服、外洗均能取效。如《普济方》独活散,即以本品配黄芩、当归、川芎、大黄、赤芍等,煎水趁热洗疮。

另凭借其善祛风通络之功,可用治风中经络,口眼㖞斜。如《千金要方》,即以本品配生地黄汁、竹沥煎服,以治风著人面,引口偏著耳,牙车急,舌不得转。或可在此方基础上,加羌活、防风、全蝎、白芷、川芎、伸筋草等煎服,治口眼㖞斜,有良效(《本草经义疏》)。或用独活 90 g,用水 600 mL 煮取 200 mL,分服,治产后中风,虚人不可服他药者,如一物独活汤(《小品方》)。或与大豆配伍,治产后百日中风,痉,口噤不开,并治血气痛,劳伤,如独活紫汤(《千金要方》)。

(四)用法用量

5~15 g。外用适量。

(五)使用注意

本品辛香苦燥,有化燥伤阴之弊,易耗伤阴液,故素体阴虚血燥及实热内盛者慎用。内风证忌用。

本品内服过量时对胃肠道有刺激作用,有报道用独活治疗气管炎时,曾发现服食煎剂有头晕、头痛、舌体发麻、恶心呕吐、胃部不适等不良反应,轻者停药后上述症状可消失,一般不必停药,重者应对症治疗。

(六)现代研究

1.化学成分

重齿毛当归根中有若干香豆素类化合物,二氢山芹醇及其乙酸酯,欧芹酚甲醚,异欧前胡内酯,香柑内酯,花椒毒素,二氢山芹醇当归酸酯,二氢山芹醇葡萄糖苷,毛当归醇,当归醇 D、G、B,γ-氨基丁酸(GABA)及挥发油等。

2. 药理作用

独活水煎剂和流浸膏均有明显镇痛、镇静、催眠及抗炎作用,挥发油可能是其发挥抗炎作用的主要物质基础。对心血管系统有扩张血管、抑制血小板聚集及抗凝、抗血栓作用。煎剂或酊剂均能明显降低血压,但持续时间较短。独活液静脉滴注,可兴奋呼吸。所含的花椒毒素、香柑内酯等香豆素类化合物,具有光敏作用、抗癌及抗溃疡作用,对兔回肠有明显解痉作用。所含 γ-氨基丁酸有抗心律失常的作用。独活还能使离体蛙腹直肌收缩,煎剂在试管内有抗结核杆菌作用。欧芹酚甲醚、花椒毒素有广谱抗菌作用。

二、威灵仙(《新修本草》)

(一)性能

辛、咸,温。主归膀胱经。

(二)功效

祛风除湿,通络止痛,消骨鲠。

(三)临床应用

1. 风湿痹痛

本品辛散温通,性猛善走,通行十二经脉,为风药之宣导善行者,既能祛风除湿,又能通经活络止痛,为治风寒湿邪留滞经络,关节不利之风湿痹痛的要药。故凡风湿痹痛,筋脉拘挛,关节屈伸不利,或肢体麻木不仁,无论上下皆可应用,常单用为末,温酒送服以取效。如《证类本草·卷十一》威灵仙方、《太平圣惠方》威灵仙散,均取本品为末,用温酒调下,以治腰脚疼痛久不瘥;或单用威灵仙末,制成蜜丸,温酒送服,如放杖丸及《海上集验方》方均如是用。临证亦常随证配伍有关药物使用,如《证类本草》用治风湿腰痛或跌打损伤的神应丸,即以本品配伍当归、桂心为丸服;或配生川乌、五灵脂,醋糊为丸服,用治手足麻痹,时发疼痛,或跌扑伤损,痛不可忍,或瘫痪等症(《普济方》)。

2. 疼痛证

本品辛散温通,祛风通络之中尤善止痛,既是疗风湿痹痛之良药,又是治跌打伤痛、头风痛、牙痛、胃脘痛及痔疮肿痛诸痛证之妙品。治下肢足痛,脚气肿痛,腰膝疼痛者,单用有一定疗效,如《太平圣惠方》即单用本品和酒服。《普济方》则以之与生川乌、五灵脂同用,既用于治手足麻痹,时发疼痛;又用于跌扑损伤,痛不可忍。又如《摘玄方》治男妇气痛,不拘久近,以之与生韭根、乌药、鸡蛋等同用。

3.皮肤病

本品辛能散邪,咸能泄水,苦能破坚,性极快利,通经达络,无处不到,诚风药中之善走者也,善祛风除湿止痒,故其可散爪甲皮肤痒痛,治疗过敏性紫癜、急慢性荨麻疹、小儿湿疹等多种皮肤病。苏颂谓其治"皮肤风痒,白癜风,热毒风疮"。如《外科正宗》祛风换肌丸,即以本品与苦参、何首乌、苍术、大胡麻等伍用,以治白屑风及紫白癜风,顽风顽癣,湿热疮疥,瘙痒无度,日久不绝,愈而又发。又如《赵炳南临床经验集》除湿丸,以之与猪苓、连翘、紫草、白鲜皮、黄连等同用,以治急性湿疹、婴儿湿疹、牛皮癣、单纯糠疹、多型红斑等属湿热之证。

4.诸骨鲠咽

本品味辛能宣壅通滞,味咸具软坚散结、消骨鲠作用,用于诸小骨刺鲠咽,吐之不出,咽之不下者。可单用或加砂糖、醋煎汤,慢慢咽下,一般可使骨鲠消失。如《本草纲目》治诸骨鲠咽,以之配砂仁、砂糖煎服。又如《福建药物志》治诸骨鲠咽,用威灵仙9～15 g,草果、白蔹各9g,水煎调醋频服;或威灵仙、盐肤木各等量,研末,每次9～15 g,醋、开水各半,慢慢送服。

此外,前人尚有用威灵仙治老人津枯肠燥便秘、大肠冷积及破伤风等证。如《鸡峰普济方》威灵仙丸,即以本品与黄芪、枳实伍用,治老年津枯肠燥便秘。《卫生易简方》治破伤风,则本品与独头蒜、香油同捣烂,热酒冲服。

(四)用法用量

5～15 g。治骨鲠可用30～50 g。

(五)使用注意

本品辛散走窜,多服易伤正气,体弱及气血虚者慎用。忌茶及面汤。

本品所含白头翁素与白头翁醇为有毒成分。临床如服用过量或大剂量较长时间外敷,可引起中毒。外用可引起皮肤发泡溃烂及过敏性皮炎。内服则口腔灼热,肿烂,呕吐,腹痛,或剧烈腹泻,呼吸困难,脉缓,瞳孔散大。严重者10余小时内死亡。解救:皮肤、黏膜中毒者,可用清水、硼酸或鞣酸溶液洗涤。内服中毒早期用0.2%高锰酸钾液洗胃,或服蛋清,或静脉滴注葡萄糖盐水,剧烈腹痛可用阿托品等对症治疗(《毒药本草·威灵仙》)。

(六)现代研究

1.化学成分

威灵仙含原白头翁素、白头翁素、白头翁内酯、三萜类化合物、甾醇、糖类、皂苷、生物碱类、黄酮类、酚类、内酯、氨基酸及有机酸类等,还有 Fe、Zn、Cu 等微量元素。

2.药理作用

威灵仙水煎(或水浸)液具有镇痛、抗利尿、抗疟、降血糖、降血压等作用。其煎剂有明显的广谱抗菌作用,白头翁素和原白头翁素是威灵仙中主要的抗菌抑菌活性成分,对实验用的 30 种革兰阳性菌和革兰阴性菌均有一定的抑菌作用,尤其对伤寒杆菌和铜绿假单胞菌作用最显著。不同炮制品均具镇痛、抗炎作用,其中以酒炙后的威灵仙作用较强。多糖在体内、外均具有显著抗氧化作用,其抗氧化作用与清除氧自由基有关。提取物有抑制黑色素产生的作用。总皂苷具有显著的免疫抑制作用和抗肿瘤作用。对肾小管间质有保护作用,可以明显改善尿酸性肾病大鼠的肾脏损害,有降低尿酸的作用。醋浸液对鱼骨刺有一定软化作用,并使咽及食管平滑肌松弛,增强蠕动,促使骨刺松脱。其稀醇提取液有引产作用。东北铁线莲对垂体后叶素引起的心肌缺血有保护作用,并有较强的抗缺氧活性。威灵仙植株的黏液或原白头翁素具刺激性,接触皮肤过久可使皮肤发泡、黏膜充血,临床可用作冷灸疗法。

三、乌头(《神农本草经》)

(一)性能

辛、苦,热;有大毒。主归心、肝、肾、脾经。

(二)功效

祛风除湿,温经止痛,消肿溃痈。

(三)临床应用

1.风寒湿痹证

本品味辛苦而性热,辛散苦燥温通,"其性疏利迅速,开通关腠,驱逐寒湿之力甚捷"(《长沙药解》),对风、寒、湿三气均有较强的祛散作用,其祛风除湿、温经散寒止痛之功,为治风寒湿痹证之佳品。因其性热,故对寒邪偏胜之痛痹证更为适宜。可内服,亦可局部外用,单用即能奏效,如《普济本事方》川乌粥法,即单用生川乌为末,用香熟白米粥半碗,药末四钱,同用慢火熬熟,稀薄不要稠,下姜汁一茶脚许,蜜三大匙,搅匀。空心啜之,温为佳,以治风寒湿痹,麻木不仁。亦常配其他祛风湿药或活血通络之品同用,以增强疗效。如《太平圣惠方》治风痹,荣卫不行,四肢疼痛,即以川乌头 2 两为主,辅以善通络止痛的全蝎 0.5 两,水糊为丸,温酒送服。又如《普济方》乌术丸,即以制川乌与五灵脂、苍术、自然铜配用,水糊为丸,温酒送服,治风寒湿痹,挛痛不能步握。《金匮要略》乌头汤,治寒湿偏胜历节疼痛及脚气疼痛,不可屈伸,乃川乌与麻黄、芍药、黄芪同用。《太平惠民和剂局方》活络丹,治风寒湿邪或痰湿瘀血留滞经络,肢体经脉挛痛,关节屈伸不利,则以川乌、草乌配地龙、乳香、没药等。再如《普济方》黑神丸,治风湿瘫痪,以草乌与五灵脂为丸服。本品治痹痛,不仅内服,亦可外敷。如《太平圣惠方》治腰脚冷痹疼痛,以一味川乌为末,用醋调敷贴。

2.疼痛证

本品辛散温通,散寒止痛功效显著。除主治风湿痹痛外,亦可用治头痛、心腹冷痛、寒疝腹痛、胸痹心痛及外伤瘀痛等疼痛证,属寒邪凝滞、经脉不通者尤为适宜。如治头风头痛,可用川乌头、天南星等份,共为末,每服半钱,水一大盏,白梅一个,生姜五片,煎至五分服,即《百一选方》川乌南星散;或以川乌头、天南星等份为末,葱汁调涂太阳穴,以治年久头痛(《经验方》)。若治偏正头痛,又可以草乌头,配川芎、苍术、生姜等为丸服用(《戴古渝经验方》)。如治阳虚上攻、头项俱痛,不可忍者,又以草乌头,配细辛、新茶芽、麝香等同用,如《普济本事方》乌香散。亦常用治阴寒内盛之心腹冷痛,如《金匮要略》治心痛彻背、背痛彻心,乌头、附子同用,并配赤石脂、干姜、蜀椒等为丸服的乌头赤石脂丸;治寒疝绕脐痛苦,发则白津出,手足厥冷之大乌头煎,则乌头与蜂蜜同用;若寒疝腹中痛、逆冷、手足不仁、身疼痛,又乌头、蜂蜜合桂枝汤用,名乌头桂枝汤。治牙痛,如《太平圣惠方》乌头丸,即以生川乌、生附子同用,为丸,于痛处咬之;或以草乌头与胆矾、细辛为散,揩擦痛处,即《圣济总录》草乌头散。

3.痈疽肿毒

本品大热,辛散温通,善解阴疽冷毒,外用能温经活血、助阳退阴而消肿溃坚、祛腐敛疮,用治寒湿阴疽,以坚肿不溃或溃后顽腐不化者为宜。正如清代张寿颐所云:"治阴疽久不溃者,及溃久疮寒,恶肉不敛者,并宜少加以通血脉。按疡患固间有寒湿交凝,顽肿不退,亦不成溃及溃久气血虚寒,悠久不敛之症,温经活血,助其阳和,则肿久溃久之症,方能相应,用乌头者,取其发泄之余气,善入经络,力能疏通痼阴瘰寒,确是妙药,但非真是寒湿者,不可妄用耳。"治痈疽肿毒,可单用草乌头为末,水调,鸡羽扫肿上,能未溃令内消,已溃令速愈(《圣济总录》草乌头散)。或以之与天南星、半夏、狼毒为末,猪脑捣敷,治阴疽肿硬,方如《外科正宗》四虎散。若配清热解毒之品,可用治一切痈疽肿毒。如《景岳全书》草乌揭毒散,即以草乌、天南星与清热解毒之贝母、天花粉、芙蓉叶等份为末,用醋调搽四周。或以川乌头与清热燥湿、泻火解毒之黄柏共研末,唾调涂之,留头,干则米泔水润之(《僧深集方》)。

此外,有用本品治瘰疬、喉痹、口疮等证。如《医林正宗》治瘰疬初作未破、作寒热,以草乌头、木鳖子加米醋磨细,捣葱、蚯蚓粪少许,调匀外敷。《单方验方调查资料选》治淋巴结炎、淋巴结核,则单用草乌头以酒磨汁,外搽局部。如《本草纲目》治喉痹、口噤不开,用草乌头、皂荚等份为末,入麝香少许,擦牙,并嗅鼻内。《普济本事方》治虚壅口疮、满口连舌者,则以草乌、南星、生姜为末,睡时以醋调涂手足心;或以草乌、吴茱萸等份为末,蜜调涂足心。

(四)用法用量

1.5～3 g。草乌头毒性强于川乌头,其用量应略小于川乌头。内服一般炮制后用。入汤剂宜先煎、久煎;或入丸、散剂。外用:适量,生品研末外撒或调敷。

(五)使用注意

生川乌、生草乌为国家规定的毒性中药管理品种,使用时需凭医师签名的正式处方。

阴虚阳盛、热证疼痛及孕妇忌服。心血管疾病及肝功能障碍者慎用;房室传导阻滞患者忌用。乌头反半夏、瓜蒌、贝母、白蔹、白及;川乌、草乌畏犀角。酒浸、酒煎服,易致中毒,应慎服。

乌头毒性很强,临床多因用量过大,炮制不当或用生品,煎煮时间过短,或服生品药酒,配伍不当等而致中毒。中毒剂量:川乌头 3～9 g;草乌头 3～4.5 g;乌头碱口服 0.2 mg。致死量乌头碱 2～4 mg。服药后出现中毒症状的时间,快慢不等。最快的仅 10 余秒钟或 1～2 分钟,多数在药后 10 分钟至 2 小时出现中毒反应,个别病例亦有迟至 6 小时发生者。乌头的毒素主要为乌头碱及同类生物碱。中毒症状以神经系统和循环系统为主,其次是消化系统。轻者服药后 15～30 分钟见口舌及全身发麻,恶心,呕吐,呼吸紧迫,胸部重压感;中度者见烦躁汗出,四肢痉挛,言语障碍,呼吸困难,血压下降,体温不升,面色苍白,皮肤发冷,脉象迟弱,心律失常。心电图见多源性和频发性不规则期前收缩;重度者见神志不清或昏迷,口唇指端发绀,脉微欲绝,二便失禁。心电图可见心室纤颤及室性停搏,最后可因心脏或呼吸衰竭而死亡。中药救治:轻度中毒者,用绿豆 60 g,黄连 6 g,甘草 15 g,生姜 15 g,红糖适量水煎后鼻饲或口服;还可用蜂蜜 50～120 g,用凉开水冲服;心律失常,可用苦参 30 g,煎水温服。严重中毒者,用大剂量阿托品解救;若与金银花、甘草、绿豆、生姜、黑豆等同用,疗效更佳。

(六)现代研究

1.化学成分

乌头类药材的共同化学成分:双酯型生物碱,如乌头碱、新乌头碱、次乌头碱;胺醇类生物碱,如尼奥灵(新乌宁碱)、塔拉乌头胺;二萜类生物碱,如北乌碱、去氧乌头碱。从毒性角度来看,其主要毒性成分为双酯型生物碱,单酯型生物碱和氨基醇型生物碱。其中生川乌含乌头碱、次乌头碱、中乌头碱、塔拉弟胺、川乌碱甲和川乌碱乙。川乌炮制后,生物碱含量明显降低,乌头碱等双酯类水解生成毒性小的单酯类碱(苯甲酰乌头胺、苯甲酰中乌头胺及苯甲酰次乌头胺)。如再进一步水解,则变成毒性更小的胺醇类碱(乌头胺、中乌头胺及次乌头胺)。草乌块根含乌头碱、次乌头碱、新乌头碱、异乌头碱及去氧乌头碱等。紫草乌头含紫草乌碱。

2.药理作用

乌头有显著的抗炎、镇痛、镇静、局部麻醉、强心、降血压、扩张血管、抗肿瘤等作用。其有效成分主要为生物碱。乌头注射液具有显著的镇痛作用,其药效强度较高,维持时间较长。乌头碱的镇痛作用是中枢性的,而且作用部位主要在脊髓以上神经结构,主要与脊髓以上神经结构中的 α 受体有密切关系。次乌头碱和乌头原碱对于因注射菌苗而引起发热的家兔有解热作用,但对正常体温无影响。乌头煎剂或总碱能引起麻醉猫的冠状动脉血流量增加,小剂量乌头碱使心跳减慢,大剂量则引起心律不齐,传导阻滞,甚至心室颤动。乌头类生物碱具有强心作用,对实验性缓慢型心律失常有改善作用。乌头碱能增强巨噬细胞递呈抗原能力,促进免疫应答反应。乌头注射液可提高肿瘤化疗患者的巨噬细胞吞噬功能,增强机体的抗肿瘤能力,对实验动物肿瘤也有抑制作用。乌头碱注射液对间接刺激下的大鼠离体膈肌、猫在体胫前肌和在体颈上神经节均具有先兴奋后抑制的作用。生川乌对家兔离体子宫、阴道及子宫附属韧带均有兴奋作用。乌头碱有一过性降压及抗癫痫作用。

四、秦艽(《神农本草经》)

(一)性能

苦、辛,微寒。主归胃、肝、胆经。

(二)功效

祛风湿,止痹痛,舒筋络,退虚热,清湿热。

(三)临床应用

1.风湿痹痛

本品辛散苦泄,辛可祛风,苦泄不燥,能散厥阴肝经之风,泄阳明胃腑之湿,为散风除湿,舒筋通络之常用药。然其质地偏润而不燥烈,为风药中之润剂,善能祛风湿、止痹痛、舒筋络、利关节,故凡风湿痹痛、筋脉拘挛及关节屈伸不利之证,不论偏寒或偏热,新病或久病不愈,均可配伍使用。但其性微寒,有清热作用,故对关节红肿热痛之热痹证尤为适宜。若痹证见发热,关节红肿热痛,屈伸不利,常配防己、忍冬藤、薏苡仁等长于治疗热痹的祛风湿、通经络药同用,以增强其清湿热、散风结、舒筋络、利关节之功,每获良效。若痹证见关节疼痛剧烈,遇寒痛甚,得热则舒之痛痹,常与附子、桂枝、独活等温里散寒止痛之品配伍。若痹证见肢体关节疼痛,游走不定,关节屈伸不利之行痹,则与善祛风胜湿止痛之防风等相须为用,方如《宣明论方》防风汤。若痹证日久,症见腰酸膝痛、肢节屈伸不利,或麻木不仁,又可以之配伍独活、桑寄生、杜仲等补肝肾,强筋骨药物同用,方如《千金要方》独活寄生汤。若治四肢风,手臂不收,髀脚疼弱,或有拘急,挛缩屈指,偏枯萎躄,瘖小不仁,顽痹者,则以本品配伍牛膝、附子、桂心、五加皮等制酒服,如《千金要方》秦艽酒。若治两臂发热疼痛,则以之与牡丹皮、生地黄、钩藤等药物同用,方如《杂病源流犀烛》秦艽地黄汤。若治皮痹,邪在皮毛,搔如隔帛,或隐疹风疮,则以之与熟地黄、当归、防风等药配伍,方如《类证治裁》秦艽地黄汤。若治背痛连胸者,又以本品配天麻、羌活、川芎等药物,方如《医学心悟》秦艽天麻汤。

2.中风不遂

本品辛苦质润而不燥,既能祛风通络,又善"活血荣筋"(《本草从新》),可用于中风半身不遂,口眼㖞斜,四肢拘急,舌强不语等。或以之配伍当归、白芍、何首乌、川芎等养血活血之品,可增强疗效。如《不知医必要》秦艽汤,即以本品与羌活、当归、川芎、熟地黄、白芍、独活等伍用,用治风中经络而痛。若治手足阳明经中风,口眼㖞斜,恶风恶寒,四肢拘急,则以之配升麻、葛根、白芍、白芷、人参等同用,方如《卫生宝鉴》秦艽升麻汤。若风邪初中经络,口眼㖞斜,舌强不能言语,手足不能运动,风邪散见,不拘一经,属血弱不能养筋者,又以本品配川芎、白芍、熟地黄、生地黄、石膏、黄芩、防风等养血活血、祛风清热之品同用,如《素问病机气宜保命集》大秦艽汤。

3.骨蒸潮热

本品质润不燥,苦能泄热,善退虚热、除骨蒸而无损阴津,用治骨蒸潮热,常与鳖甲、地骨皮、知母、青蒿等滋阴清虚热之品配伍。如《卫生宝鉴》秦艽鳖甲散,即以之与鳖甲、柴胡、地骨皮、当归、知母、青蒿等同用,共奏滋阴养血、清热除蒸之功,以治风劳病,症见骨蒸盗汗,肌肉消瘦,唇红颊赤,午后潮热,咳嗽困倦,脉细数者。又如《圣济总录》秦艽汤,则以之与柴胡、知母、甘草伍用,治虚劳潮热,咳嗽,盗汗不止。再如《杨氏家藏方》秦艽扶羸汤,则以之与柴胡、人参、鳖甲、地骨皮、半夏、紫菀、炙甘草、当归等伍用,用治肺痿,骨蒸劳嗽,或寒或热,声嘎羸瘦自汗,四肢倦惰,饮食不香;《小儿药证直诀》秦艽散,则用秦艽、炙甘草各 30 g,薄荷 15 g。为粗末,每服 3～6 g,水煎食后服,用治骨蒸潮热,食少羸瘦;而《证治准绳》秦艽丸,治小儿血虚,羸瘦体热,心烦神闷,小便黄赤,苔白尖红,脉细数者。则用本品配伍桑白皮、地骨皮、黄芪、人参、柴胡等,为细末,蜜为丸,每服 3 g,每天 2 次,粥汤频频送下。

4.湿热病证

本品辛宣苦泄,味苦不燥,微寒清热,善清湿热,"去阳明之湿热"(《本草纲目》),"宣通诸府,引导湿热,直走二阴而出"(《本草正义》)。除主治湿热痹证外,还可用于黄疸,小便不利,烦渴及痔疮肿痛出血、疮痈肿毒、湿疹瘙痒等多种湿热病证。

(1)黄疸:以湿热为多,有湿重于热者,有热重于湿者,有兼表者,兼虚者,尤以湿热黄疸多用。而秦艽苦能泄,辛能散,外行于关节,内达于下焦,能宣通诸腑,通利二便,引导湿热从二便而出,亦能使湿热从表而解,实为治疗黄疸要药。如《金匮要略》曰:"诸病黄家,但利其小便",说明通利小便是治疗黄疸病的重要方法,单用即能奏效。如《本草纲目》即单用以治黄疸,《海上集验方》治黄疸,也单用本品锉末,用酒绞汁服。亦可与茵陈蒿、栀子、猪苓、马鞭草、芒硝等清泄湿热之品配伍,以增强疗效。如孙思邈治黄疸,皮肤眼睛如金黄色、小便赤者,即以本品与牛乳、芒硝同用,使湿热之邪从二便速解而退黄。又如《太平圣惠方》秦艽散,治劳黄,心脾热壅,皮肉面目悉黄,即以之与赤芍、黄芩、柴胡、茵陈、麦冬、大黄等为粗末,水煎服,每天 3～4 次,以利为度;而治阴黄,症见四肢不收、头眩目痛、上气痰饮、心腹胀满、面色青黄、脚膝水肿,小便不利者,则以之与赤茯苓、旋覆花、炙甘草等共为粗末,牛乳煎,去渣温服。

(2)痔疮:《医学启源》谓本品治"肠风泻血",《本草经疏》认为这是因其"除湿散结,清胃肠之功"。取秦艽之苦寒泻热,辛散祛风,和血润燥,古今每与防风、白术、苍术、槐角、地榆等药配伍,以治痔疮肿痛或痔漏下血等证。如《兰室秘藏·痔漏门》秦艽白术丸,治痔疮,痔漏脓血,大便燥硬作痛,即以之与白术、桃仁、皂角子、当归、枳实、地榆等同用为丸服;又如该书秦艽苍术汤,则以之与苍术、桃仁、防风、黄柏、大黄等为粗末,煎水空腹服,以治痔漏、大便秘结疼痛;再如该书秦艽羌活汤,又以本品配伍羌活、黄芪、柴胡、升麻等为粗末,水煎空腹服,用治痔漏成块下垂,不忍其痒者。又如《外科正宗》之防风秦艽汤,配伍防风、当归、川芎、栀子、地榆等理气活血,清热解毒,祛瘀通便,以治疗痔瘘。

(3)痈疮肿毒:本品苦而微寒,既能祛湿热,又能解疮毒。可用于疮痈肿毒,以湿热盛者尤宜。单用即有疗效,如《海上集验方》治发背疑似者,取秦艽,牛乳煎。当得快利三、五行。又如《仁斋直指方》治一切疮口不合,秦艽为细末,掺之。再如《圣济总录》秦艽涂敷方,治久痈疽,用秦艽0.5两,捣为末,涂敷疮上,以帛裹敷之,日三次。若配伍苦参、黄连、黄芩、生地黄、玄参等泻火解毒、清热燥湿、凉血之品同用,可内服,亦可煎汤外洗或研末搓患处,则疗效更佳。如《医宗金鉴》秦艽丸,治脓窠疮,症见疥疮顶含稠脓、痒痛相兼,即以本品配伍苦参、大黄、防风、漏芦、黄连等,蜜为丸如梧桐子大,每服30丸,食后温酒送下;又如该书治痞瘤痒甚的秦艽牛蒡汤,则以之与牛蒡子、升麻、防风、玄参等伍用。

此外,本品具止痛作用,亦可用于妇女产后头痛、阴中肿痛、闭经、胎动不安诸证。如《妇科玉尺》治产后头痛的秦艽汤,即以之与白芷、细辛、川芎、当归、白芍等同用;又如《医宗金鉴》治妇女阴中肿痛的秦艽汤,则以本品与石菖蒲、当归、葱白等伍用;再如《全生指迷方》治妊娠胎动不安的秦艽散,又以本品配伍阿胶、艾叶各等份,为粗末,每服15 g,加糯米100粒,水煎服。尚有《校注妇女良方》秦艽散,则以之与柴胡、石膏、黄芩、葛根、升麻等伍用,以治孕妇感四时不正之气,不得汗,口干饮水,狂言呕逆者。另《太平圣惠方》有用本品治消渴及小便艰难,如治消渴、除烦躁,以之与甘草、生姜同用,为末服;治小便艰难,胀满闷,则单取秦艽30 g,水煎分2次服。

(四)用法用量

5~15 g。大剂量可用至30 g。

(五)使用注意

本品具有苦寒之性,久痛虚赢、溲多、便滑者忌服。

(六)现代研究

1.化学成分

秦艽主要含龙胆苦苷、当药苦苷、当药苷,还含有大量龙胆碱。研究表明,秦艽根本身不含生物碱,在提取分离过程中使用氨水,使得化学性质很不稳定的龙胆苦苷(裂环烯醚萜类)与氨水反应,形成矫作物:秦艽碱甲素(龙胆碱)、秦艽碱乙素(龙胆次碱)及秦艽碱丙素(龙胆醛碱)等。所以在早期文献中,均以生物碱作为秦艽药材的主要成分,到目前生物碱仍被作为秦艽的主要质量标准控制成分之一。另含糖类及挥发油等。

2.药理作用

秦艽具有显著的抗炎作用,秦艽水煎液具有镇静、镇痛、解热及抑制反射性肠液分泌的作用。秦艽碱甲具镇痛、抗过敏性休克和抗组胺作用。其提取物龙胆苦苷对化学性及免疫性肝损伤有明显保护作用,对肝癌患者有保护作用,对人体肝细胞瘤的 Hep3 细胞会产生细胞毒素作用。乙醇浸液对炭疽杆菌、副伤寒杆菌、痢疾杆菌、葡萄球菌、肺炎双球菌等均有抑制作用。此外,还有抗胃溃疡、免疫抑制、抗氧化、降压、升高血糖、利尿、抗甲型流感病毒感染等作用。

五、防己(《神农本草经》)

(一)性能

苦、辛,寒。归膀胱、肾、脾、肺经。

(二)功效

祛风湿,止痛,利水消肿。

(三)临床应用

1.痹证

本品辛能宣散,苦寒降泄,能祛风除湿、通络止痛,故能用治风湿痹痛,其苦寒之性较甚,有较好的清热作用,故尤其宜于湿热偏盛,症见骨节烦痛、屈伸不利者。若风湿热痹,关节红肿热痛,常与薏苡仁、滑石、蚕砂、栀子等伍用,以清热祛风除湿,如《温病条辨》宣痹汤。因其祛风湿、止痛之力均较强,对风寒湿痹,历节疼痛者亦可选用,但应与善祛风寒湿之乌头(或附子)、温通经脉之桂心(或桂枝)等配伍,如《千金要方》防己汤。治湿热阻滞,脚气肿痛,又可与木瓜、桂枝、牛膝等同用,以清利下焦湿热(《本草切要》)。

2.水肿

本品苦寒降泄,善走下行,功能清湿热,利小便,尤以泄下焦膀胱湿热见长,使内蕴之水湿下行,用于水肿、痰饮等证。如《金匮要略》防己黄芪汤,即取本品散风除湿、利水消肿,与补气健脾利水之黄芪、白术配伍,而治卫气不固,风邪外袭之风水,脉浮身重,汗出恶风者,以益气固表,利水消肿;而该书治脾失健运,水溢皮肤之皮水,一身肌肤悉肿,小便短少者,则以之与茯苓、黄芪、桂枝等健脾利水、温阳化气之品合用,如防己茯苓汤。

此外,防己具苦寒燥湿之性,有清湿热之功,临证亦常用于湿热所致疥癣疮肿,可与金银花、地肤子同用。《名医别录》亦谓本品能"散痈肿恶结,诸瘑疥癣虫疮"。《本草切要》亦用汉防己与当归、黄芪、金银花配伍,治遍身虫癣癞疥。乃因本品善能清泄下焦湿热而奏效,但现代临床少用。古本草尚有治伤寒喘急、目睛暴痛(《本草纲目》),鼻衄不止、霍乱吐利(《太平圣惠方》),解雄黄毒(《肘后备急方》)等记载,有待临床进一步验证。

(四)用法用量

5～10 g。

(五)使用注意

本品苦寒,易伤胃气,脾胃素虚、阴虚及无湿热者慎用。

《药性论》言其"有小毒"。近代发现服用剂量过大(30～100 g)时,可发生中毒,出现呕吐、震颤、共济失调、肌张力增加、四肢麻痹,可因呼吸抑制而惊厥死亡。动物实验亦证明,大剂量服用汉防己甲素对肝、肾和肾上腺等脏器有明显毒性和不良反应,提示临床用药时应予注意。

(六)现代研究

1.化学成分

汉防己含多种生物碱,已分离出的有汉防己甲素(汉防己碱,又称汉甲素)、乙素(汉防己诺林碱)、丙素,汉己素(轮环藤酚碱),汉防己 B_6,以及黄酮苷、酚类、有机酸、挥发油等。

2.药理作用

汉防己有明显的镇痛、解热、消炎、利尿、扩张冠状动脉、降血压、降血糖、抗心律失常、抗癌、抗硅肺、抗过敏、平喘、松弛横纹肌等多种作用。汉防己有抗阿米巴原虫作用。汉防己的多种生物碱均有快速、可靠的降压作用。汉防己甲素有抗癌作用,对多柔比星或长春新碱耐药株人癌细胞有逆转抗药性作用,汉防己的各种生物碱均能松弛平滑肌,粉防己碱对离体子宫及输卵管平滑肌有松弛作用。汉防己丙素有兴奋中枢神经系统的作用。

六、雪莲花(《本草纲目拾遗》)

(一)性能

甘、微苦,温;有小毒。主归肝、脾、肾经。

(二)功效

祛风湿,强筋骨,补肾壮阳,调经止血。

(三)临床应用

1.风湿痹证

本品苦泄温通,味甘能补,既能活血通经祛风湿,又能补肝肾强筋骨,用于风寒湿痹证,尤其宜于寒湿偏重及风湿日久,肝肾亏损,腰膝软弱者。可单用泡酒服,或与五加皮、桑寄生、狗脊等同用,以增强药效。

2.阳痿

本品甘温,主入肝肾经,有散寒补肾壮阳之效,可用于肾虚阳痿、腰膝酸软、筋骨无力,为治男子阳痿之常用品。可单用,或与冬虫夏草泡酒服(《高原中草药治疗手册》);或以之与当归、枸杞子配伍,水煎服(《新疆中草药》),均能取得较好疗效。《中国民族药志》治体虚头晕,耳鸣眼花,即单用雪莲花全草 9~15 g,每天 2~3 次,煎服。

3.闭经

本品苦泄温通,味甘能补,既能补肾阳、固冲任,又有较好的活血调经、止崩漏、带下的作用。可用于下元虚冷,寒凝血脉之月经不调、经闭痛经,症轻者单用,症重者常与当归、川芎等同用;治崩漏、带下等证,可配党参等补气之品。如《新疆中草药》雪莲酒,即单用本品 15 g,加白酒或黄酒 100 mL,泡 7 天,每服 10 mL,每天 2 次,用治妇女小腹冷痛、闭经;或以之与当归、枸杞子配伍,煎汤服以取效。如治妇女体虚崩漏、带下,可以之与党参、峨参炖鸡服用,以增强补气摄血、止崩止带之功(《高原中草药治疗手册》)。

此外,可用本品 6~12 g,生吃或水煎服,以治雪盲、牙痛(《云南中草药》);有用本品 0.6~1.5 g,水煎服,治麻疹不透、肺寒咳嗽等;或用本品适量,捣敷患处,治外伤出血的报道(《陕甘宁青草药选》)。

(四)用法用量

6~12 g;或浸酒。外用:适量。

(五)使用注意

根据近代研究,本品有小毒,临床上亦有中毒之个案报道,过量应用可致流产和大汗淋漓。故孕妇忌服。另雪莲花煎剂不宜放置时间过长(超过 2 周),以免毒性增加。若出现中毒反应,应停止服药或对症治疗。

(六)现代研究

1.化学成分

绵头雪莲花主要含植物色素,包括黄酮类(芹菜素及其苷芹菜素-7-葡萄糖苷)和大黄素型(大黄素甲醚);植物甾醇(β-谷甾醇、豆甾烷醇、豆甾-7-烯-5-醇);香豆素(东莨菪素);多糖(雪莲多糖);倍半萜类(伞形花内酯及其苷伞形花内酯-7-葡萄糖苷)等。新疆雪莲主要含糖类(多糖、精制雪莲多糖)、黄酮类(芹菜素-5-甲氧基黄酮、芹菜素-6-甲氧基黄酮)等、黄酮苷类(槲皮素、大苞雪莲内酯、雪莲内酯等)、生物碱类(秋水仙碱、大苞雪莲碱)、倍半萜内酯类以及挥发油、微量元素、氨基酸等。水母雪莲包括黄酮类、生物碱类、内酯、甾醇、挥发油、多糖等多种成分,其主要次生代谢产物为黄酮及黄酮苷类(柯伊利素、洋芹素、木樨草素、芦丁),并分得一种酸性多糖的钙盐和一种子宫收缩成分。

2.药理作用

本品具有显著的消炎、镇痛、解痉、扩张血管、降血压、抗癌、终止妊娠、抗损伤、清除自由基等作用。雪莲总碱和雪莲乙醇提出物,均对蛋清液引起的大鼠后踝关节急性炎症有显著对抗作用,但以总碱作用最强。黄酮类(芹菜素等)能促进肾上腺皮质激素的合成,抑制中枢神经,对关节炎和肉芽肿均表现出明显的抑制性;大黄素型(大黄素甲醚)具一定的抗菌活性。雪莲注射液有显著的镇痛作用。

七、海桐皮(《海药本草》)

(一)性能

苦、辛,平。归肝经。

(二)功效

祛风湿,通络止痛,杀虫止痒。

(三)临床应用

1.风湿痹痛

本品苦燥辛散,主入肝经,能祛风湿、通经络、行血脉,达病所,有较好的止痛作用。故常用治风湿痹痛,四肢拘挛,腰膝疼痛诸证,尤善除下半身风湿,治下肢关节屈伸不利或麻木、腰膝酸痛。每配伍其他祛风湿药制成酒剂常服以取效,如海桐皮酒(《永乐大典》),即以之与牛膝、枳壳、杜仲、防风、独活、五加皮、生地黄、白术、薏苡仁等浸酒,用治湿痹,手足弱,筋脉挛,肢节疼痛无力,不能行履者。又如《续传信方》治腰膝痛不可忍,则以本品配牛膝、川芎、羌活、五加皮、地骨皮、薏苡仁、生地黄、甘草等药浸酒服。亦可制成散剂服,如《小儿卫生总微论方》海桐皮散,即以本品配当归、牡丹皮、山茱萸、熟地黄、牛膝、补骨脂,共为细末。每服3 g,水八分,入葱白二寸,煎至五分,去渣,温服,用治脚挛不能伸举。

2.跌扑损伤

本品辛散,有祛风通络、行血脉、止疼痛之功,除用于风湿痹证外,尚用于跌扑损伤肿痛。如《太平圣惠方》海桐皮散,即以本品配防风、黑豆、附子为末,每服6 g,每天 3～4 服,温酒送下。用于治伤折,辟外风,止疼痛。

3.疥癣、湿疹瘙痒

本品辛散苦燥,有祛风燥湿、杀虫止痒之效,可用治疥癣、湿疹瘙痒等,常外用煎汤洗浴,或浸酒外搽,或研末调敷。亦可以黄柏、蛇床子、苦参、土茯苓等同用,煎汤外洗,或内服。《如宜方》治风癣有虫,即本品与蛇床子等份,为末,以腊猪脂调搽之;治风虫牙痛,以海桐皮煎水漱之。另《广西本草选编》治小儿蛔虫病,以海桐皮 1.5～3 g,研粉开水冲服。

此外,古今有用海桐皮治中恶霍乱、时行赤眼、乳痈初起等的记载。虽临证案例不多,但值得进一步研究。

(四)用法用量

6～15 g;或浸酒。外用:适量。

(五)使用注意

本品辛散苦燥,血虚生风者慎服。

有报道大剂量可使膈肌麻痹,血压短暂下降,心率显著变慢,延长房室传导时间,故临床使用时要多加以注意,并经常监测心电图。

(六)现代研究

1.化学成分

刺桐主要含各种生物碱:刺桐文碱、海帕刺桐碱、绿刺桐碱、刺桐灵碱、甜菜碱等,黄酮,氨基酸,有机酸等。乔木刺桐含艾索文碱、艾索定碱、艾索平碱等。

2.药理作用

海桐皮水煎液有明显的镇痛作用,对中枢神经系统有镇静作用,水浸剂对皮肤真菌有不同程度的抑制作用。本品所含生物碱能麻痹和松弛横纹肌。能抑制心肌和心脏的传导系统,大剂量可引起心律失常及低血压。海桐皮提取物对多种人肿瘤细胞株均有抑制增生的效果,说明海桐皮提取物具有良好的抗肿瘤效果。

八、松节(《名医别录》)

(一)性能

苦,温。归肝、肾经。

(二)功效

祛风燥湿,舒筋通络,活血止痛。

(三)临床应用

1.风湿痹痛

本品苦燥温通,主入肝、肾经,长于疏通经络、行气血、利关节,能祛风燥湿,通络止痛,尤善祛除筋骨间风寒湿邪,为治寒湿痹痛、关节屈伸不利之常用品,正如《本草纲目》所说:"筋骨间风湿诸病宜之"。可单用浸酒服,或与独活、川芎、秦艽等祛风活血之品配伍。如《肘后备急方》治患脚屈,积年不能行,腰脊挛痹及腹内紧结者,即用本品浸酒常服以取效。另如《千金要方》治历节风痛,四肢疼痛犹如解脱,亦以之与猪椒叶浸酒服。亦可制成散剂服,如孙用和治脚转筋疼痛挛急者,即以本品30 g(细锉如米粒),乳香3 g。上二药于银石器内,慢火炒令焦,只留一二分性,出火毒,研细,服3~6 g,热木瓜酒调下。

2.跌打损伤

本品苦能通泄,温能散寒,通络止痛之力优,除用治风湿痹痛外,亦可用于跌打损伤,瘀肿疼痛。可单用浸酒外搽患处,亦可制成散剂,或配乳香、没药、苏木等活血止痛之品。如《太平圣惠方》松节散,治从高处坠损,恶血攻心,胸膈烦闷,即以本品经童子便、醋制为散,每次以童子热小便调下6 g,每天3~4服。

此外,古方有用本品治牙齿历蠹、齿根黯黑及齿风、疼痛不止,多取其祛风止痛之效。

(四)用法用量

10~15 g。外用适量。

(五)使用注意

本品辛香温燥,阴虚血亏者慎服。

(六)现代研究

1.化学成分

本品主要含挥发油(油中主要为 α- 及 β-蒎烯,少量左旋樟烯、二戊烯)、树脂、纤维素、木质素等成分,尚含熊果酸、异海松酸等。

2.药理作用

本品具有一定的消炎、抑菌、抗病毒、镇痛作用,其提取的酸性多糖具有抗肿瘤作用,提取的多糖类物质、热水提取物、酸性提取物均具有免疫活性。

九、石楠(《神农本草经》)

(一)性能

辛、苦,平;有小毒。主归肾、肝经。

(二)功效

祛风,止痛,益肾。

(三)临床应用

1.风湿痹痛

本品辛散苦燥,主入肝、肾二经,既能祛风通络止痛,又能益肝肾健筋骨,对风湿日久兼有肾虚腰酸脚弱者尤宜。临证每配牛膝、防风、黄芪、鹿茸等祛风湿强筋骨及益气养血之品同用,以治久患风湿,脚膝软弱挛痛,如《圣济总录》石南丸;亦可配伍石膏、升麻、玉竹等,用治热痹,肌肉热极,体上如鼠走,唇口反坏,皮肤色变者,如《圣济总录》石南散;或以之与杜仲、羌活、防风、牛膝、附子同用浸酒,每天 3～4 次,每次饮 30 mL,用治风痹、腰脚疼痛(《永乐大典·医药集》引柳森《可用方》)。

2.头风头痛

本品辛散能行,善于祛风止痛,为治头风头痛之佳品,单用泡服或浸酒饮,即能奏效。李时珍言其"浸酒饮,治头风""采石南芽为茶饮,乃去风也,暑月尤宜"。古代亦有据此而与藜芦、瓜蒂配伍为末,每吹少许入鼻,一天三度,内服牛黄平肝药(《普济方》石南散),用治小儿误跌,或打着头脑受惊,肝系受风,致瞳人不正,观东则见西,观西则见东者。现代常以之与川芎、白芷、天麻、女贞子配用,水煎服,用治神经性偏头痛(《现代实用中药》)。

此外,本品单用为末煮酒服,用治风隐疹,经旬不解者,有祛风止痒之效,如《圣济总录》石南酒。亦可配黄连、生地黄、雌黄等清热凉血解毒药为散外敷,用治鼠瘘(《肘后备急方》)。

(四)用法用量

5～10 g。入丸、散剂酌减。外用适量,研末撒敷或吹鼻。

（五）使用注意

阴虚火旺者忌用。

本品有小毒，服用不宜过量。服用过量可引起头晕、头痛、恶心、呕吐、心悸、脉速、四肢无力、烦躁等中毒反应。其解救法可按氰化物中毒方法处理。

（六）现代研究

1. 化学成分

本品主要含类胡萝卜素，山梨醇，鞣质，正烷烃，苯甲醛，熊果酸。叶和枝含氰苷类，如野樱苷等，经水解后生成氢氰酸。此外，还含皂苷、挥发油等。

2. 药理作用

本品所含的两种有效成分齐墩果酸和熊果酸在抗炎、保肝、止痛、强心等许多疗效方面已被现代科学证实。熊果酸具有明显的安定与降温作用，同时还具有镇痛、抗炎及抗癌作用。体外对革兰阳性菌、阴性菌和酵母菌有抑制作用。

十、徐长卿（《神农本草经》）

（一）性能

辛，温。归肝、胃经。

（二）功效

祛风除湿，止痛止痒，解毒消肿。

（三）临床应用

1. 风湿痹痛

本品辛散温通，有较强的祛风除湿止痛作用，为治风湿痹痛、腰痛之常用品。治风湿痹痛，可单用本品煎汤或泡酒服，即能奏效。如《全国中草药汇编》方，治风湿关节痛，取徐长卿 24～30 g，烧酒 250 mL，浸泡 7 天，每天服药酒 60 mL。又如《福建民间中草药》方，治风湿痛，用徐长卿 24～30 g，猪精肉 120 g，老酒 60 mL，酌加水煎成半碗，饭前服，每天 2 次。或可配伍威灵仙、川乌、穿山龙等祛风湿药，以增强疗效。如骨刺丸、骨刺灵片（胶囊）、风湿跌打膏药（《中国药物大全·中药卷》）等治风湿性关节炎、风湿痛、骨质增生症的常用中成药，均取本品善祛风止痛之效能。治风湿性腰痛，可与续断、杜仲等补肝肾、强筋骨药合用。

2. 疼痛证

本品辛散温通，功善止痛。除常用于风湿痹痛外，并可广泛配合有关药物或单味用于寒凝、气滞、血瘀所致的多种痛证。

（1）牙痛：可取徐长卿 15 g，洗净，加水 1 500 mL，煎至 500 mL；也可制成粉剂。痛时服水剂 30 mL，服时先用药液漱口 1～2 分钟再咽下；如服粉剂，每次 1.5～3.0 g，均每天 2 次（《全国中草药新医疗法展览会资料选编》）。

（2）心腹痛：本品辛温，较宜于心腹寒痛。如治胃寒气痛，可用徐长卿 6～12 g，水煎服（《中草药土方土法战备专辑》）；亦可与高良姜、香附等温里行气止痛药配伍。治心痛，每与安息香、姜黄等药配用，如《太平圣惠方》治恶疰心痛，闷绝欲死，即用本品 30 g，安息香 30 g，制成丸药如梧桐子大，不计时候，以醋汤下 10 丸。

（3）痛经：本品辛散温通，有一定的通经、活血止痛的作用，可与川芎、桃仁等活血祛瘀药同用，用于月经不调、痛经。如《贵阳民间药草》治经期腹痛，即以本品配川芎等泡酒服。有统计急慢性盆腔炎、痛经引起腹痛的 172 张妇科患者处方，配益母草、蛇舌草、桃仁、红花、蒲黄、五灵脂、延胡索、枳壳、冬瓜仁等药物治疗，均取得良好效果。报道用徐长卿 15 g，桂枝尖、赤芍各 10 g，五灵脂、香附、川楝子各 9 g，乌药 6 g，吴茱萸、炮姜各 3 g，治疗寒凝胞宫，瘀阻不通之痛经，每次月经前服药 7 剂，服药 3 周期后，疼痛消失，经期仅感少腹稍胀。王氏治疗痛经、女性癥瘕、急性盆腔炎、输卵管炎时，在复方中加入徐长卿，均收到明显的治疗效果。

（4）跌打肿痛：本品用治跌打损伤、瘀肿疼痛，可单味煎水内服或捣烂外敷，均能奏效。如《中草药土方土法战备专辑》治跌打肿痛、接骨，即取鲜徐长卿适量，捣烂敷患处。或以之与连钱草水煎兑黄酒服，或与桃仁、五灵脂、血竭、乳香等药物配用。

3.皮肤病

本品辛散祛风，止痒效果极佳，可用于风疹、湿疹、带状疱疹、药疹、顽癣等瘙痒性皮肤病症，收效较好，可单用煎汤内服和外洗，或用徐长卿注射液肌内注射，或与苦参、地肤子、白鲜皮等长于止痒利湿之药物配伍使用，能迅速止痒，并且能逐渐消除及缓解症状，从而达到根治目的。如《吉林中草药》治皮肤瘙痒，即单用本品适量，煎水外洗。又如《中草药土方土法战备专辑》治带状疱疹、接触性皮炎、顽固性荨麻疹、牛皮癣，取徐长卿 6～12 g，水煎内服，并外洗患处。

此外，本品用于疮毒痈肿，有解毒消肿止痛之功。亦可用于湿热阻滞之小便失禁，或关格不通、或肝硬化腹水等，有利水消肿的作用，可与白茅根、木通、冬葵子、瞿麦等利尿药合用，如《太平圣惠方》徐长卿汤。据临床报道：用本方治疗急、慢性肾炎等多种原因所致的急性肾衰竭，有较好疗效。

(四)用法用量

3～12 g;散剂 1.5～3 g;外用适量。全草 10～30 g。

(五)使用注意

本品气味芳香,入汤剂不宜久煎。

(六)现代研究

1.化学成分

本品主要含丹皮酚、多种苷元(肉珊瑚苷元、去酰牛皮消苷元、茸毛牛奶藤苷元和去酰萝藦苷元等)、黄酮、氨基酸、异丹皮酚、乙酸、桂皮酸、糖类、挥发油及少量生物碱。根除含丹皮酚外,还含黄酮、糖类、氨基酸、硬脂酸癸酯、蜂花烷、十六烯、D-赤丝草醇、β-谷甾醇、乌药醇、异丹皮酚。其中异丹皮酚和丹皮酚为同分异构体。近几年来,又从其植株体内分离出数种多糖,包括 CPB-1(新葡聚糖),CPB54(杂多糖),CPB64(阿拉伯半乳聚糖)、CPB-4(由 L-阿拉伯糖、L-木糖、L-鼠李糖、D-半乳糖组成的中性杂多糖)等。

2.药理作用

本品具有显著的抗炎、镇痛、解痉、抗病毒、抗肿瘤、降血压、增加冠状动脉血流量、改善心肌代谢、缓解心肌缺血、降低胆固醇、抗菌及解毒等作用。

第二节　祛风湿舒筋活络药

祛风湿舒筋活络药大多辛、苦,性或寒或温,归肝经。除具祛风湿作用外,还具有较好的舒筋、活络作用。舒筋是使筋膜、筋腱舒展,活络是通利经络和脉络,其适应证除广泛用于各型痹证外,尤其宜于风湿日久而筋脉不舒,络脉不利的多种病证,症见关节挛急、屈伸不利、拘挛、麻木等。此外,还主治风湿之外的中风不遂及气血不足,经络瘀阻而致的麻木、偏瘫不遂、口眼㖞斜,或肝肾亏虚,阴血不足,筋脉失养之患肢僵硬拘挛等。

由于筋脉拘挛和络脉不利两者常同时并见,所以习惯上舒筋与活络往往并提,并多相辅为用。对因瘀血或顽痰阻滞而致肢体麻木、关节拘挛之证,当与活血化瘀药或化痰药同用。

若气血虚衰,或肝肾亏虚、阴血不足,筋脉失养而致拘挛麻木者,则应着重补益气血、滋养肝肾,本类药物只作辅助之品。

一、蕲蛇(《雷公炮炙论》)

(一)性能

甘、咸,温。有毒。主归肝经。

(二)功效

祛风湿,通经络,定惊止痉,祛风止痒,攻毒。

(三)临床应用

1.风湿顽痹

白花蛇性温,善祛风湿,通经络,能内走脏腑,外达皮肤,《本草纲目》称其能"透骨搜风",凡人体内外风湿之邪,皆可应用,为治风湿顽痹的要药。可用于风湿痹痛,筋脉拘急,尤多用于诸顽痹久痛不愈,肢体麻木疼痛者。用于上述诸症,常与祛风湿通络之品,如羌活、独活、防风、秦艽、当归、赤芍、天麻等浸酒同用,如《本草纲目》引《濒湖集简方》白花蛇酒、世传白花蛇酒。

2.中风、半身不遂

多因正气不足,气血衰弱,脉络空虚,卫外不固,风邪得以乘虚入中经络,痹阻气血所致,症见肌肤不仁、手足麻木、突然口眼㖞斜,语言不利,口角流涎,甚则半身不遂等证。《开宝本草》载白花蛇"主口面　斜,半身不遂"。白花蛇有很强的通经活络的作用,现代临床尤其常用于脑梗死和中风后遗症,可单用浸酒服,或配伍益气活血之黄芪、地龙,或配伍水蛭、全蝎、蜈蚣通络之品等同用。

3.小儿惊风、破伤风

白花蛇入肝经血分,善透骨搜风,而定惊止痉,常用于治疗痉挛抽搐、破伤风等证。

(1)小儿惊风:惊风是小儿常见的一种抽搐伴神昏为特征的证候,有急、慢惊风之分。《本草纲目》载白花蛇"治急、慢惊风"。故可用白花蛇祛风邪,定惊止抽搐。

(2)破伤风:《太平圣惠方》曰:"损伤之处,中于风邪,故名破伤风也"。可用白花蛇定惊止痉。如《圣济总录》的定命散,用白花蛇配乌梢蛇、蜈蚣以加强息风止痉作用。

4.皮肤顽疾

白花蛇有祛风止痒,攻毒之效,常用于顽固性皮肤瘙痒、恶疮、麻风等皮肤顽疾。

（1）皮肤瘙痒：多因病久伤血，血虚生风生燥，肌肤失去濡养，不耐风、湿、热阻于肌肤所致。本病发无定处，症见皮肤发痒，后起褐色、粟米样丘疹，并随表面的脱屑而病损逐渐扩大，互相融合，形成肥厚皮损，瘙痒明显，搔之不知疼痛，经久不愈，反复发作。可用白花蛇祛风解毒而止痒。多与乌梢蛇、雄黄等祛风止痒、杀虫解毒药同用，如祛风散。临床还有单用白花蛇研末服，治牛皮癣。

（2）恶疮：《本草纲目》载：白花蛇为"癞癣恶疮要药"。《濒湖集简方》白花蛇酒，选用白花蛇治疗恶疮诸证。本病多由风热挟湿毒之气所致，症见疮疡红肿痛痒，溃烂后浸淫不休，经久不愈，可用白花蛇，祛风攻毒治之。如《本草纲目》的俗传白花蛇丸，即以本品配穿山甲、蜂房等，用于治疗杨梅疮。

（3）麻风：又名疠风，如《素问·风论》曰："疠者，有荣气热胕，其气不清，故使其鼻柱坏而色败，皮肤溃疡，风寒客于脉而不去，名曰疠风"。症见皮肤麻木不仁、发红斑，或白色斑，脱眉脱睫。晚期可产生各种畸形，如面瘫、兔眼、足底穿孔性溃疡，鼻梁崩塌等，可用白花蛇祛风攻毒。

（四）用法用量

3～10 g。研末吞服 1～1.5 g。浸酒，熬膏或入丸、散剂。

（五）使用注意

阴虚血燥及血虚生风者慎用。

（六）现代研究

1.化学成分

本品含 3 种毒蛋白：AaT-Ⅰ、AaT-Ⅱ、AaT-Ⅲ，由 18 种氨基酸组成。并含透明质酸酶，出血毒素，出血因子，阻凝剂等。

2.药理作用

蕲蛇的醇提物可抗溃疡，增强巨噬细胞吞噬能力、显著增加炭粒廓清率。蕲蛇有镇静、催眠及镇痛作用；其注射液有显著降压作用；其水提物能激活纤溶系统。

二、乌梢蛇（《药性论》）

（一）性能

味甘性平，归肝、肺、脾经。

（二）功效

其功效和临床应用与蕲蛇相似，而药力稍弱，常作为蕲蛇的辅助药，可加强蕲蛇祛风通络,定惊止痉的作用。

(三)临床应用

1.风湿顽痹,中风半身不遂

本品性善走窜,能搜风邪,透关节,通经络,常用于风湿顽痹,日久不愈,筋脉拘挛,关节不利,肌肤麻木。可以单味泡酒服,治顽痹瘫缓,挛急疼痛,如《本草纲目》乌蛇酒。亦常随证配伍,如偏寒者,配麻黄、桂枝、威灵仙等祛风散寒通络,偏热者配秦艽、地龙、络石藤等祛风清热通络;治风痹,手足缓弱,麻木拘挛,不能伸举者,配全蝎、天南星、白附子等祛风通络之品,如《太平圣惠方》乌蛇丸。

本品因其搜风通络之功,临床亦用于中风,口眼㖞斜,半身不遂,常配通络、活血之品。本品不仅搜风通络,还有一定的强壮起废的功效,用于小儿麻痹症,下肢瘫痪尚未畸形者,可以取乌梢蛇焙干研末,黄酒送服;也可以用于病后或产后虚弱,贫血,神经痛,下肢麻痹,痿弱,步履艰难,乌梢蛇 1～2 条,浸泡于高粱酒内 10～15 天,每次 5～10 mL,每天 2 次(《食物中药与便方》)。

此外,乌梢蛇还常用于骨质增生、坐骨神经痛的治疗。

2.小儿惊风,破伤风

本品入肝经血分,善于搜风而定惊止痉,治小儿急慢惊风、癫痫,可与麝香、皂角或天南星、白僵蚕、全蝎等开窍、祛风、涤痰、止痉之品同用。治小儿治破伤风之抽搐痉挛,角弓反张,多与蕲蛇、蜈蚣配伍,如《圣济总录》定命散。

3.皮肤病

本品善行祛风而止痒,用于麻风,风疹瘙痒,湿疹,疥癣等多种皮肤病。

治燥麻风,遍身如癣,其痒不可忍,与元米酿酒服,如《秘传大麻风方》一扫光酒;治麻风,可配白附子、大风子、白芷等为丸,如《秘传大麻风方》乌蛇丸;治干湿癣,配枳壳、荷叶为散,如《圣济总录》三味乌蛇散;治紫白癜风,配防风、天麻、白蒺藜、熟地黄等泡酒服(《太平圣惠方》)。治风疹瘙痒,可与荆芥、蝉蜕、白蒺藜配伍,也可与养血活血祛风之当归、赤芍、牡丹皮等药配伍。

本品还可治瘰疬、恶疮。《食物中药与便方》记载用乌梢蛇肉焙燥研细末,炼蜜为丸,内服,治虚弱儿童,颈间淋巴有小核,或肺门淋巴结核。

(四)用法用量

煎服,6～12 g;研末,每天服 2～3 g。或入丸剂、酒浸服。外用,适量,研末调敷。

(五)使用注意

血虚生风者慎服。

(六)现代研究

1.化学成分

本品含赖氨酸、亮氨酸、谷氨酸、丙氨酸、胱氨酸等 17 种氨基酸,并含果糖-1,6-二磷酸酶,原肌球蛋白等。还含有核苷类成分及锰、铁、钙、镁等微量元素。

2.药理作用

乌梢蛇水煎液和醇提取液有抗炎、镇静、镇痛作用。

三、木瓜(《名医别录》)

(一)性能

酸,温。主归肝、脾经。

(二)功效

祛风湿,舒筋活络,化湿和胃。

(三)临床应用

1.风湿痹痛、筋脉拘挛

木瓜味酸性温,入肝经,有较好的舒筋活络作用,又能化湿,湿化筋舒则痹痛、拘挛可除,故为风湿痹痛所常用,痹证湿胜、筋脉拘挛者尤佳,亦常用于腰膝关节酸重疼痛。如《普济本事方》木瓜煎,即以本品配以乳香、没药、生地黄,治筋急项强,不可转侧。《杨氏家藏方》木瓜丸,以木瓜配青盐、吴茱萸制成丸剂,治风湿手足不能举动之证。《御药院方》木瓜丸以本品配牛膝、巴戟天等制成丸剂,治腰痛,有补益壮骨之效。《食疗本草》单用木瓜煮烂,研浆状,外敷,治脚膝筋急痛。

2.脚气肿痛

本证多因寒湿外侵,经气不行,血脉不和所致。如《灵枢·百病始生》曰:"清湿袭虚,则病起于下"。故寒湿从下受,病自而始。症见腰膝软弱,行动无力,或拘挛疼痛。木瓜味酸走筋,性温可通,络通筋舒,诸证自除,每与吴茱萸、紫苏、槟榔等温散之品同用,如《类编朱氏集验方》鸡鸣散,即是治此证之名方。《魏氏家藏方》木瓜丸,以木瓜配附子,制成丸剂,温酒送服,治一切脚气、腿膝疼痛。《奇效良方》用木瓜、明矾煎,趁热熏洗,治干脚气、痛不可忍者。《传家秘宝方》木瓜散,以木瓜配大腹皮、紫苏、甘草、木香等制成散剂,内服,治脚气冲心、胸膈痞滞、烦闷者,有良效。因本品长于舒筋,对其他原因导致的筋脉拘挛、转筋腿痛亦可随证配伍应用。

3.吐泻转筋

本证由肝脾不和所致。木瓜又兼入脾经,善化湿和胃,舒筋和脾。且味酸略兼生津作用。湿浊化,中焦调和,则吐泻可止;津生筋脉得养,则转筋自愈。故为治因湿浊伤中、脾胃不和之吐泻过多而致的筋脉挛急(转筋)之要药。如《仁斋直指方论》木瓜汤治吐泻转筋,即以木瓜配小茴香、吴茱萸等同用。本品治吐泻转筋,亦可单用,如《太平圣惠方》以木瓜、陈仓米煎汤温服。

4.湿滞痢疾

本证多由饮食不节、胃肠湿阻所致。木瓜有化湿和胃之效。如《普济方》载木瓜散治赤白痢,以本品配车前子、罂粟壳等。

此外,木瓜尚有消食作用,可用治肉食积滞、消化不良。

(四)用法用量

10～15 g。

(五)使用注意

胃酸过多者不宜用。

(六)现代研究

1.化学成分

木瓜的果实含皂苷、黄酮类、维生素 C 和苹果酸、酒石酸、枸橼酸、齐墩果酸等大量有机酸。此外,还含有过氧化酶、酚氧化酶、氧化酶、鞣质、果胶等。

2.药理作用

木瓜有抗炎镇痛、祛风湿、抗肿瘤、保肝、抗菌等作用。木瓜的提取物、木瓜总苷、木瓜苷及木瓜籽等均有较好的抗炎镇痛效果。其所含齐墩果酸、熊果酸、桦木酸、木瓜蛋白酶、木瓜凝乳蛋白酶均有很好的抑制肿瘤效果。木瓜乙醇提取物具有较好的降酶护肝作用。木瓜中的挥发油成分对所有的测试菌株显示了广泛的抗菌活性,对革兰阳性菌比革兰阴性菌更加敏感。此外,木瓜还具有抗氧化,降血脂,松弛胃肠平滑肌的作用。

四、蚕砂(《名医别录》)

(一)性能

甘、辛,温。主归肝、脾、胃经。

(二)功效

祛风湿,舒筋络,和中化浊,祛风止痒。

(三)临床应用

1.风湿痹痛

蚕砂味辛性温,可散可通,能祛风湿,舒筋急而止痛,可用于各种风湿痹痛证。治热痹,关节红肿热痛,可与防己、薏苡仁、秦艽等同用,如宣痹汤(《温病条辨》);治风湿痹痛,半身不遂,以蚕砂2袋,蒸热,更熨患处(《千金要方》)。治风寒湿痹,肢节疼痛,屈伸不利,腰膝冷痛者,单用煎汤,兑热酒服,效更佳。

2.肢体不遂证

本证是由于真气衰,经络闭塞,气血不行而致半身不遂,肢体拘急,无力僵软或有语謇志乱。常以蚕砂配伍其他活血行气散风药,主治肢体不遂证。可用本品炒黄浸酒服;或将本品装入袋中,蒸热熨于患处。《本草拾遗》曰:"炒黄,袋盛浸酒,去风,缓诸节不遂,皮肤顽痹,腹内宿冷,冷血,瘀血,腰脚疼冷;炒令热,熨之,主偏风筋骨瘫缓,手足不随及腰膝软,皮肤顽痹"。

3.吐泻转筋证

蚕砂能和中化湿,止吐泻,可用于湿浊阻滞脾胃的霍乱吐泻转筋,如《霍乱论》名方蚕矢汤,即以本品为君药,配伍木瓜、吴茱萸、黄芩等同用。

4.风疹瘙痒证

本证由于风热血热蕴于肌肤,不得疏泄,淫于肌肤表面而成风疹,瘙痒难忍。治宜疏风止痒,清热凉血。蚕砂善祛风、止瘙痒,常配伍其他清热凉血药同用,治疗风疹瘙痒。或单味煎汤外洗,亦有祛风止痒之效。

此外,蚕砂配伍白芷、川芎等同用水煎内服,可用治风湿上蒙清阳,络脉不利所致的头风头痛者。本品还常用于治疗因风湿之邪侵淫,上犯眼目所致的目肿痛、羞明多泪多眵、视物昏花,而被视为治疗目疾诸证之要药。《眼科龙木论》蚕砂汤治迎风流泪,用蚕砂配伍马钱天、马蔺花同用;李时珍在《本草纲目》中说:"治烂弦风眼,其功亦在祛风收湿也。"并引用了《陈氏经验方》一抹膏来治烂弦风眼。

(四)用法用量

5～15 g,煎服,宜布包入煎。外用:适量,煎汤洗或炒热熨或研末油调敷。

(五)使用注意

血不养筋、手足不遂者禁服。

（六）现代研究

1.化学成分

蚕砂含叶绿素,植物醇,β-谷甾醇,胆甾醇,麦角甾醇,蛇麻脂醇,氨基酸,胡萝卜素,B族维生素、维生素 C 等。此外,蚕砂还含铜元素及生物碱成分。

2.药理作用

蚕砂煎剂有抗炎、促生长作用。从蚕砂分离出的叶绿素衍生物有抗肿瘤、光敏及保肝作用,并有促进造血和抗辐射作用。从蚕砂和蚕蛹提取物组成的"地骨素"有促进骨折愈合作用。蚕砂提取物还具有 α-糖苷酶活性抑制作用,可以改善糖尿病动物的糖脂代谢异常,有益于糖尿病慢性并发症的防治。

五、豨莶草(《新修本草》)

(一)性能

苦、辛,寒。主归肝、肾经。

(二)功效

祛风湿,舒经活络,清热解毒。

(三)临床应用

1.风湿痹痛、中风证

豨莶草能祛风湿、利关节,又善调血脉、通经络,故常用于风湿痹痛、中风等证。

(1)风湿痹痛:此证多由气候变化无常,冷热交错,或居潮湿,涉水冒雨而风寒湿邪侵入肌肉关节筋脉所致。《素问·痹论》曰:"风寒湿三气杂至,合而为痹也"。可用本品祛风湿,通经络,利关节。《本草正》谓其"善治中风口眼㖞斜,除湿痹,腰脚痿痛麻木"。如《活人方汇编》的豨莶散,以单味豨莶研成细末或制成蜜丸,空腹温酒送服。《济世养生经验集》豨桐丸,即本品与臭梧桐合用,疗效显著。《张氏医通》的豨莶丸,以本品配当归、芍药、熟地黄、防风等制成丸剂内服,治疠风脚弱等证。

(2)中风证:中风证多由经脉空虚,风邪入中经络,气血痹阻,肌肉筋脉失于濡养所致。可用本品通经络,和气血。《滇南本草》谓:"治诸风,风湿症,内无六经外症,外见半身不遂,口眼㖞斜,痰气壅盛,手足麻木,痿痹不仁、筋骨疼痛"。如《方脉正宗》以本品配蕲蛇、黄芪、当归、威灵仙等制成蜜丸,治中风口眼㖞斜,手足不遂、腰脚无力等证。

2.黄疸

湿热郁蒸之黄疸可用豨莶草宣利气机而除湿退黄,可配茵陈、车前子、溪黄草等同用。临床报道,用豨莶草、山栀子等煎服可治急性黄疸型传染性肝炎。

3.疟疾

疟疾发作时,可用本品祛邪截疟。

(四)用法用量

(1)10～15 g(大剂量 30～60 g),或入丸、散。外用适量,捣敷、研末撒或煎水熏洗。

(2)治风湿痹证多制用,若以其清热解毒则宜生用。

(五)使用注意

生用或大剂量使用,易致呕吐。

(六)现代研究

1.化学成分

豨莶草含生物碱、酚性成分、豨莶苷、豨莶苷元、氨基酸、有机酸、糖类、苦味质等。

2.药理作用

豨莶草甲醇提取液局部外用具有明显的抗炎、镇痛作用。在对心血管作用方面,发现豨莶草有舒张血管、抗血栓、抗动脉粥样硬化等作用;还有抑制 NO 释放,钙通道阻滞作用,促进皮肤创口愈合作用,抗肿瘤作用,软骨保护作用,PTP1B(蛋白酪氨酸磷酸酶 1B)抑制作用。并对金黄色葡萄球菌有较强的抑制作用,对大肠埃希菌、铜绿假单胞菌、宋内痢疾杆菌、伤寒杆菌、白色葡萄球菌、卡他球菌、肠炎杆菌、鼠疟原虫等也有一定抑制作用,对单纯疱疹病毒有中等强度的抑制作用。豨莶草对细胞免疫及非特异性免疫均有抑制作用。毛梗豨莶草醇提物有明显的抗早孕作用。

六、臭梧桐(《图经本草》)

(一)性能

辛、苦,凉。归肝经。

(二)功效

祛风除痹,舒筋活络,凉肝息风,解毒消肿。

(三)临床应用

1.风湿痹痛

本品能祛风湿活络通痹,用治风湿痹痛、肢体麻木不仁,半身不遂等证。可单用,或配豨莶草用,如豨桐丸。《素问·痹论》曰:"痹在骨则重,在于肉则不仁。"《素问·逆调论》又云:"营气虚则不仁,卫气虚则不用,营卫俱虚,则不仁且不用。"治当搜风祛湿,以止痹痛;补气血,以和营卫。臭梧桐,祛风邪以胜湿,豨莶草益气血和营卫,二药合用,标本兼顾,可使气血足而风湿去,营卫和而痹痛止。

2.肝阳上亢证

本品能凉肝息风、舒筋活络。用于肝阳偏亢、肝风内扰,因致头晕、头痛、震颤等,甚为合适。常配合钩藤、菊花同用。《全国中草药汇编》中以本品与夏枯草等同用,用于治疗高血压。

3.疮痈肿毒

本品能清热解毒、消痈。用于火毒结聚的痈疮肿痛,初起红肿热痛,或发热恶寒,久而积瘀化热,肉腐化脓,与金银花合用,清热解毒,凉血散结,痈疮肿痛可愈。治痔疮肿痛,可配虎杖、槐花等药用。

此外,本品内服还可治偏头痛、痰多咳喘、疟疾、泻痢等。外用尚可治皮肤湿疹、痱子瘙痒等。

(四)用法用量

10～15 g(鲜品 30～60 g),或浸酒或入丸、散剂。外用适量,煎水洗,捣敷或研末调敷。

(五)使用注意

用于降压不宜高温久煎。

(六)现代研究

1.化学成分

臭梧桐叶含海州常山素、内消旋肌醇、生物碱,植物血凝素,以及臭梧桐素甲、乙,海州常山苦素 A、B。

2.药理作用

臭梧桐叶水浸剂、煎剂及流浸膏均有降压作用;煎剂有一定镇痛作用;臭梧桐素甲有明显的镇静作用,臭梧桐素乙有明显的镇痛作用;煎剂或乙醇浸剂口服对甲醛性或蛋清性关节炎均有明显抑制作用。

七、络石藤(《神农本草经》)

(一)性能

苦,微寒。主归心、肝经。

(二)功效

祛风通络,凉血消痈,清利喉痹。

(三)临床应用

1.风湿热痹

《名医别录》论络石藤曰:"主腰骨宽疼,坚筋骨,利关节"。外感风寒湿邪,侵袭肌肤经络,流注关节,郁久化热而为热痹。治当清热通痹。络石藤苦寒,既能清热祛风,舒筋活络,通利关节,尤其宜于关节红肿疼痛、四肢拘急之风湿热痹。可单用浸酒服。或与忍冬藤、木瓜、桑枝等同用。《中医内科学》治痹证验方,即以络石藤配秦艽、伸筋草、路路通等,治风湿痹痛。

2.痈肿

《神农本草经》言络石藤治"风热死肌,痈伤,口干舌焦,痈肿不消"。外感六淫,过食厚味,湿热内郁,邪毒壅塞,营卫不和,经络阻滞,气血凝涩,热郁皮肉而发为痈肿。肿胀结块,灼热疼痛,日渐扩大,高肿坚硬,久则化腐成脓。络石藤苦寒,清热解毒、凉血消肿,为痈肿初起常用之品。常与白皂角刺、瓜蒌、乳香、没药等同用,如《外科精要》止痛灵宝散。

3.喉痹

《神农本草经》言络石藤治:"喉舌肿闭水浆不下。"《医学纲目》曰:"盖病喉痹者,必兼咽嗌痛。"外感风寒,寒久化热;外感风热客于咽;或肺胃郁热,上冲咽喉,伤津耗血,阻滞气机,气血凝结,瘀而不行,发为喉痹。症属实热,治当泻火。络石藤苦寒,清热凉血,利咽通痹,故可选用。治喉痹,单用本品30 g煎汤,细细呷之;或与桔梗、射干、木通等同用,如《外台秘要》络石藤汤。

4.跌打损伤

本品能通经络,凉血而消肿止痛。治跌扑损伤,瘀滞肿痛,可与活血疗伤、通络止痛药同用。

此外,本品内服尚可治肺痨、吐血、湿热白浊等。外用还可用于创伤出血。

(四)用法用量

5~15 g,或入丸、散。外用适量。

(五)使用注意

因本品药性偏于寒凉,寒湿痹痛及便溏者忌用。

(六)现代研究

1.化学成分

络石藤茎含牛蒡苷、络石苷、去甲络石苷、穗罗汉松树脂酚苷、橡胶肌醇、牛蒡苷元等。叶含生物碱,黄酮类化合物。

2.药理作用

络石藤所含黄酮苷对尿酸合成酶黄嘌呤氧化酶有显著抑制作用而能抗痛风;其煎剂对金黄色葡萄球菌,福氏痢疾杆菌及伤寒杆菌均有抑制作用。茎含微量强心苷,可促进血液循环。牛蒡苷可引起血管扩张、血压下降,对肠及子宫有抑制作用。

第三节　祛风湿强筋骨药

祛风湿强筋骨药多苦甘温,主入肝、肾经。苦燥甘补温通,具有祛风湿、补肝肾、强筋骨等作用。主要用于风湿日久累及肝肾所致之腰膝酸软无力、疼痛等风湿痹证。亦可用于肾虚腰痛、骨痿及中风半身不遂等证。

一、五加皮(《神农本草经》)

(一)性能

辛、苦,温。归肝、肾经。

(二)功效

祛风湿,补肝肾,强筋骨,利水。

(三)临床应用

1.风湿痹证

本品辛散苦泄温通,主入肝、肾经。既善祛风散寒除湿、通经络,又能补肝肾、强筋骨。故凡风寒湿痹,四肢拘挛,腰膝酸软之证,不论虚实,皆可应用,而尤其宜于老年及久病患者。单用浸酒常服即能奏效,若加牛膝、当归等养血活血之品,则疗效更佳,如《本草纲目》五加皮酒,时珍谓此酒"治一切风湿痿痹,壮筋骨,填精髓"实为治风湿久痹之妙剂,《外科大成》则制此酒以治鹤膝风。若治风湿痹痛、筋脉拘挛、屈伸不利,又可与木瓜、松节配伍,如《沈氏尊生书》五加皮散。若治脚气、骨节皮肤肿湿疼痛,可与远志等份研末为丸服,如《瑞竹堂经验方》五加皮丸。

2.筋骨痿软,小儿行迟

本品补肝肾、强筋骨。不仅常用于风湿日久,肝肾亏损,筋骨不健者;而且对肝肾不足,腰膝软弱,行走无力及小儿迟行诸证也甚相宜。治腰膝软弱,常与杜仲、牛膝等药同用,如《卫生家宝方》五加皮散。若治小儿迟行,则与龟甲、牛膝、木瓜等药配伍,如《保婴撮要》五加皮散。

3.水肿、脚气

本品有利尿作用,可用治水肿,小便不利,且多用于皮水证,每与茯苓皮、大腹皮、生姜皮、地骨皮同用,如《太平惠民和剂局方》五皮散;治脚气肿痛,常配木瓜、土茯苓、吴茱萸等。

4.跌打损伤、骨折

五加皮能温通血脉,有活血祛瘀之功,用于外伤骨折或跌打损伤,有活血祛瘀、通凝化滞之效,又有滋补作用,以促进早愈。常配骨碎补、川续断、威灵仙等同用,如五加四灵散。

此外,取本品补肝肾、强筋骨之功,亦有用治虚劳不足、妇女血风劳等。如治妇女血风劳,形容憔悴,肢节困倦等,即以之与牡丹皮、赤芍、当归等同用,如《太平惠民和剂局方》油煎散。另本品还有燥湿止痒作用,可治阴囊湿痒,皮肤湿疹或妇人阴痒等,单味或配黄柏、蛇床子、苦参等药煎水熏洗或研末敷。

(四)用法用量

5~15 g;浸酒或入丸、散。外用适量,煎水熏洗或为末敷。

(五)使用注意

(1)阴虚火旺者慎服。

(2)有人认为五加皮具有回乳的特性,其作用较谷芽、麦芽强,因此对于哺乳期妇女不宜使用。

(六)现代研究

1.化学成分

南五加皮含挥发油、鞣质、棕榈酸、亚麻仁油酸及维生素 A、维生素 B_1。短梗五加根含木脂素、苷类及糖类等。现已鉴定的化学成分有苯丙烯酸糖苷、紫丁香苷、二萜类化合物、β-谷甾醇、β-谷甾醇葡萄糖苷、硬脂酸、4-甲氧基水杨醛、芝麻素、尿囊素、异贝壳杉烯酸、花生酸等。

2.药理作用

五加皮具有抗炎、镇静、镇痛、抗疲劳、抗应激、免疫调节、降血糖、抗衰老、抗突变、抗肿瘤等药理作用。南五加皮对金黄色葡萄球菌、铜绿假单胞菌有抑制作用。

二、桑寄生(《神农本草经》)

(一)性能

苦、甘,平。主归肝、肾经。

(二)功效

补肝肾,强筋骨,祛风湿,养血安胎。

(三)临床应用

1.风湿痹证

《滇南本草》云:"生桑树者,治筋骨疼痛,走筋络,风寒湿痹。"本品甘补苦泄,药性平和,补而不滞,主入肝、肾经,既善养血和血、益肝肾而强筋骨,又能祛风除湿、舒筋活络而止痹痛,对肝肾不足之痹痛尤为适宜。每与独活、杜仲、牛膝等善治腰膝疼痛之品伍用,如《千金要方》独活寄生汤。

2.腰膝酸软,筋骨无力

本品感桑精气而生,专入肝肾经,既能祛血中风湿,又能益血补肝肾,为祛风益血之要药。功专祛风逐湿,通调血脉,故对肝肾不足,营血亏虚,风湿痹痛,或痹痛日久,伤及精血,筋骨失其荣养所致筋骨痿弱无力、腰膝酸软等尤为适宜。对老人体虚、肝肾不足、腰膝疼痛、筋骨无力者,亦每与杜仲、续断、牛膝伍用,以治肾虚腰痛、足膝无力,如《外台秘要》桑寄生散,即以本品与杜仲、鹿茸各 1 份作散,每次 6 g,每天 3 次,用酒送服。

3.胎漏下血,胎动不安

《本草求真》言桑寄生为补肾补血要剂。本品能补肝肾、养血而固冲任、安胎。用于肝肾虚亏、冲任不固所致胎漏下血、胎动不安,常与续断、菟丝子、阿胶等配伍。对胎动不安而伴有腰痛者尤为多用,如《证治准绳》桑寄生散、《医学衷中参西录》寿胎丸。又如《太平圣惠方》治妊娠胎动不安,心腹刺痛,即以桑寄生 45 g,艾叶 15 g,阿胶 30 g,水煎服;《新编偏方秘方汇海》治孕妇腰痛,防流产,用桑寄生、杜仲各 15 g,水煎服;而治胎动腹痛,则以桑寄生 45 g,阿胶珠 15 g,用水 300 mL,煎至 150 mL,温服;《杨氏护命方》治下血止后,但觉丹田元气虚乏、腰膝沉重少力,则单用桑寄生为末,每次 3 g,非时白汤点服。

(四)用法用量

10～30 g,煎服。

(五)使用注意

(1)桑寄生若寄生于有毒植物如巴豆、乌臼、红花夹竹桃等树上者,不能供药用,以防中毒。

(2)本品可引起变态反应,主要表现为皮肤出现散在红色丘疹,细碎如粟米,瘙痒,头晕,目眩,全身不适,胃纳不佳,腹胀,轻度腹泻,口干等。临床亦有引起表现为头晕目眩、全身不适等中毒反应的报道。

(3)本品阴虚火旺者忌用。

(4)本品祛邪有余,补养之力不足,故在临床运用中不能单独作为滋补剂。

(六)现代研究

1.化学成分
桑寄生含黄酮类物质:槲皮素、槲皮苷、萹蓄苷及少量的右旋儿茶酚。

2.药理作用
桑寄生有降压、镇静、利尿及舒张冠状血管、增加冠状动脉血流量、抗病原微生物、抗乙肝表面抗原等作用。桑寄生煎剂及浸剂对脊髓灰质炎病毒和其他肠道病毒有灭活作用,提取物对乙型肝炎表面抗原有抑制活性。桑寄生提取物(HT)对刀豆蛋白诱导的肥大细胞脱颗粒呈明显的抑制作用,且呈剂量依赖关系。

三、狗脊(《神农本草经》)

(一)性能

苦、甘,性温。主归肝、肾经。

(二)功效

祛风湿,补肝肾,强腰膝,温补固摄。

(三)临床应用

1.风湿痹证
本品甘补苦泄温通,主入肝、肾经。既善补肝肾、壮筋骨而强腰膝;又能温散风寒湿邪,使气血流畅而关节通利。故对肝肾虚损,兼有风寒湿邪而引起之腰痛脊强,不能俯仰,或足膝软弱、关节不利诸症尤为适宜。每与杜仲、川续断、海风藤、熟地黄等补肝肾、强筋骨、祛风湿药配伍,以增强疗效,如《中国医学大辞典》引《验方》狗脊饮。若与萆薢、菟丝子同用,可治各种腰痛,如《太平圣惠方》狗脊丸。若与萆薢、苏木、川乌头伍用,又可治风疾,如《普济方》四宝丹。又如《贵州草药》治风湿骨痛,腰膝无力,以本品与香樟根、马鞭草、杜仲、威灵仙、牛膝等同用,泡酒服。《福建药物志》治坐骨神经痛,则以之与牛膝、杜仲、木瓜、薏苡仁等配伍,水煎服。《秦岭巴山天然药物志》又以本品配伍牛膝、海风藤、木瓜、桑枝、续断、杜仲、秦艽、桂枝等,水煎服,用治腰腿痛,半身不遂。

2.肾失封藏证

肾气不固、封藏失职,则小便频数、遗尿、遗精、白带过多。本品能温补固摄,可用治上列诸证,但功效缓和,单用效微,故每配菟丝子、五味子、桑螵蛸,或白术、白蔹等同用,以增强疗效。如《四川中药志》治腰痛及小便过多,以之与杜仲、木瓜、五加皮等强腰壮骨、补肾固涩之品同用。《贵州草药》治年老尿多,则以之与大夜关门、金樱根、小棕根等,炖猪精肉吃。《濒湖集简方》用于固精强骨,取狗脊、远志、茯苓、当归各等份,为末,炼蜜丸,梧子大,每酒服50丸。若治妇女冲任虚寒、白带过多,又以之与白蔹、鹿茸、艾叶等伍用,以温暖下元、固摄止带,如《普济方》白蔹丸。尚可以之与当归炭、白芍、艾叶炭等配伍,用治肝肾不足引起的月经过多(《中药辞海》)。

此外,本品单用或配伍当归用,可治病后足肿,如《伤寒蕴要》治病后足肿,即单用狗脊煎汤渍洗。尚可配功劳叶,以治肝肾两虚,头晕耳鸣,有一定疗效。另其金色茸毛可外敷以治外伤出血,有较好的止血作用。

(四)用法用量

10～15 g,煎服。亦可熬膏或入丸、散或浸酒。

(五)使用注意

因本品有温补固摄作用,故肾虚有热之小便不利或短涩赤黄,口苦舌干或肝虚有郁火者,均忌服。

(六)现代研究

1.化学成分

本品含蕨素,金粉蕨素,金粉蕨素-2'-O-葡萄糖苷,金粉蕨素 2'-O-阿洛糖苷,欧蕨伊鲁苷,原儿茶酸,5-甲基糠醛,β-谷甾醇,胡萝卜素等。根茎含淀粉(约

30%)、绵马酚、山柰醇。根茎的毛茸含鞣质及色素。

2.药理作用

狗脊可增加心肌营养性血流量、降低血脂;高剂量生狗脊、砂烫狗脊具有显著镇痛作用,且砂烫狗脊的镇痛作用强于生狗脊;狗脊的金黄色绒毛对外伤性出血有明显的止血效果,其作用较吸收性明胶海绵迅速;有抑菌作用,对流感嗜血杆菌、肺炎双球菌均有抑菌作用。

四、鹿衔草(《滇南本草》)

(一)性能

甘、苦,温。主归肝、肾经。

(二)功效

祛风湿,强筋骨,止血,止咳。

(三)临床应用

1.风湿痹证

本品甘补苦泄温通,主入肝、肾经,既善补益肝肾、强筋健骨,又能祛风散寒除湿、通络止痛。故多用于风湿痹痛虚证及筋骨痿软、肾虚腰痛、两足冷痹乏力等证,每与其他祛风湿、补肝肾、强筋骨药伍用。治肾虚腰痛,可与杜仲、牛膝等配伍。治风湿关节痛,亦可与白术、泽泻、羌活、防风等同用,如《中药临床应用》风湿身痛方。近年又以本品配伍淫羊藿、鸡血藤、骨碎补等,用治骨质增生症,如《外伤科学》引经验方骨质增生丸。

2.出血证

本品有止血作用,可用于吐血、咯血、崩漏及外伤出血等。如《山西中草药》中治肺结核咯血,即取本品配白及水煎服。治疗崩漏,《陕西中草药》方,单用本品120 g,配猪肉500 g,炖熟,加盐少许,2天服完。《吉林中草药》方,又用鹿衔草15 g,地榆炭30 g,水煎,每天服2次。

3.咳喘证

本品有一定的补益肺肾以定咳喘的作用,可用于肺虚久咳,或肾不纳气之虚喘,每与百部、五味子、百合等药配伍。

此外,本品还可活血通经,用治瘀血阻滞所致的经闭,月经不调或行经腹痛者,伍川芎、益母草、红花、赤芍等,以活血化瘀,调经止痛;用治妇女产后瘀血腹痛,恶露不下者,伍生蒲黄、五灵脂、红花、川芎等,以活血化瘀,止痛。本品还略具养心敛汗之功,可用于心悸、盗汗等证。尚可单用水煎服,以治虚劳、慢性肠炎、痢疾及肾虚五淋白浊等证。煎汤外洗,可用于过敏性皮炎,痈疮肿毒、虫蛇咬伤等。鲜品捣烂外敷,治外伤出血。

(四)用法用量

15～30 g;煎服。外用适量;捣敷或研撒,或煎水洗。

(五)使用注意

须文火煎煮,以保存有效成分,若火力大猛,容易丧失药效。孕妇慎服。

(六)现代研究

1.化学成分

鹿蹄草含 N-苯基-2-萘胺,伞形梅笠草素,高熊果酚苷,没食子酸,原儿茶酸,鹿蹄草素,槲皮素,没食子鞣质,肾叶鹿蹄草苷,6-O-没食子酰高熊果酚苷,金丝桃苷,没食子酰金丝桃苷;普通鹿蹄草含 2,5-二羟基甲苯,山柰酚-3-O-葡萄糖苷,槲皮素-3-O-葡萄糖苷。挥发油,苦杏仁酶,鞣质等。

2.药理作用

鹿蹄草具有强心,降压,抗心律失常,扩张冠状动脉,增强心肌收缩力,增加心肌血流量和组织(脑、肝、肾、脾)血流量;具有抗菌作用,对金黄色葡萄球菌、痢疾杆菌、铜绿假单胞菌、肺炎双球菌、溶血性链球菌、伤寒杆菌等均有较强的抑制作用;具有抗孕作用,抑制生育达 100%;还具有止咳、平喘、祛痰,降血脂,抗肿瘤,调节免疫功能的作用。

第六章

利 湿 药

第一节 利水消肿药

凡以通利水道，渗泄水湿为主要作用，治疗水湿内停病证为主要功用的药物，称为利水消肿药。服用本类药物，能使小便畅利，水肿消退，又称为利水退肿药。

利水消肿药性味多甘淡平或微寒。肾对人体内水液的潴留、分布与排泄起着极为重要的作用；膀胱有贮尿和排尿作用，所以利水渗湿药主归肾、膀胱经。

利水消肿药以利水渗湿、消肿为主要功效，主要用于水湿内停所致的水肿、小便不利，以及泄泻、痰饮等证都可选用。《素问·至真要大论》曰："湿胜则濡泄，甚则水闭胕肿。"湿为阴邪，其性重浊趋下；淡能渗泄，通过渗利之性，能使水湿邪气从小便排出体外，而达到治疗水湿内停病证的作用，正如《三因极一病证方论》所云："治湿不利小便，非其治也。"现代临证，应用利湿法发现有些药物对高脂血症、肿瘤等病亦有一定疗效。

利水消肿是治疗水肿病的有效方法之一，但临床应用本节药物时，尚需视具体病证而灵活配伍其他药物。若水肿较甚属实者，可配伍峻下逐水药；水肿日久，多兼虚证，常配伍健脾益气或温补肾阳之品，才能充分发挥其利水消肿作用，并使疗效得到巩固。

一、茯苓（《神农本草经》）

（一）性能

甘、淡，平。归心、肺、脾、肾经。

（二）功效

利水渗湿，健脾，宁心。

(三)临床应用

1.水肿证

本品味甘、淡,入脾肾,甘能补脾,淡能渗泄,药性平和,既可祛邪,又可扶正,补而不峻,利而不峻,利水而不伤正,为利水消肿之要药,可用治属寒热虚实之各种水肿。用治外有表证,内停水湿,症见头痛发热,烦渴饮水,小便不利者,以之与猪苓、泽泻、桂枝、白术同用,如《伤寒论》五苓散;用治水湿停蓄之水肿,小便不利证,可与郁李仁、白术等同用,如《不知医必要》茯苓汤、《世医得效方》郁李仁散;用治脾阳不运之水肿,常与白术、黄芪等补气健脾之品,如《金匮要略》茯苓戎盐汤、《太平惠民和剂局方》参苓白术散;又如《名老中医秘方验方精选》健脾渗湿汤;若身肿腰以下为甚,脘闷腹胀者,以之与白术、附子、厚朴等同用,如《济生方》实脾饮;用治脾虚湿盛之水肿,以之与白术、苍术、厚朴等同用,如《名医妙方精华千首》加减胃苓汤;若兼中寒者,以之与党参、山药、干姜等同用,如《名医妙方精华千首》健脾温运汤;用治脾肾阳虚之水肿,小便不利证,常与附子、干姜、白术等同用,如《伤寒论》真武汤,本品既能增强白术健脾利水之功,又助附子以温阳化气利水;用治阴虚小便不利,水肿证,以之与猪苓、泽泻、阿胶同用,本品配与阿胶有利水不伤阴,滋阴不敛邪之功,如《伤寒论》猪苓汤;用于治皮水、四肢肿,以之与防己、黄芪、桂枝同用,如《金匮要略》防己茯苓汤,本品助防己、黄芪、桂枝以祛四肢肌肤之水湿。

2.淋浊证

本品性平,但赤茯苓性质偏寒,长于渗利湿热而通淋,用于湿热淋浊,用之较宜,可配与栀子、灯心草、冬葵子等利尿通淋之品同用,以加强其清热利湿之功,如《太平惠民和剂局方》五淋散;又治小便欲出不出,痛不可忍者,以之与冬葵子、石韦、泽泻、白术同用,如《世医得效方》葵子汤;用治膏淋,以之与萆薢、石韦、黄柏等同用,以清利湿热,分清别浊,如《医学心悟》萆薢饮;若治湿盛所致的小便白浊,如《仁斋直指方》用本品为末,米汤调下;用治血淋,可配伍车前草、小蓟、栀子等同用,以奏利尿通淋、止血之效,如《名老中医秘方验方精选》茅苓汤;用治劳淋属肾阴虚者,以之与菟丝子、山药、莲肉、枸杞子同用,如《沈氏尊生书》菟丝子丸;属肾阳虚衰者,以之与泽泻、附子、桂枝等同用,如《金匮要略》肾气丸;用治气淋,以之与猪苓、白术、乌药等同用,以共奏通利膀胱、调理气机之功,如《名医妙方精华千首》五苓加味汤。

3.痰证、饮证

前人认为:"痰饮必用茯苓",《世补斋医书》谓:"茯苓一味,为治痰之药,痰之本,水也,茯苓可以行水。"《医宗必读·痰饮》谓:"脾土虚湿,清者难升,浊者难降,淤于生痰。"肺为贮痰之器,脾为生痰之源,本品既健脾又渗湿,使湿无所聚,痰无由生,故本品宜用于痰证及饮证。

(1)痰证:本品利水渗湿,健脾补中,药性平和,常与半夏、橘皮、甘草同用,如《太平惠民和剂局方》二陈汤,尤其宜于湿痰,以助半夏、橘皮燥湿化痰;若配伍清肺化痰药,以之与桑白皮、贝母、瓜蒌仁等同用,可用治热痰,如《医学统旨》清金化痰汤;用治寒痰,可与半夏、天南星、细辛等同用。

(2)饮证:本品既利湿浊,化痰涎,又能宁心安神,尤其宜于水饮停于胸胁,症见胸胁胀满,目眩心悸,短气而咳等,常与桂枝、白术、甘草同用,如《伤寒论》苓桂术甘汤;若治水饮停于胃,症见呕吐,眩晕、心悸者,以之与半夏、生姜同用,如《金匮要略》小半夏加茯苓汤;若治痰饮停于下焦,症见脐下悸,吐涎沫而头眩者,如《金匮要略》五苓散;若治心胸中有停饮宿水,以之与人参、白术、枳实、橘皮、生姜等同用,如《外台秘要》茯苓饮;用治寒饮咳喘兼脾虚湿停,以之与五味子、干姜、细辛等同用,共奏温脾化饮、止咳平喘之功,如《金匮要略》苓甘五味姜辛汤;若治痰饮,常以本品与五味子、干姜、细辛同用,如《金匮要略》桂苓五味甘草去桂加干姜细辛半夏汤、苓甘五味加姜辛半夏杏仁汤、苓甘五味加姜辛半杏大黄汤等。

4.泄泻证

本品既能健脾补中,又能渗利水湿而止泻,尤其宜于脾虚湿盛泄泻。若脾虚或有湿,脾运化功能失常致清浊不分,混杂而下,并走大肠而致泻,常用本品与人参、白术同用以治脾胃虚弱之便溏、泄泻,乃取本品既能增强人参、白术补气健脾之功,又合白术以燥湿止泻之功,如《太平惠民和剂局方》四君子汤、《世医得效方》六君子汤(人参、白茯苓、白术、甘草、肉豆蔻、诃子)及参连丸,又如《名老中医秘方验方精选》温阳扶脾汤;用治脾肾虚之久泻,以之与党参、炒白术、煨肉豆蔻同用,如温肾健脾止泻方、温肾扶脾汤;用治脾虚湿盛泄泻,本品与人参、白扁豆、薏苡仁等同用,如《太平惠民和剂局方》参苓白术散;若治肠胃虚受湿之肠鸣泄泻,多与附子、白术同用,如《世医得效方》白术附子汤;若与猪苓、泽泻、白术同用,如《明医指掌》四苓散;以之与白术同用,如《素问·玄机原病式》茯苓汤,均取本品配白术以补脾燥湿而止泻;用治湿盛泄泻,常与泽泻、猪苓等同用,以增强其利湿止泻之功,如《丹溪心法》胃苓汤、《世医得效方》通苓散;若用治寒湿泄泻,以之与苍术、厚朴、白术等同用,以奏温中焦,祛寒湿止泻之功,如《证治准绳》胃苓汤;若治湿热泄泻,可用赤茯苓配伍葛根、黄连等同用,以清利湿热止泻。

(四)用法用量

10～20 g。入丸、散剂,每次 3～5 g。

(五)使用注意

虚寒精滑者忌服。

(六)现代研究

1.化学成分

茯苓主要成分为 β-茯苓聚糖,约占干重的 93%,并含茯苓三萜(茯苓酸、土莫酸等)、树胶、蛋白质和脂肪酸等,还有麦角固醇、胆碱、腺嘌呤、卵磷脂、组氨酸、β-茯苓聚糖分解酶、蛋白酶及钙、镁、磷、铁、钠、钾、锰等无机元素等。

2.药理作用

茯苓煎剂或糖浆剂对正常人体有显著的利尿作用。茯苓多糖能有效防止草酸钙结石的形成,具有化石作用。茯苓对肝损伤有保护作用,能显著降低丙氨酸氨基转移酶的活性,防止肝细胞坏死。茯苓中多种成分均具有调节免疫功能和抗肿瘤的作用。茯苓三萜对多种肿瘤具有抑制活性,尤其对肺癌、卵巢癌、皮肤癌、中枢神经癌、直肠癌等作用明显。茯苓多糖及羧甲基茯苓多糖具有抗白血病作用。茯苓多糖能不同程度地增加血清中 TSOD 和 Cu-SOD 活性,降低 MDA 含量,具有抗寒、抗疲劳及抗衰老作用。茯苓煎剂有镇静、降血糖等作用。

二、猪苓(《神农本草经》)

(一)性能

甘、淡,平。归肾、膀胱经。

(二)功效

利水渗湿。

(三)临床应用

1.水肿证

本品甘淡,入肾、膀胱经而"利水道"(《神农本草经》),"主肿胀"(《药性论》),性沉降,正如李杲谓其"降也。"其利水之功强于茯苓,用治水肿证,单用即可见效,如《子母秘录》治妊娠从脚至腹肿,小便不利,及《杨氏产乳方》治通身肿满,小便不利,皆独用猪苓一味为末,热水调服。用治水湿内停之水肿,小便不利及表邪不解,随经入脏之膀胱蓄水证,常配伍茯苓、泽泻、白术、桂枝同用,如《伤寒论》

五苓散;若治湿热蓄积,膀胱气化不利之水肿证,以之与滑石、通草、黄柏等同用,如《名医妙方精华千首》知柏汤;用治脾虚水肿,小便不利,以之与泽泻、茯苓、白术同用,以奏健脾利水消肿之功,如《明医指掌》四苓散,又如《名医妙方精华千首》健脾利水汤;用治脾肾阳虚,水气泛滥之水肿,以之与茯苓、白术、附子等同用,以奏温补脾肾、利水消肿之效,如《名老中医秘方验方精选》温阳降浊汤;用治阴虚有热小便不利,以之与茯苓、泽泻、阿胶、滑石同用,共奏利水、清热、养阴之功,如《伤寒论》猪苓汤。

2.淋浊证

本品"泻膀胱"(《汤液本草》),"治淋肿"(《珍珠囊》),通利小便,以除淋浊。可单味用,如治妊娠子淋,《小品方》用本品捣筛,热水调服。亦常配伍用,用于阴虚有热之小便不利、淋浊证,如《伤寒论》猪苓汤;用治热淋,以之与生地黄、木通、滑石等同用,如《医宗金鉴》十味导赤汤;若兼少阳外感者,以之与柴胡、茯苓、滑石等同用,如《当代名老中医临证荟萃》柴苓汤加减;用治血淋,以之与茯苓、车前草、白茅根等同用,如《名老中医秘方验方精选》柴苓汤;用治石淋,可与金钱草、海金沙、琥珀等同用。

3.泄泻证

本品渗除水湿而止泄泻,最宜于水湿泄泻,以之与茯苓、泽泻、厚朴等同用,如《丹溪心法》胃苓散;用治内伤饮食夹湿之大便溏泄,以之与茯苓、泽泻、白术同用,如《明医指掌》四苓散;若治肠胃寒湿,濡泻无度,以之与肉豆蔻、黄柏同用,如《圣济总录》猪苓丸。

4.带下证

本品利湿浊而除带下,尤其宜于湿毒带下者。用治湿毒内蕴,损伤冲任之带下证,以之与茯苓、车前子、泽泻等同用,如《世补斋不谢方》止带方;若治寒湿带下,可与苍术、白术、山药等配伍;若治脾虚带下,可与人参、白术、茯苓等同用。

5.脚气证

本品渗利水湿而"治脚气"(《本草纲目》)。脚气为患,湿邪为要。用治湿脚气,用鸡鸣散加入本品;若治干脚气,以之与薏苡仁、木瓜、当归等同用。

此外,本品配伍利湿退黄药亦可用治黄疸证,使水湿之邪从小便得以祛除。治湿热黄疸之热重于湿者,可用茵陈蒿汤加入本品;若治湿重于热者,以之与茯苓、白术同用,如《图经本草》猪苓散,若以之与茵陈蒿、茯苓、白术等同用,如《金匮要略》茵陈五苓散;若用治胎黄,以之与泽泻、茵陈蒿、生地黄等同用,如《医宗金鉴》生地黄汤。

（四）用法用量

6～15 g。

（五）使用注意

本品利水之功较强，无水湿者忌用。

（六）现代研究

1.化学成分

主要含多糖类、固醇类成分；还含有机酸、蛋白质等。

2.药理作用

猪苓煎剂有较强的利尿作用；猪苓乙酸乙酯浸膏能抑制实验性高草酸尿症大鼠尿草酸钙的形成，能明显降低血清尿素氮和肌酐的浓度，具有明显的肾保护作用；猪苓多糖能显著提高荷瘤小鼠腹腔巨噬细胞吞噬能力，具有抗肿瘤作用，对实验性膀胱癌的发生具有较显著的抑制作用；猪苓多糖具有提高机体免疫活性的作用。此外，猪苓多糖有抗放射作用和护肝作用。

三、赤小豆（《神农本草经》）

（一）性能

甘、酸，平。归心、小肠经。

（二）功效

利水消肿，解毒排脓。

（三）临床应用

1.水肿证

本品性善下行，通利水道，使水湿下泄而消肿。用于水肿证，可内服亦可外用，可单用亦可配伍用。用治下肢水肿，用本品煎水，温渍足膝（《韦宙独行方》）；亦可与泽泻、猪苓、茯苓等同用；若治水肿，坐卧不得，用桑枝烧灰淋汁，煮赤小豆为饭食用（《梅师集验方》）；又可与大蒜、生姜、商陆同用（《图经本草》）；若治小蛊腹大，以之与白茅根同煮，食豆（《肘后备急方》）；又可与鲤鱼或鲫鱼同煮食（《食疗本草》）。

2.脚气证

本品性善下行，通利水道而治之。用治脚气，以之与葫芦、生姜、商陆同用（《图经本草》）；若兼气急，大小便涩，全身肿者，以之与桑白皮、紫苏、生姜同用，如《圣济总录》赤小豆汤；又可与鲤鱼煮食（《食疗本草》）。

3.淋证

本品利水以通淋，用治淋浊证，可与车前子、木通、萆薢等同用。用治热淋、血淋，以本品为末，煨葱一茎，擂酒调服（《修真秘旨》）。

4.痢疾证

本品既利水湿，又能解毒排脓，对于湿热泻痢较宜，多与黄连、木香、芍药同用。

（四）用法用量

10～30 g。外用适量。

（五）使用注意

尿多者忌用。

（六）现代研究

1.化学成分

赤小豆主要含三萜皂苷成分，还含有糖类、蛋白质等。

2.药理作用

赤小豆煎剂对金黄色葡萄球菌、痢疾杆菌、伤寒杆菌等有一定的抑制作用。

第二节　利尿通淋药

凡以利尿通淋为主要功效，常用于治疗淋证的药物，称为利尿通淋药。

利尿通淋药味多甘淡，次为苦，甘淡能渗利水湿，苦能降泄。《金匮要略》曰："热在下焦者，则尿血，亦令淋秘不通。"故本节药物性偏寒凉，能清利湿热。《景岳全书》曰："淋之为病，由肾虚而膀胱热……"膀胱有贮尿和排尿作用，故利尿通淋药主归膀胱经。

利尿通淋药常与利水渗湿药相须为用，以增强其利小便、通淋浊之功。应用时须根据实际情况作相应的配伍，《景岳全书》曰："淋之初病，则无不由乎热剧，无容辨矣……又有淋久不止，及痛涩皆去，而膏淋不已，淋如白浊者，此惟中气下陷及命门不固之证也。"若湿热所致小便短赤、涩痛，多配伍清热泻火药；因利水易伤阴津，若阴虚内热者，当配养阴药同用；若热伤血络而见尿血者，当配凉血止血药同用；若小便混浊如膏，当配利湿祛浊药；若脾肾亏虚者，又当配补脾益肾之品。配伍得当,才能取得良好疗效。

一、川木通(《天宝本草》)

(一)性能

苦,寒。主归心、小肠、膀胱经。

(二)功效

利尿通淋,清心除烦,通经下乳。

(三)临床应用

1.淋证

本品性味苦寒,上能清心降火,下能泄小肠热,使湿热之邪从小便排出。尤其宜于心火移热于小肠所致的心烦,小便短赤等证,常与生地黄、竹叶、甘草梢等同用,以增强其清热利水之功。用于膀胱湿热,小便短赤涩痛,可与瞿麦、车前子、滑石等同用。用于血淋,常与小蓟、生地黄、白茅根、蒲黄等同用,共奏凉血止血、利尿通淋之效;用于石淋,可与金钱草、海金沙、鸡内金等同用。

2.水肿证

本品清热利水而消肿。用于湿热壅盛所致的水肿,可与商陆、泽泻、赤小豆等同用,以增强本品清热消肿之功。用于水气,小便涩,腹胀大,身体虚肿,可与桑白皮、泽泻、大腹皮等同用,以加强其利水消肿之效。

3.口舌生疮

本品善于清心降火,又通利小便,可导心经实火下行,尤宜心火上炎之口舌生疮、糜烂之症,可配伍黄连、竹叶、生地黄、甘草等同用,以增强其清泻心火作用。

(四)用法用量

3～6 g。

(五)使用注意

(1)本品通经下乳,孕妇慎用。

(2)气弱津伤,精滑遗尿,小便过多者慎用。

(六)现代研究

1.化学成分

川木通含绣球藤皂苷、常春藤皂苷元、无羁萜、β-香树脂醇、β-谷固醇、正二十五烷、正二十八醇等。

2.药理作用

川木通有利尿作用,增加尿量的同时能促进 Na^+、K^+、Cl^- 的排出,特别是 Na^+ 的排出。另对金黄色葡萄球菌、大肠埃希菌、铜绿假单胞菌、变形杆菌等具有一定的杀菌能力。

二、灯心草

(一)性能

苦、甘,微寒。主归肺、膀胱经。

(二)功效

利尿通淋,清肺止咳,凉血止血。

(三)临床应用

1.淋证

本品能利膀胱水道而通淋,为清热利尿通淋之常用药。其药性寒凉,尤其宜于热淋。用于热淋,常配滑石、木通、车前子等同用;又如《圣惠方》以之与滑石为末。若治心经蕴热,传于小肠,小便赤涩,可以之与滑石煮浓汁服,如《全生指迷方》石韦汤。本品既能通淋,又有凉血止血之功,也常用于血淋,可配当归、蒲黄、芍药同用,如《千金要方》石韦散;又如《贵州草药》以之与猪鬃草、连钱草同用;又如《名老中医秘方验方精选》加味导赤汤,以之配伍白茅根、小蓟、生地黄同用。用于石淋,以之与滑石为末,用米汁或蜜冲服,如《古今录验》石韦散。

2.咳喘哮等证

本品药性寒凉,归肺经而能清肺热,止咳平喘。用于肺热咳嗽,可配鱼腥草、黄芩、芦根等同用。若痰中带血者,可配伍侧柏叶、白茅根等。若咳嗽偏寒者,如《圣济总录》石韦散,以之与槟榔为末,姜汤送服。

3.出血证

本品清热凉血而止血。用于血热妄行所致的崩中、漏下,可配益母草、生地黄、生艾叶等同用;又如《本草纲目》,以本品单味为末,温酒服。用于血热所致的吐血、衄血等,可配侧柏叶、茜根、白茅根等同用。治便前有血,如《普济方》,以之与茄子枝同用。

4.水肿证

本品利小便水道而消肿。用于水肿属实者,可配猪苓、泽泻、生薏仁等同用。

(四)用法用量

6～12 g(大剂量可用至 30～60 g)。

(五)使用注意

本品药性苦寒,脾胃虚寒者慎用。

(六)现代研究

1.化学成分

石韦含里白烯、β-谷固醇、绿原酸、绵马三萜、芒果苷、异芒果苷、槲皮素、异槲皮素、延胡索酸、蔗糖等。

2.药理作用

石韦煎剂对金黄色葡萄球菌、变形杆菌、大肠埃希菌等有不同程度的抑制作用。还具有抗炎、抗病毒、利尿、增强免疫、升高白细胞、降血糖、抑制血小板聚集、抗氧化等作用。庐山石韦有镇咳、祛痰作用。

三、萹蓄(《神农本草经》)

(一)性能

苦,微寒。主归膀胱经。

(二)功效

利尿通淋,杀虫止痒。

(三)临床应用

1.淋证

本品性微寒,入膀胱经,能清利下焦湿热。多用于热淋、石淋,常配木通、瞿麦、车前子等同用,如《和剂局方》八正散。治热淋,单味有效,如《生生编》以本品煎汤频服。用于血淋,可配大蓟、小蓟、白茅根等同用,如《名老中医秘方验方精选》加味导赤汤。

2.虫证

本品功善"杀三虫"(《神农本草经》),"煮汁与小儿饮,疗蛔虫有验"(《药性论》)。治蛔虫腹痛,面青,如《药性论》、《食疗本草》以单味浓煎服用。治小儿蛲虫,下部痒,如《食医心镜》单味水煎,空腹饮之;或用其汁煮粥服。

3.皮肤病

本品有杀虫止痒之功,可用于多种皮肤病。用于肛门湿痒或痔疮初起,如

《浙江民间草药》以本品单味水煎,先熏后洗。用于湿疹、湿疮、阴痒等证,可单味煎汤外洗,亦可配伍地肤子、蛇床子、荆芥等煎汤外洗。

(四)用法用量

10～30 g;鲜者加倍。外用适量。

(五)使用注意

本品苦寒,易伤脾胃,脾胃虚寒者忌用。

(六)现代研究

1.化学成分

萹蓄含萹蓄苷、槲皮苷、山柰酚、槲皮素、杨梅树皮素、咖啡酸、绿原酸、没食子酸、β-谷固醇、β-胡萝卜苷、钾盐、硅酸、p-香豆酸、黏液质、葡萄糖、果糖及蔗糖等。

2.药理作用

萹蓄有显著的利尿作用,能增加钾、钠的排出。有驱蛔虫、蛲虫及缓下作用。对葡萄球菌、福氏痢疾杆菌、铜绿假单胞菌及须疮癣菌、羊毛状小芽孢菌及多种皮肤真菌均有抑制作用。其水及乙醇提取物能促进血液凝固,增强子宫张力;静脉注射有降压作用。

四、瞿麦(《神农本草经》)

(一)性能

苦,寒。主归心、小肠、膀胱经。

(二)功效

利尿通淋,活血通经。

(三)临床应用

1.淋证

本品苦寒降泄,入心、膀胱。"降心火,利小便,逐膀胱邪热,为治淋要药"(《本草备要》)。尤其宜于热淋,常与木通、车前子、萹蓄等同用,如《和剂局方》八正散。若治下焦热结,小便淋沥或有血,可与山栀子、甘草等同用,如《和剂局方》立效散。用于血淋,可与大蓟、小蓟、白茅根等同用。用于石淋,如《外台秘要》单味为末服;亦可配石韦、滑石、车前、冬葵子同用,如《证治汇补》石韦散。用治产后淋证,如《得配本草》以之与蒲黄同用。若治下寒上燥,小便不利,配瓜蒌、茯苓、山药、附子同用,如《金匮要略》瓜蒌瞿麦丸。

2.月经病

本品苦泄下行,有活血通经的作用,对于血热兼瘀阻之月经病尤宜。用于瘀热所致的月经不调,可配益母草、赤芍、丹参等同用。用于血热兼瘀阻所致的闭经,可配桃仁、红花、泽兰等同用。

(四)用法用量

9～15 g。

(五)使用注意

本品苦寒性降、活血堕胎,孕妇慎用。

(六)现代研究

1.化学成分

瞿麦含花色苷、水杨酸甲酯、丁香油酚、维生素 A 类物质、皂苷、糖类等。

2.药理作用

瞿麦煎剂口服有显著的利尿作用,穗较茎强,能促进钾、钠的排出。对肠管有显著的兴奋作用,有影响肾血容积、抑制心脏及降压的作用。对金黄色葡萄球菌、大肠埃希菌、伤寒杆菌、福氏痢疾杆菌、铜绿假单胞菌均有抑制作用。

五、萆薢(《神农本草经》)

(一)性能

苦,平。主归肾、胃经。

(二)功效

利湿去浊,祛风除痹。

(三)临床应用

1.淋证

本品善于分清别浊,为治膏淋之要药。雷敩谓:"漩多白浊,皆是湿气下流,萆薢能除阳明之湿而固下焦,故能去浊分清。"用于膏淋,症见小便混浊,白如米泔,积如膏糊,尿道涩痛者,常配益智仁、石菖蒲、乌药、甘草同用,如《丹溪心法》萆薢分清饮;又如《医学心悟》萆薢饮,以之与文蛤粉、石韦、车前子等同用;又如《中国当代名医名方精选》苦参消浊汤,以之与苦参、熟地黄、山萸肉、益智仁等同用;又如《名老中医秘方验方精选》白浊汤,以之与金银花、车前子、木通等同用。

用于热淋,可与木通、车前子、滑石等同用。用于石淋,可配金钱草、海金沙、鸡内金等同用。

2.尿浊证

本证为湿热下注膀胱所致,本品能利湿而分清别浊。若小便混浊,白如甘浆,而尿道无涩痛者,可配石菖蒲、乌药、茯苓等同用,如《直指方》萆薢分清饮;又如《泉州本草》用本品单味鲜用煎服;又如《名老中医秘方验方精选》活血分解饮,以之配益智仁、桃仁、车前子等同用。

3.白带证

本品有利下焦湿浊之功。《傅青主女科》谓:"夫带下俱是湿症。"用于湿热下注之带下证,以之配黄柏、生薏仁、土茯苓等同用,如《中国当代名医名方精选》苓药芡苡汤。若湿邪偏重者,可配猪苓、白术、泽泻等同用。

4.痹证

本品有祛风湿、舒筋络的作用,善治腰膝痹痛、筋脉屈伸不利。若偏于风湿热者,可配黄柏、防己、生薏仁等同用;若偏于风寒湿者,可配独活、蚕砂、木瓜等同用。用于肾虚湿痹,腰痛身疼者,可配山萸肉、地黄、白术等同用,如《证治准绳》萆薢丸;又如《泉州本草》,以之与猪脊骨炖服。用于肾虚腰脚痹软,行履不稳者,如《广利方》,以之配杜仲同用;《三因极一病证方论》立安丸,配伍补骨脂、杜仲、牛膝、木瓜同用;《瑞竹堂经验方》喝起丸,配伍胡芦巴、补骨脂、小茴香等同用。

(四)用法用量

10～15 g。

(五)使用注意

本品利湿、易伤阴,肾阴亏虚、遗精滑泄者慎用。

(六)现代研究

1.化学成分

萆薢含薯蓣皂苷等多种甾体皂苷,总皂苷水解后生成薯蓣皂苷元等。此外,还含鞣质、淀粉、蛋白质等。

2.药理作用

萆薢所含的薯蓣皂苷、克拉塞林苷均有抗菌作用。用萆薢液给小鼠腹腔注射,可增加心肌对 86Rb 的摄取。

六、海金沙(《嘉祐本草》)

(一)性能

甘、咸,寒。主归膀胱、小肠经。

(二)功效

清利湿热,通淋止痛。

(三)临床应用

1.淋证

本品甘咸而寒,体滑而降,善泻膀胱、小肠湿热,功专利尿通淋止痛,尤善止尿道疼痛,如李时珍《本草纲目》曰:"治石淋茎痛。"治热淋急痛,如《泉州本草》以本品为末,甘草汤送服。用于治石淋,常与金钱草、滑石、鸡内金同用;《陕西中药志》以之与滑石共研为末,以车前子、麦冬、木通水煎冲药末,或加蜜少许温服。

2.水肿证

本品甘淡利水而消肿。用于脾湿肿满,腹胀如鼓,喘不得卧,可配白术、黑牵牛、甘草为末服,如《兰室秘藏》海金沙散;或与牵牛、甘遂为末服,如《医学发明》海金沙散。

(四)用法用量

6～15 g。宜布包煎。

(五)使用注意

海金沙服用过量可引起舌麻、恶心、头晕、畏寒、尿频等不良反应。

(六)现代研究

1.化学成分

海金沙含有脂肪油、海金沙素、棕榈酸、硬脂酸、油酸、亚油酸等。

2.药理作用

海金沙煎剂对金黄色葡萄球菌、铜绿假单胞菌、福氏痢疾杆菌、伤寒杆菌等有抑制作用。另还有利胆作用。给麻醉犬静脉注射海金沙液可引起输尿管上段管腔内压力增加,输尿管蠕动频率增加。

第三节 利湿退黄药

利湿退黄药性味多苦寒,主入肝、胆、脾、胃经。善清利脾胃肝胆湿热,使之从小便出,湿热利,黄疸退。故以清热利湿退黄为主要作用,主要用于湿热黄疸(包括急性传染性黄疸型肝炎、肝胆感染、胆结石、肿瘤所致的黄疸及溶血性黄疸等),症见目黄、身黄、小便黄等。部分药物还可用于湿疮痈肿等证。

临证可根据阳黄、阴黄之湿热、寒湿偏重不同,选择适当配伍治疗。若里热偏盛者,可配清热泻火,清热解毒药治疗;湿浊内盛者,可配燥湿或化湿药同用;若寒湿阴黄者,宜配温里药同用。

一、茵陈(《神农本草经》)

(一)性能

苦、辛,微寒。主归肝、胆、脾、胃经。

(二)功效

清利湿热,利胆退黄,解毒疗疮。

(三)临床应用

1.黄疸证

茵陈苦泄下降,微寒清热,利湿退黄,善清利肝胆及脾胃湿热,使之从小便出,为治黄疸证之要药。身目发黄,小便短赤之湿热阳黄,或黄色晦暗,畏寒腹胀之寒湿阴黄,均可配伍应用。

(1)黄疸证属湿热郁蒸,见发热,黄色鲜明,小溲短赤数者:常与清热燥湿泻火之大黄、栀子配伍,以增强清热除湿之功,如《伤寒论》茵陈蒿汤。

(2)黄疸证属湿偏重,伴小便不利显著者:可与利尿除湿的茯苓、泽泻等药同用,以达除湿退黄之功,如《金匮要略》茵陈五苓散。

(3)黄疸证属寒湿瘀滞,黄色晦暗,畏寒腹胀之阴黄:须配伍干姜、附子等温里散寒之品,以温化寒湿,如《伤寒微旨论》茵陈四逆汤。

茵陈是一味主清肝胆湿热的药物,临床上无论是否有黄疸证,只要体质或症状表现为肝胆湿热蕴结,均可应用本品。现临床应用广泛,常用来治疗乙型肝炎和急、慢性胆囊炎,以及防治新生儿溶血症等。

2.湿温证及湿疹、湿疮等病症

茵陈其气清芳,散肌肤之表邪,又味苦性微寒,善除湿,且有解毒疗疮之效,常用于治疗湿温初起及皮肤风疹、湿疹、疥疮等病症。

(1)湿温初起:湿温初起多表现发热困倦,头痛脘痞,小便短赤,常与滑石、黄芩、广藿香等同用,以达化湿除热之效,如《医效秘传》甘露消毒丹。

(2)风疹:内蕴湿热,复感风寒,郁于皮腠而发,见皮肤隐疹瘙痒。可单用或配伍,内服、外洗均可。如《圣济总录》茵陈蒿散,即是以本品配荷叶为散服之,"治风瘙隐疹,皮肤肿痒"。现临床常以本品配白鲜皮、地肤子、苦参等同用,以达祛风燥湿止痒之效。

(3)湿疹:湿热内蕴之湿疮瘙痒,茵陈可清利湿热,解毒而止痒。《本草正义》曰茵陈:"盖行水最捷,故凡下焦湿热瘙痒,及足胫跗肿,湿疮流水,并皆治之。"临床上可煎汤外洗,或与薏苡仁、土茯苓、大黄等同用以增强清热燥湿,解毒止痒之功。

(四)用法用量

6～15 g,大量可用至 30 g。外用适量,煎汤外洗。

(五)使用注意

(1)茵陈其气辛香,长期或大量服用易耗气伤血,故蓄血发黄者及血虚萎黄者慎用。

(2)有报道,茵陈用量过大可能会引起头晕、恶心、上腹饱胀、灼热、腹泻等现象,甚至严重时可能会出现心律不齐、死亡。

(六)现代研究

1.化学成分

主要含香豆素类成分:滨蒿内酯、东莨菪素等;黄酮类成分:茵陈黄酮、异茵陈黄酮、蓟黄素等;有机酸类成分:绿原酸、水杨酸、香豆酸等;还含挥发油、三萜、甾体等。

2.药理作用

茵陈具有较好的保肝降脂作用,其水煎剂能明显地减轻四氯化碳所致的肝细胞损伤,改善肝功能,明显降低血清氨基转移酶活性,升高人血白蛋白;其提取物对胰岛素抵抗合并脂肪肝具有调解血脂和保肝作用,可明显降低门冬氨酸氨基转移酶、丙氨酸氨基转移酶活性和 TGF-β_1 水平,改善肝脏脂肪病变。茵陈的多种制剂及成分均有利胆作用,其所含的 6,7-二甲氧基香豆素是其利胆成分之一,与栀子中所含的京尼平合用对胆汁分泌有协同作用。茵陈能降低 AFB_1 诱发微核、染色体畸变、姐妹染色单体交换和基因突变,对食管癌、肺癌等有治疗作用。茵陈水煎剂对结核杆菌、白喉杆菌、炭疽杆菌、伤寒杆菌、大肠埃希菌、痢疾杆菌、金黄色葡萄球菌、脑膜炎奈瑟菌及流感病毒等有不同程度的抑制作用,并能抑杀钩端螺旋体。另外,茵陈有降低高脂血症、扩张冠状动脉及促纤溶作用。

二、金钱草(《本草纲目拾遗》)

(一)性能

甘、咸,微寒。归肝、胆、肾、膀胱经。

(二)功效

利湿退黄,利尿通淋消石,解毒消肿。

(三)临床应用

1.黄疸证

金钱草甘淡渗利,微寒清热,入肝、胆二经,则能清热利湿退黄。如(《百草镜》)治黄疸初起,又治脱力虚黄:神仙对坐草三叶,白荷包草、平地木、茵陈各三钱,水煎分三服。《本草纲目拾遗》亦载治"黄疸初起"。现临床常用本品治黄疸,常与茵陈蒿、栀子、虎杖等同用。

2.石淋证

金钱草味咸软坚,甘淡微寒以清利湿热,因其善消结石,故为石淋证所常用。在临床上治疗结石的诸多方剂中,金钱草均作为主要药物应用。可单用大剂量金钱草煎汤代茶饮,或与海金沙、鸡内金、滑石等同用,如二金排石汤。

3.热淋证

金钱草兼入膀胱、肾经,善清膀胱湿热而利尿。膀胱为湿热阻滞,气化不利而致小便点滴不通、小腹急胀难忍,或小便量少不利,尿黄赤等,可选用金钱草清热利尿,使热邪下达排出,膀胱湿热得解。可配车前子、萹蓄等同用。现代临床多用治慢性前列腺炎,金钱草、车前草、益母草、一点红、败酱草等加减,疗效良好。

4.痈肿疔疮,毒蛇咬伤

金钱草有解毒消肿之效,可用治痈肿疔疮,毒蛇咬伤等证。可用鲜品捣汁内服或捣烂外敷;或配蒲公英、野菊花等同用。

(四)用法用量

15～60 g,鲜品加倍。外用适量。

（五）使用注意

金钱草性味寒凉，久服易伤脾胃。另有报道金钱草因采集或清洗能引起面部接触性皮炎及变态反应，考虑为金钱草小枝及叶下密被丝毛引起的接触性皮炎，故鲜品外用时有皮肤过敏者慎用。

（六）现代研究

1.化学成分

主要含黄酮类成分：槲皮素，山奈素等；还含苷类、鞣质、挥发油、氨基酸、胆碱、固醇等。

2.药理作用

金钱草水煎液和醇提取物有明显的促进胆汁分泌，使胆管泥沙状结石易于排出，胆管阻塞和疼痛减轻，黄疸消退的作用。而其多糖成分对尿路结石的主要成分草酸钙结晶有抑制作用，并可使血液、尿液偏酸性，使在碱性环境中才能存在的结石溶解，减缓草酸钙的生长速率，减少晶体聚积的程度，从而有利于治疗尿结石。金钱草乙醇提取物能有效清除羟自由基和超氧自由基，对羟自由基所致的 DNA 的氧化损伤有显著的抑制作用。

三、虎杖（《名医别录》）

（一）性能

微苦，微寒。主归肝、胆、肺经。

（二）功效

利湿退黄，散瘀止痛，凉血解毒，化痰止咳，泻热通便。

（三）临床应用

1.湿热黄疸，淋浊，带下

虎杖苦寒，苦能燥湿，寒能清热，善清下焦湿热蕴结，能泻湿热，通水道，利胆退黄，为清利湿热之良药。故湿热黄疸，湿热蕴结膀胱之小便涩痛、淋浊带下等病证均常用。

（1）湿热黄疸：《金匮要略》云："诸病黄家，但利其小便"。《药性论》载虎杖有"利小便"之功效，加之本品又能清热利湿而退黄，故常用于湿热黄疸。可单用虎杖，或配茵陈、栀子、黄柏等药同用，效力更佳。

（2）热淋：本病多由过食辛热肥甘之品，或嗜酒太过，酿成湿热，下注膀胱，膀胱气化失司所致。《滇南本草》载：虎杖"治五淋白浊"。可选用虎杖清热利湿而通淋,单用研末服,如《姚僧坦集验方》以虎杖研末服,治五淋。或配半枝莲、八角莲、重楼等解毒利水通淋药同用,治疗湿热淋症。

(3)尿浊:此乃湿热蕴结下焦日久,清浊不分而成,可用虎杖清热利湿以分清去浊,或配萆薢同用,可加强疗效。

(4)带下病:湿热下注而致带下量多,色白或赤白相兼,质黏腻带腥臭味,《滇南本草》载:虎杖"治妇人赤白带下"。如《本事方》治妇人诸般淋,以苦杖根水煎,麝香、乳香少许研末调下。临床可用虎杖清热利湿止带之力,并配薏苡仁、黄柏、芡实等同用。

2.血瘀证

虎杖味苦,入肝经,善入血分,其活血祛瘀力量较强,且可止痛,凡血瘀所致的妇女经闭、痛经、产后恶露不尽、癥瘕积聚、风湿痹痛、跌打损伤等证均可使用。

(1)经闭、痛经:多因瘀血内阻,冲任脉不通所致的经闭、痛经,选用虎杖,《名医别录》载其:"主通利月水"。临床多配以益母草、丹参、红花等活血通经止痛之品同用,可使瘀去月经通畅。

(2)产后恶露不尽:若产后瘀血内阻,或胞衣残留,致产后恶露淋漓不尽,小腹疼痛拒按者,可用虎杖以活血化瘀,《日华子本草》载其:"治产后恶血不下"。可单用内服,如《本草纲目》以虎杖根研末,酒送,治产后瘀阻血痛。

(3)癥瘕积聚:本病多因血瘀不行,气机被阻,日久聚积结成。《名医别录》曰虎杖能:"破留血癥结"。故可选用虎杖以祛瘀消积、活血定痛,或配三棱、莪术等破血消癥药同用。

(4)风湿痹痛:风寒湿邪日久不愈,邪留经络关节,郁而化热,邪热壅于经络、关节,气血瘀滞不通而关节疼痛,局部灼热红肿,痛不可触,可用虎杖清热通络、祛瘀止痛。《本草拾遗》以虎杖治"风在骨节间"。《滇南本草》以本品配川牛膝、防风、桂枝等,用烧酒泡服,治手足麻木。

(5)跌打损伤:本病多因持重不当,或运动失度,不慎跌仆,伤及筋脉或关节,致经气运行受阻,气血壅滞局部所致,见局部肿痛青紫。《日华子本草》载虎杖:"主扑损瘀血",用其活血祛瘀止痛之力,多与当归、乳香、没药配伍,以加强活血疗伤之功。《圣济总录》载虎杖散,以虎杖、芍药2∶1的比例配伍,制成散剂,温酒调服,治疗折伤、血瘀不散。

3.热毒疮痈证

虎杖苦寒,入血分则清热凉血解毒,《滇南本草》载其能:"攻诸肿毒"。常用于治疗湿毒蕴结所致痈肿疮毒,以及水火烫伤、毒蛇咬伤等病证。

(1)咽喉肿痛:本病多因外感风热,内有热毒蕴结。《滇南本草》载虎杖:"止咽喉疼痛",取其清热解毒,消肿止痛之力。可单用或配射干、马勃、山豆根等解毒利咽药同用。

(2)疮痈:因热毒壅滞所致疮痈肿痛,可用虎杖内服、外用均可,取其清热解毒、散瘀止痛之功效。可单用,如《图经本草》以虎杖根,烧灰外敷,治诸恶疮;又如《贵阳民间草药》以虎杖研末,浓茶调敷,治痈疮疼痛。或配蒲公英、金银花、连翘等以加强清热解毒之效。

(3)水火烫伤:本品外用不仅性苦寒、清热解毒,且具有敛涩之性,功能解毒收湿敛疮,尤善治疗烧烫伤。《丹溪治法心要》治疗烫火疮,以虎杖为末,水调敷。《贵州民间方药集》载虎杖:"外用治烫火伤",以虎杖鲜品切片浸于麻油中,取油涂搽患处;或用干品研末,撒敷患处;对于较大面积火伤,可用纱布浸虎杖水煎浓缩液外敷。

(4)蛇伤:《岭南采药录》载虎杖能"治蛇伤"。若毒蛇咬伤,可取虎杖鲜品捣烂敷患处;亦可煎浓汤内服。

4.肺热咳嗽证

虎杖能清热利湿,湿去痰则消,又入肺经,故能化痰止咳,因药性寒凉,故常用于肺热咳嗽。若因风热犯肺,肺失宣肃,肺气上逆,症见咳嗽频作,伴咽病,咳痰不爽,或咳痰黄稠。可用虎杖清热化痰止咳,或配枇杷叶、贝母等清热化痰药同用,以增强药力。

5.热结便秘证

虎杖苦寒,可泻热通便,多用于热结肠燥便秘。可单用,或与大黄、芒硝、芦荟等清热通便药同用,以增强泻下之力。

(四)用法用量

10～15 g。外用适量,鲜品捣敷,或制成油膏涂敷。

(五)使用注意

(1)《药性本草》谓:"有孕人勿服",故孕妇慎服。

(2)另有报道本品大剂量或长期服用可引起肝、肾损伤,故肝、肾功能不正常者慎用,且不宜大量或长期服用。

(六)现代研究

1.化学成分

虎杖主要含游离蒽醌及蒽醌苷类化合物,如大黄素、大黄素甲醚、大黄酚、大黄素甲醚-8-*O*-β-*D*-葡萄糖苷、大黄素-8-*O*-β-*D*-葡萄糖苷大黄酸、6-羟基芦荟大黄素等；二苯乙烯及苷类成分：虎杖苷、白藜芦醇苷、白藜芦醇等；此外，尚含有维生素 C、氨基酸、多糖、钾盐、鞣质等。

2.药理作用

虎杖煎剂有降脂护肝作用，能降低非酒精性脂肪肝大鼠脂肪组织的 TNF-α mRNA 水平，也可以降低大鼠肝组织甘油三酯、总胆固醇和葡萄糖的含量，对调解肝脂、肝糖代谢和改善肝细胞脂肪变性具有一定效果。虎杖苷能有效改善微循环，可明显降低栓塞引起的肺动脉高压，增加心排血量，改善氧合，同时具有良好的抗氧化、清除自由基的作用。虎杖水煎液对金黄色葡萄球菌、白色葡萄球菌、溶血性链球菌、卡他球菌、大肠埃希菌、变形杆菌、福氏痢疾杆菌等均有抑制作用。虎杖对流感病毒亚甲型、脊髓灰质炎病毒Ⅱ型、乙型脑膜炎病毒京卫研Ⅰ号、乙型肝炎抗原等均有一定的抑制作用。此外，尚能特异性地抑制多种肿瘤细胞的生长，而对正常肝细胞毒性很小；具有降血糖、止血消炎、镇咳平喘等作用。

四、垂盆草(《本草纲目拾遗》)

(一)性能

甘、淡，凉。归肝、胆、小肠经。

(二)功效

利湿退黄，清热解毒。

(三)临床应用

1.湿热黄疸证

本品甘淡利湿，寒凉清热，主入肝、胆经，能清热利湿退黄，用于湿热黄疸，常与虎杖、茵陈、金钱草等同用。近年临床用治急、慢性黄疸型与无黄疸型传染性肝炎，均有较好疗效。

2.水肿、热淋

本品甘淡渗利水湿，性凉以清热，入小肠经。用治湿热蕴结膀胱的小便不利、水肿及热淋症。治疗小便不利、水肿，可配白茅根、猪苓、泽泻等药用；治热淋，可配车前草、石韦、海金沙等药用。

3.痈肿疮疡、水火烫伤、毒蛇咬伤

本品具有较强的清热解毒及消痈散肿之功效，可单用内服或外敷。用于痈

肿初起,可单用,除煎汤内服外,同时用鲜草洗净捣烂外敷;热毒疮疡,或配野菊花、紫花地丁、半边莲等清热解毒药用。治疗水火烫伤,可单用鲜品洗净后捣汁外涂,或与大黄、地榆炭等药同用。治疗毒蛇咬伤,垂盆草善解蛇毒,为民间治疗毒蛇咬伤的常用药品,可单用鲜草半斤,用冷开水洗净,捣烂绞汁内服,每天 1～2 次;也可配合半枝莲、野菊花、鬼针草、车前草、生大黄等药煎汤内服,并用鲜草洗净捣烂外敷。

(四)用法用量

15～30 g。

(五)使用注意

脾胃虚寒者慎用。

(六)现代研究

1.化学成分

垂盆草含黄酮类成分:槲皮素、山奈素、异鼠李素、苜蓿素、苜蓿苷、木犀草素、木犀草素-7-葡萄糖苷、甘草素、甘草苷、异甘草苷等;还含三萜、固醇、生物碱、氰苷、多糖等。

2.药理作用

垂盆草的有效成分异鼠李素-3,7-二-β-D-葡萄糖苷对小鼠急性肝损伤有一定的保肝降酶作用。垂盆草提取物能显著地降低 ALT 和 AST,并有明显的保肝作用。垂盆草水溶性成分对免疫低下小鼠胸腺依赖性免疫应答有调节及免疫增强作用,同时,对正常免疫状态小鼠有一定的抑制作用,但不影响免疫器官生长。垂盆草对三硝基苯磺酸诱导的实验性结肠炎具有保护作用,可显著延长大鼠跑台运动力竭时间,抑制长期大强度训练引起大鼠体重显著性下降的趋势。垂盆草醇提取物对肝癌细胞 HepG$_2$ 细胞增殖具有明显的抑制作用,对葡萄球菌、链球菌、伤寒杆菌、白念珠菌等均有抑制作用。

五、积雪草(《神农本草经》)

(一)性能

甘、辛,寒。归肝、脾、肾经。

(二)功效

清热利湿,泻火解毒,凉血消肿。

(三)临床应用

1.湿热证

积雪草味苦性寒,苦能燥湿,寒能清热,归肝、肾二经。既能清肝胆湿热而退黄,又能清中焦湿热而止泻,故可用于湿热黄疸,中暑腹泻。同时又有清热利尿通淋的作用,可治石淋,热淋,小便热涩刺痛等。

(1)湿热黄疸证:可单用积雪草、冰糖各 30 g,水煎服(《江西民间草药》);或可配车前草、田基黄、虎杖等同用。

(2)暑湿泄泻证:可用积雪草鲜叶搓成小团,嚼细开水吞服 1~2 团(《浙江民间常用草药验方》);或配铁苋菜、火炭母、广藿香等同用。

(3)热淋、砂淋证:治湿热淋证,可配车前草、土茯苓、海金沙等同用;治砂淋,可单用积雪草 50 g,以第二次淘米水煎服(《江西民间草药验方》),或配金钱草、海金沙、石韦等同用。

2.热毒证

《神农本草经》谓本品"主大热",《本草求原》载其能"除热毒",积雪草药性大寒,能清热泻火、清热解毒,故可用治多种热毒证。

(1)温病高热:治温热病气分实热之高热不退,可单用积雪草鲜品大量煎水或捣汁服,效果较好;临床上或配石膏、知母、水牛角等清热泻火药同用。

(2)咽喉肿痛:本病多因热毒炽盛,郁结咽喉而致咽喉肿痛,可单用或配土牛膝捣汁稍煮沸含咽;临床上亦或配玄参、黄芩、金银花、岗梅根等清热解毒,利咽喉药同用。

(3)缠腰火丹:以积雪草鲜品捣汁加糯米粉调敷患处(《江西民间草药》)。

(4)痈肿疔疮:《唐本草》谓本品"捣敷热肿丹毒"。治热毒痈肿疔疮,丹毒,可配野菊花、蒲公英、连翘等同用,并以本品鲜叶配野菊花捣烂外敷;或取积雪草、羊蹄草、血三七、马蹄香、冬苋菜等量,捣烂调食醋敷患处,每天换 1 次。

3.血热出血证

本品大寒能清热泻火,凉血止血,用治热迫血妄行之咯血、吐血、衄血,可单用鲜品捣汁服或煎服(《福建中草药》),或配白茅根、旱莲草、侧柏叶凉血止血药等同用。

4.外伤疼痛

本品味辛能活血消肿,用治跌打外伤肿痛。以本品捣汁和酒炖服,并以渣外敷。据临床报道,用积雪草干粉内服,治胸、背及腰部外伤性疼痛有显效;本品干粉治新旧伤痛的疗效与七厘散相近。

5.药物、食物中毒

积雪草能解药、食毒,民间用本品治疗多种药物、食物中毒。如治砒霜、钩吻、毒蕈等中毒,可用本品配胆矾煎服;治木薯中毒,以本品捣烂,取汁开水冲服。

此外,本品内服当可治胁下痞块(肝脾大),可用本品大量(150～300 g)水煎服。

(四)用法用量

15～30 g,鲜品加倍,或捣汁服。外用适量,捣敷或捣汁涂。

(五)使用注意

本品药性大寒,脾胃虚寒者不宜用。

(六)现代研究

1.化学成分

积雪草主要含三萜皂苷类成分:积雪草苷、参枯尼苷、异参枯尼苷、羟基积雪草苷等;三萜酸类成分:积雪草酸、羟基积雪草酸、桦皮酸等。此外,尚含内消旋肌醇、积雪草糖、叶绿素,以及山柰酚、槲皮素和葡萄糖、鼠李糖的黄酮苷等。

2.药理作用

积雪草所含的苷有镇静和安定作用,表明其有较好的抗抑郁作用;积雪草醇提取物能促进皮肤生长,局部白细胞增加,结缔组织血管网增生,黏液分泌增加等,对创口愈合具有较好作用;并能抑制成纤维细胞增殖和胶原蛋白合成而用于瘢痕病;对小鼠幽门结扎性溃疡及应激性溃疡都有显著的抑制作用;本品醇提取物能松弛大鼠离体回肠,对麻醉犬静脉注射可轻度兴奋呼吸,减缓心率及降低血压。另外,还具有抗炎、抗菌、抗病毒和抗肿瘤等作用。

第七章

活血化瘀药

第一节　活血止痛药

活血止痛药性味多辛温或辛苦温,少数药物性味辛苦寒。以辛行辛散,活血每兼行气,善于走散通行、活血化瘀、行气散结为其特点。以气血瘀滞所致的各种痛证为主要适应证,如胸痛、胁痛、心腹疼痛以及头痛、肢体疼痛等。亦常用于跌打损伤瘀肿疼痛,以及妇女月经不调、痛经、产后瘀滞腹痛等经产诸证。也可用于风湿痹痛及癥积等其他血瘀病证。

活血止痛药各有其特点,在临床应用时,应根据不同部位、不同病因和病情,选择相应的药物,并作适当配伍。除本节所述的病因配伍外,其他如肝郁血瘀者,选兼疏肝理气之品(如郁金、川芎、延胡索),并配伍其他疏肝理气之药(如柴胡、香附等);若伤科损伤瘀肿疼痛,选功兼消肿生肌者(如乳香、没药等),并配伍活血疗伤之品(如自然铜、土鳖虫等);若头痛,则选兼祛风止痛之品(如川芎),并随病因之不同配伍相关药物,少佐祛风之品;若癥积,则配活血消癥之药及软坚散结之品;若妇科经产诸痛,则选川芎、郁金等功兼活血调经者,并配伍养血、活血调经之品;若外科疮疡痈肿,则选乳香、没药等,并配伍活血消肿、清热解毒之药。

一、川芎(《神农本草经》)

(一)性能

辛,温。主归肝、胆、心包经。

(二)功效

活血行气,祛风止痛。

(三)临床应用

1.血瘀气滞诸痛证

川芎辛温香窜,善于行散,主入肝、胆、心包经,能"中开郁结",既能活血化瘀,又能行气止痛,为"血中气药",故可用治血瘀气滞之胸、胁、腹诸痛。

(1)胸痹心痛:心痛病,其病位以心为主,发病多与肝、脾、肾三脏功能失调有关,表现为本虚标实、虚实夹杂,但其主要病机为心脉痹阻,故古今恒以川芎为主药。如《孙氏集效方》治一切心痛,以大芎1个为末,烧酒服之。近代临床凡心脉瘀滞之心绞痛,常以本品为主药,有单用者;有用其提取物者;有用复方者,以本品配伍丹参、红花等活血化瘀药同用;若血瘀气虚者,则配人参(或党参)、黄芪等同用。

(2)胁痛:病位主要责之于肝胆,病机主要为湿热阻络、气滞、血瘀,或络脉失养,引发"不通则痛""不荣则痛"。朱丹溪云川芎能"开郁行气,止胁痛。"临床多用于肝郁气滞之胁肋胀痛者,常配柴胡、白芍、香附等同用,如《景岳全书》柴胡疏肝散;若为肝血瘀阻、癥积痞块、胸胁刺痛者,则配桃仁、红花等以活血化瘀、消痞止痛,如《医林改错》血府逐瘀汤。

(3)跌仆损伤、瘀肿疼痛:临床常用本品配乳香、没药等同用,以活血散瘀、消肿止痛。

2.妇女经产诸证

川芎香窜、行散,又能下行血海,以行气解郁、活血化瘀,主治肝气郁结及血海瘀滞之证,为治妇科气血瘀滞证之要药。

(1)血瘀经闭、痛经:以本品与赤芍、桃仁等同用,如《医林改错》血府逐瘀汤;若寒凝血瘀者,则配桂心、当归等,如《妇人良方》温经汤。

(2)产后瘀阻腹痛:以本品与当归、桃仁、炮姜等同用,如《傅青主女科》生化汤。

(3)月经不调、经期先后不定者:川芎配益母草、当归等,如《医学心悟》益母胜金丹。

(4)妊娠腹中痛(胞阻):以本品与阿胶、艾叶、当归、白芍等同用,如《金匮要略》胶艾汤。

3.头痛、风湿痹痛等证

(1)头痛:病位在头,涉及脾、肝、肾等脏腑,风、火、痰、瘀、虚为致病之主要因素,脉络阻闭、神机受累、清窍不利为其病机,治疗以调神利窍、缓急止痛为要。《神农本草经》首言川芎"主中风入脑头痛"。李东垣则言"头痛须用川芎"。《斗门方》以本品单用细锉,酒浸服之,治偏头痛。本品辛温升散,性善疏通,能"上行头目",祛风止痛,活血行气,故为治头痛之要药。随证配伍,可治各种头痛。①若风寒头痛,常配羌活、细辛、白芷等疏散风寒,如《和剂局方》川芎茶调散。②若风热头痛,《简便单方》以本品配茶叶煎服之,临床则常配菊花、石膏、僵蚕等以疏散风热。③若风湿头痛,本品辛散祛风,又少兼味苦燥湿之功,张元素《医学启源》言川芎之用有"湿气在头,四也"之语,故对风邪夹湿之头痛宜之。常配羌活、独活、防风等以加强疏风胜湿、止痛之效,如《内外伤辨惑论》羌活胜湿汤。④若血虚头痛,《医学启源》谓本品治"血虚头痛"。常配当归、白芍等以养血补虚,佐蔓荆子等以祛风止痛,如《金匮翼》加味四物汤。⑤若血瘀头痛,川芎能活血化瘀止痛为主药,常配赤芍、麝香,或蜈蚣、地龙等,以通窍活血、散瘀通络止痛,如《医林改错》通窍活血汤。⑥若头风、眩晕,《宣明论方》常以本品配天麻同用,治气血虚、清空失养者;外感风寒、内挟风痰者也可应用。若为阴虚阳亢、肝风、肝火上扰所致者,则非所宜。

(2)风湿痹痛:因正气不足和风寒湿邪乘虚伤人,导致经络闭塞,气血不通,脉络绌急而发生痹证。川芎辛散温通,能"旁通络脉",祛风通络,行气活血止痛。常配伍独活、秦艽、防风、桂枝等祛风湿、温通经络之品同用,如《千金方》独活寄生汤、《妇人良方》三痹汤等。

4.癥瘕积聚及中风半身不遂

(1)癥瘕积聚:川芎能活血化瘀、行气开郁,凡气血瘀滞之癥瘕积聚皆可用之,常配三棱、莪术、五灵脂等破血消癥药同用。如《医林改错》之膈下逐瘀汤,配五灵脂、桃仁、红花、枳壳等治瘀在膈下,形成积块、痛处不移、卧则腹坠之证;少腹逐瘀汤,配小茴香、肉桂、五灵脂、蒲黄等,治少腹瘀血积块疼痛,或少腹胀满、经色紫黑者;血府逐瘀汤,配当归、桃仁、红花、柴胡、枳壳等,治胸中血瘀、胸痛日久不愈、胁下痞块等证。

(2)中风半身不遂:川芎能活血化瘀,温通血脉。治中风初起、风中经络之手足不遂、舌强难言,配秦艽、防风、熟地黄等,以养血活血、祛风通络,如《河间六书》之大秦艽汤;治中风后遗症半身不遂、气血亏虚、气虚络瘀、血脉不通、肢体麻木不遂者,配黄芪、当归、地龙等,以益气活血通络,如《医林改错》补阳还五汤。

本品近代临床广泛用于各种心脑血管疾病如心绞痛、心肌梗死、脑血栓、缺血性脑卒中等。有单用本品提取物者;也有以本品为主,配伍其他活血化瘀药之复方者(详见本品临床新用项)。此外,本品还可用治湿泻及血痢腹痛。李时珍谓:"予治湿泻,每加二味(川芎、麦麹),其应如响。血痢已而痛不止,乃阴亏气郁,药中加芎为佐,气行血调,其病立止。"是取本品祛风燥湿而达止泻,调气活血而达止痢止痛之效。又治诸疮肿痛,如《普济方》以本品煅研入轻粉以麻油调敷。

(四)用法用量

3～10 g;或入丸、散剂。外用适量,研末调敷。

(五)使用注意

(1)本品辛温升散,凡阴虚火旺、阴虚阳亢、热盛及无瘀之出血证均应慎用。

(2)川芎《药性论》载:"主胞衣不出"。前人谓其有催产、下死胎之功。现代药理表明川芎浸膏对兔子宫有收缩作用,故孕妇当忌用。

(3)近代有报道川芎嗪注射液与清开灵注射液、复方丹参注射液、灯盏细辛注射液、头孢哌酮等多种药物存在配伍禁忌,配伍后立即产生沉淀。因此,在临床上确需同时使用上述两种药物时,应分别加入,并在两药之间加输其他液体。

(4)临床有静脉滴注川芎嗪注射液出现迟缓变态反应的报道,故凡应用该药前应详细询问患者有无药物过敏史,对川芎过敏者慎用。

(六)现代研究

1.化学成分

川芎主要含苯酞衍生物、生物碱、有机酸类和有机酸酯类等化学成分。苯酞衍生物主要有川芎内酯、川芎酚等,双苯酞衍生物主要有二藁苯内酯等。生物碱主要有川芎嗪,即四甲基吡嗪等。有机酸主要有阿魏酸、瑟丹酮酸等。此外,川芎尚含香草醛、β-谷固醇、维生素 A 等成分。

2.药理作用

川芎嗪能改善微循环,增加脑皮质血流量,促进神经功能恢复,对缺血缺氧性脑损伤有保护作用。川芎苯酞及川芎素也能改善局部缺血性脑损伤,对抗垂体后叶素引起的急性心肌缺血缺氧作用。川芎嗪有明显的抑制血管收缩的作用,降低细胞的兴奋性,参与舒张血管平滑肌,能对抗血栓形成。川芎挥发油少量时对大脑的活动具有抑制作用,而对延髓呼吸中枢、血管运动中枢及脊髓反射中枢具有兴奋作用。川芎对缺血性脑血管病、偏头痛有显著的预防作用,还可防治短暂性脑缺血,治疗突发性神经性耳聋、脑变性疾病和植皮后出现的血栓。小剂量川芎浸膏对子宫有促进收缩甚至痉挛的作用,大剂量使子宫麻痹。川芎有抑菌和抗病毒作用。此外,川芎还可加速骨折局部血肿吸收,促进骨痂形成;有抗维生素 E 缺乏症作用;抗组胺和利胆作用。川芎嗪可抑制细胞增殖,显著降低甲胎蛋白分泌量和 γ-谷氨酰转肽酶及醛缩酶活性,升高酪氨酸-α-酮戊二酸氨基转移酶、鸟氨酸氨基甲酰转移酶和碱性磷酸酶活性,具有诱导 Bel-7402 人肝癌细胞分化的作用。

二、延胡索(《雷公炮炙论》)

(一)性能

辛、苦,温。主归肝、脾、心经。

(二)功效

活血,行气,止痛。

(三)临床应用

1.血瘀气滞之心腹诸痛证

延胡索辛散温通,为活血行气止痛之良药。前人谓其能"行血中气滞,气中血滞,故专治一身上下诸痛。"其止痛作用较一般解热镇痛药效佳,且不良反应少,为中药止痛药中最常用之要药。《本草纲目》有"活血化气,第一品药""用之中的,妙不可言"之誉。配伍后,可以治各种心腹疼痛。

(1)胃脘痛:古今常以本品为治胃痛之主药,可单用研末服,如《本草纲目》以本品为末温酒调服,治胃脘当心痛不可忍者。若证属热者,常配川楝子同用,以泄热行气止痛,如《素问病机气宜保命集》金铃子散,治肝火内郁,气机失调,胃脘胀痛引胁,或发或止,久不愈之"热厥心痛";若属寒者,则配桂枝(或肉桂)、高良姜等以温中止痛,如《和剂局方》安中散,治心下癖破血气刺痛,呃逆吐酸,畏冷痉挛者;若中虚胃痛,常配党参、白术、白芍等以补虚缓急止痛;若气滞者,则配木香、香附、砂仁等,行气止痛。若久痛络损出血者,则配白及、海螵蛸等以止血和络止痛。

(2)胸胁痛:本品主归肝经,兼入心、肺经,能活血行气止痛,故治胸胁痛。若肝郁气滞,胁肋胀痛者,常配柴胡、郁金等以疏肝解郁,理气止痛;若肝郁化火,属热者,加川楝子、栀子等以泄热清火,理气止痛;若寒凝肝郁者,加川芎、青皮、吴茱萸等以疏肝散寒,理气止痛;若胸痛引胁者,配香附、旋覆花、檀香等以宽胸理气,活血止痛。

(3)胸痹心痛:心血瘀阻,胸痹心痛,雷敩有"心痛欲死,速觅延胡"之说,临床常配丹参、川芎等同用,以活血化瘀止痛;若痰浊闭阻,胸阳不通者,配瓜蒌、薤白等以化痰通阳,活血行气止痛;若心气虚,心阳不振,胸痹心痛,心悸,脉结代者,配人参、桂枝、丹参、炙甘草等以益气活血,通脉止痛。

（4）疝痛：寒凝肝脉，寒疝腹痛，本品入肝经，性温辛散，故可用之。常配小茴香同用，如《卫生易简方》方；亦常配吴茱萸、川楝子、乌药等同用；若疝痛危急，以本品配全蝎为末服之，如《仁斋直指方》方。

2.血瘀气滞之妇科疾病

本品活血行气而调经止痛。《海药本草》言其"偏主产后病"，《开宝本草》谓其"治妇人月经不调，腹中结块"，临床尤以治痛经为常用。

（1）痛经、月经不调：凡妇女血气不调而月经不调、痛经者均可用之。常配当归、香附等同用，如《济生方》治妇女血气、腹中刺痛、月经不调，以本品配当归、橘红用之；《圣惠方》单以本品研末，酒服，治产后诸病、恶露不尽、腹满及产后血晕等。

（2）血瘀经闭、癥瘕积聚：本品能活血散瘀而通经消癥。常配三棱、莪术、大黄、鳖甲等破血逐瘀、软坚散结之品，如《海药本草》以本品配三棱、鳖甲、大黄为散，破产后恶露及儿枕，后世以此方治癥瘕积聚及血瘀经闭。

（3）崩漏、产后血晕：《开宝本草》单以本品治产后血晕，暴血冲上之证，本品活血散瘀，瘀滞去，血得归经而崩漏止；产后血瘀内阻，恶露不尽而致血晕，暴血冲上，本品活血散瘀，使血气调和则血晕可愈。

3.跌损瘀痛及风湿痹痛

延胡索能活血止痛，《日华子本草》谓："除风……暖腰膝……仆损瘀血。"《本草备要》谓其"除风痹"。《本草正义》谓本品"能治内外上下气血不宣之病，通滞散结。"故不仅内脏瘀滞疼痛可治，跌仆损伤、肢体瘀肿疼痛及风湿痹痛、经络不和、血脉不利者也可用之。

（1）跌仆损伤：本品能活血散瘀而消肿止痛，可单用为末，常以酒送服以助药力，如《圣惠方》治坠落车马，筋骨疼痛不止。临床治骨折筋伤、瘀血肿胀，多与破血逐瘀、接续筋骨之土鳖虫、自然铜、酒大黄同用，以祛瘀止痛，流畅气血，促进骨折的愈合。

（2）肢体疼痛、风湿痹痛：《本草纲目》以本品配当归、肉桂为末，酒服之，治气血凝滞、肢体拘急、疼痛不可忍及冷气腰痛者；治偏正头痛，不可忍者，《永类钤方》有以本品配青黛、牙皂为丸，水化灌鼻内，流涎而愈的记载；治风湿痹痛，腰腿痛，可配祛风湿、强腰膝之品同用。

此外，本品配枯矾为末服，可治咳喘，如《仁存堂经验方》方治老小咳嗽；又本品配朴硝可治尿血，如《类证活人书》方。《百药效用奇观》引钱氏方，以延胡索、川楝子各等份名捻头散，治小便不通。

(四)用法用量

3～10 g;研末服 1～3 g;或入丸、散剂。多醋制后用,醋制可使其有效成分的溶解度提高而加强止痛药效。

(五)使用注意

本品辛温走散,活血行气,凡经血枯少或产后血虚崩漏及孕妇均应慎用。如《本草品汇精要》谓:"妊娠不可服。"《本草经疏》谓:"经事先期及一切血热为病,法所应禁。"《本草正》谓:"产后血虚或经血枯少不利,气虚作痛者,皆非所宜。"可供参考。但总观本品,属性质平和之品,一般而言,无不良反应。

(六)现代研究

1.化学成分

延胡索主要成分为叔胺、季铵类生物碱。叔胺类生物碱在原药材中的量约为 0.65%,季铵类生物碱(如延胡索甲素、乙素)约为 0.3%。到目前为止,从延胡索中分离得到的生物碱类成分约有 30 种。除生物碱外,延胡索中尚含有大量淀粉,少量黏液质、树脂、挥发油,另含无机微量元素。

2.药理作用

延胡索具有明显的镇静、催眠及镇痛作用,其镇痛的主要活性物质为生物碱,以四氢帕马丁的镇痛作用最强。有轻度中枢性镇吐和轻度降低体温的作用。延胡索具有扩张冠状动脉,增加冠状动脉血流量,抑制血小板聚集,抗心律失常,改善心肌供氧,增加心排血量等药理作用。总碱水不溶部分,对房性期前收缩、房室交界性期前收缩有效,并有扩张血管、降低血压与减慢心率作用。四氢帕马丁对胃溃疡有保护作用,能减少胃液、胃酸分泌量,降低胃蛋白酶的活性。延胡索浸剂能促进脑下垂体分泌促肾上腺皮质激素。延胡索多糖 YhPS-1 能抑制小鼠体内路易斯肺癌和 S180 细胞瘤的生长,四氢帕马丁能够通过改变 P-gp 糖蛋白功能起到逆转肿瘤多药耐药性的作用。

三、郁金(《药性论》)

(一)性能

辛、苦,寒。主归肝、胆、心、肺经。

(二)功效

活血止痛,行气解郁,清心凉血,利胆退黄。

(三)临床应用

1.气滞血瘀之胸、胁、脘、腹诸痛

本品味辛能散能行,既能活血,又能行气解郁,而达止痛之效,故治一切气血瘀滞之痛。《本草经疏》谓:"郁金本血分之气药。"《本草纲目》谓:"治血气心腹痛。"常与木香配伍同用,治一切气郁血郁之痛,气郁倍木香,血郁倍郁金,如《医宗金鉴》颠倒木金散。

(1)胸痛、胁痛:属气血瘀滞所致者,本品活血行气,开郁止痛。《本草汇言》谓:"其性轻扬,能散瘀滞,顺逆气,上达高巅。"常配桂心、枳壳等同用,如《医学心悟》推气散;若肝郁较著者,更加柴胡、香附等同用,以加强疏肝行气解郁之功;《女科方要》以本品配木香、莪术、牡丹皮,治妇人胁肋胀满,因情志刺激气逆所致者;若因跌仆损伤而致胸胁瘀痛者,本品辛散苦泄、活血疗伤、行气止痛,常配苏木、乳香、没药等活血疗伤之品同用。

(2)心胸急痛:本品化瘀止痛,行气开郁宽胸,而兼清心除烦懊之功。常配黄芩、赤芍、枳壳等同用,用治心胸急痛、烦懊难忍者,如《圣惠方》郁金饮子。

(3)脘腹暴痛厥逆:本品开郁散结止痛,配附子、干姜研末为丸,朱砂为衣,以温里散寒止痛,回阳救逆,如《奇效良方》辰砂一粒金丹。

2.痛经、产后腹痛、血晕

本品味辛能散,主入肝经,为血分气药。《本草汇言》谓本品不仅能上达高巅,而且"善行下焦",能调气血而调经止痛、散瘀泄降而治产后瘀滞腹痛、血气上逆血晕。

(1)痛经、月经不调:属肝郁有热,气血不调,而致经行腹痛、乳胀,常配柴胡、栀子等同用,如《傅青主女科》宣郁通经汤。

(2)产后腹痛、血晕:本品活血散瘀,味苦降泄,若产后瘀血内阻,恶露不尽,败血冲心,血晕昏厥,可单用本品,如《袖珍方》以本品烧存性研末,米醋调灌治之。也可加姜汁、童便,如《本草求真》方。

3.吐血、衄血、妇女倒经、尿血、血淋诸证

本品入肝经血分,性寒能凉血,味苦辛,能降泄逆气,因其凉血降气而达止血之效。《本草经疏》谓:"降下火气则血不妄行。"治吐血、衄血,因气火上逆所致者,可单味研末服之,如《简易方》方;治呕吐,《丹溪心法》以韭汁、姜汁、童便磨郁金饮之;治妇女倒经,常配生地黄、牡丹皮、栀子等同用,以清热凉血,解郁降火而调经止血,如《医学心悟》生地黄汤。治热结下焦伤及血络之尿血、血淋,常配生地黄、小蓟等凉血止血、利尿之品,如《普济方》郁金散;也可单用,如《经验方》以本品研末,加葱白水煎服,治尿血不定。

4.热病昏迷及癫狂

郁金辛散苦泄,能解郁开窍,且性寒,兼能清心。《本草备要》谓:"凉心热,散肝郁。"李时珍《本草纲目》谓治"失心癫狂。"

(1)湿温病邪入心包,痰浊蒙闭,神志昏迷:常配石菖蒲、栀子、竹沥等以清心化痰开窍,如《温病全书》菖蒲郁金汤。

(2)癫狂、癫痫:痰阻心窍而致癫狂,癫痫,突然昏仆,口吐痰涎者,常配白矾同用,以加强化痰开窍之功,如《普济本事方》白金丸;又《摄生众妙方》郁金丹,以本品配川芎、牙皂、明矾、蜈蚣等,以化痰开窍、息风止痉,以治痫疾。

(四)用法用量

5~12 g;研末服2~5 g。排结石可用大剂量,煎剂50 g,粉末5~10 g。外用适量,研末调搽。一般病证多生用;用于疏肝止痛则醋制。

(五)使用注意

(1)本品辛散活血,凡无气滞血瘀之气虚血虚证及阴虚失血证应慎用。《本草经疏》曰:"凡病属真阴虚极,阴分火炎,薄血妄行,溢出上窍,而非气分拂逆,肝气不平,以致伤肝吐血者不宜用,即用之亦无效。"《本草汇言》曰:"胀满,膈逆,疼痛,关于胃虚血虚者,不宜用也。"《得配本草》谓:"气虚胀滞禁用。"

(2)孕妇应慎用,因本品能活血化瘀。据动物实验,对小鼠及家兔子宫有兴奋作用,可终止小鼠及家兔妊娠。《本草经读》谓:"至于怀孕,最忌攻破,此药更不可以沾唇。"

(六)现代研究

1.化学成分

郁金主含挥发油,包括莰烯、樟脑、倍半萜烯。并含姜黄素类成分,如姜黄素、脱甲氧基姜黄素、双脱氧甲基姜黄素、姜黄酮和芳香基姜黄酮。另含淀粉、脂肪油、橡胶、黄色染料及水烯等。

2.药理作用

郁金注射液能使肝细胞膜的结构和功能保持完整,并具有免疫抑制作用,对急性肝损伤具有一定的防治作用。郁金挥发油及姜黄素能促进胆汁分泌和排泄。郁金煎剂有增加胃酸分泌及十二指肠液分泌的作用,对胃肌丝收缩活动具有明显的兴奋作用。郁金提取物能显著降低血清脂质过氧化酶,具有预防动脉粥样硬化的作用,能降低全血黏度,改善红细胞的功能。郁金水浸剂在试管内对董色毛藓菌、同心性毛藓菌、石膏样毛藓菌、许兰黄癣菌等皮肤真菌均有不同程度的抑制作用,对伤寒杆菌、麻风杆菌亦有抑制作用。郁金对子宫有明显的兴奋作用,有显著的终止妊娠作用。

四、姜黄(《新修本草》)

(一)性能

辛、苦,温。主归肝、脾经。

(二)功效

活血行气,通经止痛。

(三)临床应用

1.血瘀气滞之心、胸、胁、腹诸痛

姜黄辛散温通,苦泄,入血入气,故能活血行气,使瘀滞通而痛解。

(1)心胸痛:血瘀气滞,胸阳不通,心脉痹阻,心胸闷痛或刺痛,配当归、木香、乌药以活血化瘀,行气止痛,如《圣济总录》姜黄散;临床亦常配川芎、丹参等同用。若心阳不振,心痛寒厥,可配肉桂同用为末,醋汤服之,如《经验后方》方。

(2)脘胁痛:《丹溪心法》治右胁痛不食,属肝胃气滞寒凝者,配枳壳、桂心、炙甘草同用,以疏肝理气温中止痛,如推气散。

(3)腹痛:因寒凝或虫积而腹痛,发作无时,痛不可忍者,以本品配槟榔、干漆等为末以辛散温通,散寒行气,活血止痛,又消积杀虫,如《杨氏家藏方》姜黄散。

2.痛经、经闭、产后腹痛等证

姜黄入肝经血分,能活血通经止痛,一切瘀血所致痛经、经闭、癥瘕积聚、产后瘀滞腹痛均可随证配伍用之。如《圣济总录》姜黄散,治室女月水滞涩,以本品配当归、白芍、丁香,四药为末,温酒调下,以调顺营血,活血通经,于月经欲来之时先服此药。若经水先期而至,血涩少,其色赤者,属血热夹瘀,可配牡丹皮、黄芩、地黄、当归、川芎等同用,以活血化瘀,泄热通经,如《医宗金鉴》姜芩四物汤。治经闭腹痛,《陕甘宁青中草药选》单以本品9g,加红糖30g,煎服治之。若产后瘀滞腹痛,可与没药同用,以2:1为末,水或童便煎服,如《普济方》姜黄散。临床亦常与川芎、益母草等同用。若产后寒凝血瘀,腹痛有血块色紫暗,可与肉桂等份为末,以温经散寒,化瘀止痛,如《昝殷产宝》方。此外,古方还有用以治妊娠胎漏,下血不止腹痛者,以本品配当归、地黄、艾叶、鹿角胶同用为散,姜枣汤送服,如《圣惠方》姜黄散。《陕甘宁青中草药选》用本品配香附,醋制为末服之,治癥瘕,腹中包块者。

3.跌扑损伤、瘀肿疼痛

姜黄能活血行气,散瘀止痛,《日华子本草》曰:"治扑损瘀血。"常配苏木、乳香、没药等同用,如《伤科方书》姜黄汤。

4.风湿臂痛

姜黄辛温而兼苦,能外散风寒湿邪,内行气血,通经活络而止痛,尤长于行肢臂而除痹痛,常配羌活、防风、当归等祛风湿、活血之品同用。如《赤水玄珠》之姜黄散,以本品配羌活、白术、甘草同用,治臂背痛,非风非痰者。临床有以本品与海桐皮各 9 g,水煎服治风寒性肩痛者,如《陕甘宁青中草药选》方。故本品不论是属风寒湿邪痹阻,或是非风非痰由气血不调、经脉不和所致之臂背疼痛均可治之。

5.疮疡痈肿、牙痛、皮癣等

姜黄功能活血消痈,是本品味辛而苦,"入血泄散,故痈疡之坚肿可消"。如疡科常用之敷药如意金黄散,即以本品配伍大黄、白芷、天花粉等组成,以达解毒消肿散结之效;如牙痛、牙龈肿胀疼痛不可忍者,《百一选方》姜黄散以本品配白芷、细辛为末,擦肿痛处,以达辛散消肿止痛之功;如诸疮癣,初生痛痒,《千金方》单以本品敷之。

(四)用法用量

3～10 g;研末服,2～3 g;或入丸、散剂。外用适量,研末调敷。

(五)使用注意

(1)血虚无气滞血瘀者慎用。姜黄辛苦而温,《新修本草》谓其"功力烈于郁金"。其活血散瘀、行气下气之力较强,故当慎之。

(2)孕妇忌用。姜黄一药虽本草文献无孕妇禁忌之说,但其活血散瘀力较强,有谓其"破血下气"者。

(六)现代研究

1.化学成分

姜黄的化学成分主要为姜黄素类和姜黄挥发油,另外还有油树脂、糖类、固醇类、多肽类、脂肪酸等。姜黄素类物质主要有姜黄素、去甲氧基姜黄素、双去甲氧基姜黄素。挥发油成分主要有 α-和 β-姜黄酮、姜烯、芳香黄烯、芳香酮等。尚含微量元素 Fe、Zn、Mn、Cr、Ni、Co、Si。

2.药理作用

姜黄的醇提取物、姜黄素和挥发油均有明显的降血浆总胆固醇和 B-脂蛋白的作用,降血浆甘油三酯的作用更为显著,并能降低肝胆固醇,纠正 α-脂蛋白和 B-脂蛋白比例失调。姜黄素具有调节机体免疫功能的作用,且与剂量相关;且具有细胞毒性作用,并能减少动物肿瘤的生长,能加强常用抗癌药顺铂的抗肿瘤作用;还具有抗炎作用。其挥发油有强力的抗真菌作用。姜黄素能对抗垂体后叶素引起的心电图 ST、T 波变化,能增加心肌营养性血流量。姜黄素能抑制胶原和肾上腺素所引起的血小板聚集。姜黄素、挥发油等均有利胆作用,能增加胆汁的生成和分泌,并促进胆囊收缩。姜黄水煎剂有明显的终止妊娠作用。此外,还有抗氧化作用、光效应作用及抑制 PGS 的生物合成作用。姜黄素具有抗纤维化作用,可抑制肺泡炎性细胞的前炎症细胞因子 TNF-γ、IL-1B 和 IL-8 的产生。

五、乳香(《名医别录》)

(一)性能

辛、苦,温。主归肝、心、脾经。

(二)功效

活血行气止痛,消肿生肌。

(三)临床应用

1.血瘀气滞诸痛证

本品辛香温通走窜,内能宣通脏腑气血,外能透达经络,为活血止痛良药。一切血瘀气滞之胸痹心痛、脘腹疼痛、痛经、产后腹痛、风湿痹痛等均可用之,常与没药相须为用。《珍珠囊》称其"能定诸经之痛。"《本草新编》谓:"内外科皆可用……止痛实为圣药。"《本草纲目》云:"乳香香窜,能入心经,活血定痛,故为痈疽疮疡、心腹痛要药……产科诸方多用之,亦取其活血之功尔。"《医学衷中参西录》谓:"乳香、没药,二药并用,为宣通脏腑、流通经络之要药,故凡心胃胁腹肢体关节诸疼痛皆能治之。"《本草纲目》云:"乳香活血,没药散血,皆能止痛、消肿、生肌,故二药每每相兼而用。"

(1)胸痹心痛:《瑞竹堂经验方》治心气疼痛不可忍,用乳香 3 两,真茶 4 两,为末,以鹿血和丸,温醋送服;《摄生众妙方》之抽刀散治急心痛,用胡椒 49 粒,乳香 1 钱,为末,男用姜汤下,女用当归汤下。临床治冠心病、心绞痛常以本品入丹参、川芎等活血化瘀药中用之,有缓解心绞痛之功。

（2）胃脘痛：《百一》手拈散以草果、延胡索、乳香、没药各等份，为细末，温酒调下，顺气宽胸，消胀定痛，主治心胃气痛。临床以精制乳香、没药各等份，研成细末，装入胶囊，每次服 5 粒，每天 2～3 次，对胃肠溃疡有佳效（《临证本草》）。对胃脘痛证属瘀血气滞者，亦常以本品配没药、五灵脂、延胡索、香附等同用。

（3）心腹瘀滞疼痛，或癥瘕积聚：如《医学衷中参西录》活络效灵丹，以乳香与没药配当归、丹参作汤服，或为散，温酒送服。

（4）痛经、产后瘀滞腹痛：《医学衷中参西录》云其"善治女子行经腹痛，产后瘀血作痛，月事不以时下。"《李念先手集》以乳香配合没药、五灵脂、延胡索、牡丹皮、桂枝，治产后瘀滞不清，攻刺心腹作痛。

2.跌打损伤、疮疡痈肿、瘰疬痰核

本品内服既能活血止痛，又能消散痈肿，外用还能生肌敛疮，诚为外伤科要药，故常用治跌打损伤、瘀血肿痛、疮疡痈肿初起肿痛或溃后久不收口等。

（1）跌打损伤：乳香活血散瘀消肿止痛，又能伸筋，既可内服，又可外敷。《本草汇言》谓："跌扑斗打，折伤筋骨……恒用此，咸取其香辛走散，散血排脓，通气化滞为专功也。"《本草纲目》乳香"发明"项引杨清叟言"凡人筋不伸者，敷药宜加乳香。"《永类钤方》治杖疮溃烂，以乳香煎油，搽创口；《张氏医通》治跌打损伤，瘀肿作痛，以本品与川芎、白芷、赤芍等同用，如乳香定痛散；《良方集液》七厘散治跌打损伤、筋断骨折、瘀滞肿痛或外伤出血，以本品配伍没药、血竭、麝香、冰片等为末内服；若以瘀肿疼痛为主，无出血者，亦可配伍土鳖虫、没药、苏木等，以水、酒各半煎服，如《伤科大成》活血止痛汤。又《外科精义》乳香膏以乳香（研）、松脂、白蜡、白胶香、杏仁油制成膏药，摊贴患处，治恶疮、打扑、走注疼痛，有活血消肿止痛之功。

（2）疮疡痈肿：乳香对疮疡初起，肿胀疼痛者，能活血消肿止痛。《本草拾遗》谓："疗诸疮，令内消"，以达消散疮疡之效。《本草汇言》曰："故入疡科，方用极多。"

《千金方》治病疬风驳，以乳香、白敛同研，日日揩之，并作末，水服。《外科发挥》乳香定痛散治疮疡疼痛不可忍，以乳香、没药等量，配煅寒水石，入少许冰片，为细末，搽患处。临床常以本品配金银花、白芷、没药、穿山甲等清热解毒、活血消肿之品同用，如《校注妇人良方》仙方活命饮。

若瘰疬、痰核、肿块坚硬不消，则配没药、麝香、雄黄，以解毒消痈散结，如《外科全生集》醒消丸；治产后乳汁不通，乳痈初起，肿痛乳胀，常配瓜蒌同用，如《医学心悟》瓜蒌散；临床上可再加当归、没药、蒲公英等清热解毒、活血化瘀药同用，治乳痈初起及一切痈疽初起,均可收效。

若疮疡溃破,久不收口,常配没药同用,研末外用,以生肌敛疮,如《疮疡经验全书》海浮散;亦可更加儿茶、血竭等以加强生肌敛疮之功,如《医宗金鉴》腐尽生肌散;又《圣济总录》托里汤治发背脑疽和一切恶疮内溃及诸恶毒冲心呕痛,以乳香 30 g,绿豆粉 120 g,二药合研极细,每次 3 g,新水调服。

《灵苑方》治甲疽弩肉裹甲,脓血疼痛不瘥者,以乳香、胆矾(烧)等份研末敷之;《幼幼新书》治下肢丹毒,以乳香末、羊脂调涂;《仁斋直指方》治痈疽伴全身症状发热寒战,单以乳香以热水研服;《仁斋直指方》治漏疮脓血,用乳香配牡蛎,以 2∶1 为末,雪糕丸麻子大,姜汤服 30 丸。

此外,《医林集要》以乳香一块,拇指大,卧时细嚼,含至三更咽下治梦寐遗精;又治口目喎斜,单以本品烧烟熏之,如《证治要诀》方;又治咽喉骨鲠,单用本品研服之,如《卫生简易方》方;又可治龋齿痛,以乳香嚼,咽其汁;若配硫黄、艾叶研末,酒煎,趁热患者鼻嗅之,外用捣生姜擦胸,治阴寒呃逆不止,如《伤寒全生集》乳香硫黄散。

(四)用法用量

3~5 g;或入丸、散剂;内服宜炒去油用。外用适量,生用或炒用研末调敷,或外搽。

(五)使用注意

(1)胃弱者慎用。本品气浊味苦,对胃有刺激性,易致恶心、呕吐,故胃弱者应慎用。《本经逢原》谓:"胃弱勿用。"

(2)孕妇及无瘀滞者忌用。乳香辛香走窜,易损气动血,并有滑胎之弊,凡无瘀滞者及孕妇当忌用。乳香治难产在古时流传较广,明代李时珍将这一经验作为乳香的主治病证之一,记载于《本草纲目》。如简要济众方治难产催生,用黄明乳香五钱,为末,母猪血和,过梧子大,每酒服五丸。

(六)现代研究

1.化学成分

主要含树脂 60%~70%,树胶 27%~35%,挥发油 3%~8%。此外,尚含阿魏酸、苦味质等。

2.药理作用

乳香醇提取物、挥发油均有明显的镇痛作用和抗炎活性。乳香有良好的抗菌、抗真菌作用,且抗菌谱广泛,尤其是对大肠埃希菌作用最强;并具有明显的抗溃疡作用。乳香酸类化合物及挥发油具有抑制肿瘤细胞增殖、诱导细胞分化和凋亡等抗肿瘤作用。近年来有研究从乳香中分离得到抗哮喘有效部位。

六、没药(《药性论》)

(一)性能

苦、辛,平。主归心、肝、脾经。

(二)功效

活血止痛,消肿生肌。

(三)临床应用

1.跌打损伤,疮疡痈肿

没药辛散苦泄,气香走散,既善活血散瘀、消肿止痛,又能生肌敛疮,诚为外伤科要药,常用治跌打损伤、瘀血肿痛、疮疡痈肿初起肿痛或溃后久不收口等证,每与乳香相须为用。

(1)跌打损伤,瘀血肿痛,骨折筋损:没药活血散瘀,消肿止痛,既可外用,又可内服,常配乳香、自然铜、三七等活血疗伤之品同用。《药性论》曰:"主打蹉损……伤折盒跌,筋骨瘀痛,金刃所损。"

《御药院方》用其治筋骨损伤,用米粉炒黄,入没药、乳香末,酒调成膏,摊贴之;《证治准绳》没药丸以没药配桃仁、赤芍、自然铜等为丸服;治跌打损伤瘀肿疼痛,与乳香、自然铜、红花等同用,如《世医得效方》没药丸;《奇效良方》治金刃所伤,用乳香、没药,以童便、酒各半,温化服之,或送服药末。临床报道,以乳没糊剂(乳香、没药等份研末,用30%乙醇调成糊状外敷患处),每天1~2次,治疗急性腰腿扭伤,取得较好疗效。

(2)疮痈肿痛或久溃不敛:《开宝本草》谓其"疗金疮杖疮,诸恶疮痔漏……"《医学入门》云:"此药推陈致新,故能破宿血,消肿止痛,为疮家奇药也。"没药内服消肿止痛,外用生肌敛疮,诚为疮家良药。

对疮疡初起,红肿热痛,能活血消肿止痛,配乳香、朱砂、雄黄、蟾酥、冰片等解毒消肿之品,研末,乳捣和丸,含舌下,嚼化咽下,如《疡医大全》舌化丹。《疡医大全》海浮散以本品配乳香等份,安箬叶上,火炙去油,乳细搽上,以膏贴之,谓此药毒未尽则提脓外出,如毒已尽则收口。

2.瘀滞心腹诸痛、痛经、经闭、产后瘀滞腹痛、癥瘕积聚及风湿痹痛

没药苦泄辛散,入肝经血分,故能活血散瘀而消癥、止痛、通经。

（1）瘀滞心腹疼痛：《医林集要》以没药末2钱，水1盏，酒1盏，煎服，治妇人血气心痛；《医学心悟》手拈散配五灵脂、延胡索、香附同用，以活血行气止痛，治疗血瘀气滞，心腹疼痛；《宣明论方》没药散治一切心肚疼痛，不可忍者，配乳香、穿山甲、木鳖子为末，酒煎温服。

（2）痛经，产后瘀滞腹痛：《图经本草》单用没药末1钱，温酒送服，治妇人内伤痛楚、血晕及脐腹刺痛者；《博济方》治妇人血瘀气滞之经行腹痛，与红花、当归、延胡索等同用，如没药散；《妇人良方》以没药、血竭末各1钱，童子小便、温酒各半盏，煎沸服，治产后恶血；若产后恶露不行瘀阻腹中，脐腹如锥刺难忍者，与当归、芍药、水蛭等同用，如《证治准绳》没药散；若产后败血攻心所致语言颠倒，健忘失志之血晕，则以没药、血竭各等份研末，以童便、温酒各半，煎1～2沸，调下，如《伤寒保命集》之夺命散。

（3）血瘀经闭，癥瘕积聚：《日华子本草》谓其"破癥瘕宿血"。《圣惠方》之没药丸，以没药配硇砂、干漆、桂心、芫花等攻逐之品以破血逐瘀，治妇人月水不通属血瘀内结重证，且体实者；一般血瘀经闭之证可以本品配当归、红花、土鳖虫、益母草等以化瘀通经；若腹中血块、癥瘕积聚，可配乳香、当归、丹参以活血化瘀，消癥止痛，如《医学衷中参西录》活络效灵丹。

（4）风湿痹痛：《医学衷中参西录》活络祛寒汤，以没药与黄芪、当归、桂枝、生姜、乳香等药同用，对于风湿寒痹亦常选用。

此外，没药又可治肝经血热，目赤翳障（《神农本草经疏》、《开宝本草》）。若目疾重证，漏眼脓血，以没药配大黄、朴硝为末，热茶调下或酒调下，如《银海精微》没药散。又可治痔瘘，以本品配黄矾、白矾、人中白、麝香共为末，先以葱汤洗后，敷此药，如《圣济总录》消毒没药散。又可治小儿疝气痛，以没药、乳香等份为末，木香磨汁，煎沸调服，如《汤氏婴孩宝书》。

（四）用法用量

3～5 g；或入丸、散剂；内服宜制用。外用适量，生用或炒用，研末调敷或外搽。

（五）使用注意

（1）胃弱者慎用。本品气浊味苦，对胃有刺激性，易致恶心、呕吐，故胃弱者宜慎用。

（2）孕妇及无瘀滞者忌用。《海药本草》谓本品能"堕胎"，《本草品汇精要》谓："妊娠不可服。"《本草经疏》谓"非瘀血停留而同于血虚者不宜用。"

(六)现代研究

1.化学成分

主要含树脂 23％～40％、树胶 40％～60％、挥发油 2％～8％、苦味素 10％～25％等。

2.药理作用

没药提取物中至少有 2 种倍半萜烯成分具有强烈的镇痛作用。没药水煎剂对多种致病性皮肤真菌有不同程度的抑制作用。没药中的强效抗消炎活性成分对急、慢性炎症均有良好的抑制作用。没药挥发油对子宫平滑肌收缩有显著的抑制作用。没药提取物能对抗肝损伤；具有细胞毒性作用和抗肿瘤活性，β-榄香烯对肝癌细胞的生长、增殖、凋亡有重要作用，可有效抑制人宫颈癌 HeLa 细胞、胃癌 SGC-7901 细胞、结肠腺癌 DLD-1 等细胞的生长。没药油脂部分能降低血胆固醇含量，并能防止动脉内膜粥样斑块形成。

第二节　活血调经药

活血调经药性味差异较大，苦、辛、甘各有，寒、平、温不同，但均主归肝经而入血分。同具活血散瘀作用，善调妇人经水，且有行血不峻烈、通经不伤正的特点，适用于血瘀之月经不调、痛经、经闭、产后恶露不尽、产后腹痛等经产疾病。此外，亦常用于瘀滞之心腹疼痛，癥瘕积聚，跌打瘀痛，疮痈肿痛等。

妇人经产诸疾虽以瘀血内阻为主要病理基础，但造成血瘀的原因有寒、热、虚、实多种，临证时，应选择相应的药物，并应根据证型、病情，配伍其他对症药物。女子以肝为先天，肝失疏泄，气机不畅往往是造成女子经产病的主要前提，故在使用活血调经药时常配伍疏肝理气之品，肝复条达，气血通畅，则经有定时，经行调畅。女子多瘀复多虚，气血虚弱既为血瘀气滞之前提，亦是其后果。因此，选用兼能和血养血之本类药物，或与补气补血药物配用，亦是临床常用之道。此外，瘀热互结者，应选用寒性活血调经药，并与清热凉血之品配用；寒凝血滞者，辛散温通之活血调经药应为首选，且宜配伍温里散寒药共使。

活血调经药虽为月经不调、痛经等证所需，且大都性质平稳，但终属活血之品，故诸证纯虚无瘀者并非所宜。桃仁、红花之药力较强者，因有坠胎之弊，更应为孕妇所避。

一、丹参(《神农本草经》)

(一)性能

苦,微寒。主归心、心包、肝经。

(二)功效

活血祛瘀,凉血消痈,除烦安神。

(三)临床应用

1.血瘀证

丹参功擅活血祛瘀通经,能祛瘀生新而不伤正,临床广泛用于瘀血所致的各种病证。诚如《本草正义》所言:"丹参,专入血分,其功在活血行血,内之达脏腑而化瘀滞,故积聚消而癥瘕破,外之利关节而通经络,则腰膝健而痹著行。"

(1)月经不调、痛经、经闭、产后瘀带腹痛等证:本品入血分,能活血调经,畅行血脉,祛除恶血,为妇科活血调经要药。主治月经不调,痛经,闭经,产后恶露不尽,瘀滞腹痛等。因其性偏寒凉,对血热瘀滞之妇科病证用之尤为相宜。如《重庆堂随笔》云:"丹参,降而行血,血热而滞者宜之,故为调经产后之要药。"古方治妇人经水不调,单用丹参为末,以酒送服,如《妇人明理论》载丹参散,即单用丹参切晒为末,每服二钱,温酒调下;并有"一味丹参散,功用四物汤"之说。临床亦常与香附、当归、红花、益母草配伍应用。

(2)血瘀胸痹心痛、脘腹疼痛、癥瘕积聚:《本草纲目》谓本品"活血,通心包络……"。《本草求真》载:"丹参,书载能入心包络破瘀一语,已尽丹参功效矣。"丹参入心、心包经,具有良好的活血祛瘀止痛、化瘀通脉作用。治胸痹心痛,脘腹疼痛,常与行气止痛之品同用。如《医方简义》丹参蠲痛丹,以丹参、木香、川椒,炒香为末,炼蜜酒下,治厥心痛;《时方歌括》丹参饮,以丹参配檀香、砂仁,治心腹胃脘诸痛。近年来,丹参及其复方制剂,如丹参片、复方丹参片(丹参、三七、冰片)、复方丹参滴丸(丹参、三七、冰片、降香等)、丹参注射液、复方丹参注射液(丹参、降香)等被广泛用于冠心病心绞痛的治疗,取得理想疗效。

(3)风湿痹痛、跌打损伤:丹参能畅行血脉、通利关节,故适用于瘀血阻滞之风湿痹痛、肢体关节疼痛等。《药品化义》云丹参"气味轻清,故能走窍,以此通利关节,调养血脉。"若属热痹关节红肿热痛,常配合忍冬藤、秦艽、桑枝等同用。《政和本草》载用酒浸本品治疗风脚软,疗效"可逐奔马",故名奔马草,单用有效。《中药大辞典》引张文仲方,即丹参与杜仲、独活、当归、川芎、干地黄同用治腰髋连脚疼。用治跌打损伤、瘀肿疼痛,常与当归、红花、川芎等活血止痛之品同用。

2.疮疡痈肿及皮肤病

丹参性微寒,能凉血活血而散瘀消痈,治热毒瘀阻之疮疡痈肿及皮肤病,常与清热解毒药配伍应用。《日华子本草》谓本品有"排脓止痛,生肌长肉"之功,能治"恶疮疥癣,瘿赘肿毒,丹毒。"内服如消乳汤治疮痈或乳痈初起,以丹参配伍金银花、连翘、知母、穿山甲、瓜蒌、乳香、没药,煎服(《医学衷中参西录》);外用,如丹参膏"治妇人乳肿痛:丹参、赤芍各2两,白芷一两。上三味,以苦酒渍一夜,猪脂六合,微火煎三上三下,膏成敷之。"(《刘涓子鬼遗方》)。《肘后方》治热油火灼,除痛生肌,用"丹参八两,细锉,以水微调,取羊脂二斤煎三上三下,以敷疮上。"

用治多种皮肤疾病,如《幼幼新书》引张涣方丹参汤,治小儿天火丹发遍身,赤如绛,痛痒甚,用"丹参、桑皮各2两,甘菊花、莽草各一两。上为粗末,每服三匙,水三碗,煎二碗,避风浴。"《圣惠方》丹参汤治风热、皮肤生痞瘰,苦痒成疥,用"丹参四两(锉),苦参四两(剉),蛇床子三合(生用)。上药以水一斗五升,煎至七升,去滓,趁热洗之。"《圣惠方》丹参汤还治风癣瘙痒,用"丹参三两,苦参五两,蛇床子2两,白矾2两(研细),上药除白矾外,为散。用水三斗,煎取二斗,滤去滓,入白矾搅令匀。趁热于避风处洗浴,至水冷为度,拭干了,用藜芦末粉之,相次用之,以愈为度。"

3.心神不安证

丹参入心经,性微寒,能清心凉血,除烦安神,能安神定志,因其味苦微寒,入心经而清心火。"以心藏神而主血,心火大动则神不安,丹参清血中之火,故能安神定志,神志安则心得其益矣。"(《重庆堂随笔》)。故本品亦常用于癫狂、惊痫、心悸怔忡、失眠等神志不宁证。

(1)癫狂惊痫:古人用单味丹参治发狂症,《本草汇言》引杨石林方"治妇人卒然风狂,妄言妄动,不避亲疏,不畏羞耻,用丹参八两。醋拌炒,研极细末。每早、晚各服三钱,淡盐汤调灌,三日即愈。"《千金方》用小儿摩膏(由丹参、雷丸、猪膏制成)涂抹患儿身上治疗惊痫发热。

(2)心悸怔忡、失眠健忘:《滇南本草》谓其能"补心定志,安神宁心。治健忘怔忡,惊悸不寐。"一般与生地黄、柏子仁、酸枣仁等同用,如天王补心丹(《摄生秘剖》)。丹参为主配合五味子,水煎服可治神经衰弱(《陕甘宁青中草药选》)。

4.温热病

丹参入心经,既可清热凉血,又活血散瘀、安神,可用于热入营血之温热病,症见高热,时有谵语,烦躁不安,斑疹隐隐,舌红绛等,常与生地黄、玄参、竹叶心配伍,如清营汤(《温病条辨》)。

(四)用法用量

10~15 g。或制成注射剂,肌内或静脉注射。外用适量,熬膏涂或煎汤熏洗。

(五)使用注意

(1)无瘀血者慎服。《药性切用》谓:"血虚无瘀者勿用。"

(2)与藜芦相反,不宜同用。

(3)本品为活血化瘀之品,孕妇慎用。《本草经疏》谓:"妊娠无故,勿服。"

(4)《重庆堂随笔》谓:"行血宜全用,入心宜去梢用。"现代炮制学研究证实,酒炒可增活血之功。

(六)现代研究

1.化学成分

主要含丹参酮Ⅰ,丹参酮ⅡA,丹参酮ⅡB,丹参酮Ⅲ,隐丹参酮,丹参新酮,铁锈酮,丹参酸,丹参新醌甲、乙、丁;尚含丹参酚、维生素 E 等。

2.药理作用

丹参煎剂或注射液有扩张冠状动脉,增加冠状动脉血流量,减轻心肌缺血的损伤程度,加速心肌缺血或损伤的恢复,缩小心肌梗死范围等作用。丹参能改善血液流变性,降低血流黏稠度,抑制凝血,激活纤溶,抑制血小板聚集及黏附性,提高血小板内 cAMP 含量,对抗血栓形成。对金黄色葡萄球菌及其耐药菌株、人型结核杆菌有较强的抑制作用,对大肠埃希菌、变形杆菌、福氏痢疾杆菌、伤寒杆菌以及真菌铁锈色毛发癣菌和红色毛发癣菌也有抑制作用。

二、益母草(《神农本草经》)

(一)性能

辛、苦,微寒。主归肝、心、膀胱经。

(二)功效

活血祛瘀,利尿消肿,清热解毒。

(三)临床应用

1.血瘀证

益母草辛行苦泄,性善走散,能活血祛瘀而通经,为妇人经产要药。如《本草求真》云:"行血,祛瘀生新,调经解毒,为胎前胎后要剂。"用于血滞经闭痛经、月经不调,可单用熬膏服用,如《古今医统大全》益母草膏;亦常配伍当归、芍药、丹参等,如《医学心悟》益母胜金丹。血滞兼有气血亏虚者,可与八珍汤同用,如《景岳全书》八珍益母丸;血瘀兼气滞者,常与木香或香附、当归、川芎配伍,如益母丸(《医学入门》);热内积之骨蒸劳瘦,月经不通,心神烦热,四肢疼痛,不能饮食,可用本品配青蒿、桃枝、柳枝,如《济阴纲目》益母草丸。

对于产后恶露不尽、瘀血腹痛,可单用益母草膏,亦可与生化汤同用(《中医妇科学》)。产后瘀血腹痛,可与当归、川芎、乳香、桃仁等配伍,如散结定痛汤(《傅青主女科》)。本品与当归同煎,每天3次分服,可用于妇人分娩后,助子宫之整复(《现代实用中药》)。

此外,单用本品还能治难产,胎死腹中,胞衣不下(《独行方》、《本草纲目》)。若难产兼气血亏虚者,可与人参、当归、川芎等同用,如救母丹(《傅青主女科》)。

此外,取其活血祛瘀之功,亦用于跌打损伤诸证,可单用。《卫生家宝》用本品熬膏为丸治疗旧伤久作痛,或阴天作痛。《近效方》治折伤内损有瘀血,每阴天则疼痛,用益母草浓煎以绵滤取清汁,于小釜中慢火煎,取一斗如稀饧。每取梨许大,暖酒和服之,日再服,和羹粥吃并得。或更炼令稠硬,停作小丸服之。亦常配伍乳香、没药、当归、川芎活血疗伤药同用。

2.水肿、淋证

益母草功能利水消肿,常与白茅根相须为用,也可单用。

3.痈疔肿毒、痒疹、痢疾

本品药性微寒,有清热解毒利湿之功,对热毒壅结之痈疔肿毒,湿热郁蒸肌肤之痒疹及湿热下痢有解毒消肿、止痒、止泻作用。单用益母草捣烂外敷,可治疗疮(《圣惠方》)、治疖子已破(《斗门方》)、治妇人乳结成痈(《圣惠方》)。治喉闭肿痛,益母草捣烂,新汲水一碗,绞浓汁顿饮,随吐愈;冬月用根(《卫生简易方》)。治疗泻痢、脐腹绞痛、疳痢(《食医心鉴》)及血痢(《圣惠方》),可单用本品煎服,《卫生易简方》治赤白痢,配陈盐梅(白痢干姜汤调下,赤痢甘草汤服下)。

(四)用法用量

9~30 g。外用适量,取鲜品洗净,捣烂外敷。

(五)使用注意

阴虚血少者忌服。《本草正》谓:"血热、血滞及胎产艰涩者宜之;若血气素虚兼寒及滑陷不固者,皆非所宜。"

（六）现代研究

1.化学成分

主要含生物碱 0.11％～2.09％，其中益母草碱 0.02％～0.12％、水苏碱 0.59％～1.72％和益母草啶、益母草宁等。还含二萜类、黄酮类及脂肪酸类。此外，尚含挥发油 0.05％～0.1％及多种微量元素等。

2.药理作用

益母草煎剂、乙醇浸膏及所含的益母草碱对子宫呈兴奋作用，有一定的抗着床和抗早孕作用。益母草有强心、增加冠状动脉流量和心肌营养血流量的作用，能减慢心率；具有缩小心肌梗死范围、减轻病变程度，保护心肌超微结构等作用。益母草对血管壁有直接扩张作用，能增加股动脉血流量，降低血管阻力，显示其持续时间较短的降压作用。对血小板聚集、血栓形成、纤维蛋白血栓形成以及红细胞的聚集性均有抑制作用。益母草能改善肾功能，益母草碱能显著增加尿量。

三、红花（《图经本草》）

（一）性能

辛，温。主归心、肝经。

（二）功效

活血通经，散瘀止痛。

（三）临床应用

1.血滞经闭、痛经

红花辛散温通，"色红入血"，为通瘀活血之要剂。擅长通经，故常用于因血瘀所致的痛经、经闭。单用即可奏效，如《金匮要略》中红蓝花酒，即以本品一味与酒煎服，以治"妇人六十二种风及腹中血气刺痛"。为增强效果，后世亦常以之与其他理气活血之品同用，如《医林改错》膈下逐瘀汤、《医宗金鉴·妇科心法》桃红四物汤等均以之与桃仁、当归等配伍；与醋香附、醋三棱、醋莪术等配伍。上述处方不但用于气滞血瘀之痛经、经闭，还可用于气滞血瘀所致的月经后期、月经过少、月经先后不定期等月经不调证。

2.产后瘀滞腹痛、血晕、胎死腹中、胞衣不下

红花性温，《本草汇言》认为其能"主胎产百病"。凡产后腹内恶血不尽，脐腹绞痛，恶露不行，甚至血晕口噤，以及胎死腹中，胞衣不下，尽可用之。

（1）产后瘀阻腹痛、恶露不行：产后脏腑虚弱，血室正开，若起居不慎，风寒乘虚而入,血为寒凝,结而为瘀,瘀阻冲任,胞脉失畅,不通则痛,发为腹痛或恶露不行。红花性温辛散,为活血通经止痛之要药,也是产科血瘀病证的常用药,如《济生拔萃》红花散即是红花配荷叶、蒲黄、当归、牡丹皮等同用。以产妇安胶囊(红花、桃仁、当归、益母草、川芎、干姜、甘草)治疗产后 42 天以后恶露淋沥不净或不规则子宫出血,其效果显著,且无明显毒副作用,适于哺乳期用药。

(2)产后血晕:产后胞脉空虚,寒邪乘虚内侵,血为寒凝,瘀滞不行,恶露涩少,血瘀气逆,扰乱心神,而致晕厥。红花性温,活血力量较强,对于血晕的病证,外用煮汤熏蒸即可取效,《本草汇言》就有"新昌一妇,病产晕已死,但胸膈微热……血闷也,速购红花数十斤乃可活"的记载。

(3)妇人难产或胞衣不下:外感邪气或内伤情志等多种原因导致冲任失畅,胞宫瘀滞,不能运胎,以致难产或经脉失畅,血不归经,致瘀结胞中,胞衣阻滞而不下。《本草汇言》认为"是皆临产诸证,非红花不能治",以本品与当归、川芎及芒硝配伍;《景岳全书》脱花煎以之与牛膝、川芎、当归等同用。

3.癥瘕积聚

红花有良好的活血通经化瘀作用,通过活血,能够达到祛瘀消癥之效,可用来治疗因气滞血阻日久,瘀停不消所致的癥瘕积聚。单用力缓势弱,临床常与活血消癥之品大黄、虻虫等配伍,如《宣明论方》大红花丸。

4.胸痹心痛

瘀血阻滞胸中,阻碍气机,则胸痛日久不愈。红花作为活血化瘀药,一方面善于通经,另一方面善于止痛,广泛地用于各种疼痛的病证,尤其在现代临床应用于冠心病胸痹心痛方面。《医林改错》血府逐瘀汤即是本品配以桃仁、当归、枳壳等,用于胸中血瘀病证。

5.跌打损伤

跌仆损伤可致气血瘀积,《医学发明》复元活血汤以红花配伍大黄、柴胡、当归、桃仁等活血祛瘀、疏肝调气之品,用以治疗跌打损伤,瘀血留于胁下,痛不可忍之证。红花治疗跌打损伤,不仅可以内服,外用效果也很显著。如《医方集腋》七厘散,以红花配伍血竭、麝香等八味药,研极细末,取七厘冲服,后用烧酒调敷。《急救便方》以红花配伍木香、川麻、甘草同用,治疗跌打及墙壁压伤。对挫伤、掼伤的皮下积瘀、青紫肿痛,可用红花油或红花酒(用乙醇浸成红花酊或用米酒煎煮)外搽。

(四)用法用量

3～10 g。外用适量,研末撒或调敷;或制成酊剂、油剂外搽。

(五)使用注意

(1)孕妇忌用。

(2)月经过多,有出血倾向者不宜用。

(3)血虚及无瘀滞者忌用。

(4)部分患者可出现变态反应,轻者出现皮疹作痒,重者可见水肿、腹痛、呼吸不畅、吞咽困难、两肺可闻及哮鸣音;或尿少,甚则可见管型;或双眼结膜充血、双睑水肿、分泌物增多,喉头水肿,四肢抽搐,心跳加快等。轻者停药即可缓解,重者可静脉推注10%葡萄糖酸钙注射液20 mL、肌内注射地塞米松5 m g或口服氯苯那敏等。

(六)现代研究

1.化学成分

红花含黄酮、酚类、脂肪酸类以及挥发性成分。所含的黄酮成分主要是以羟基红花黄色素A、山奈素、红花苷等为主。

2.药理作用

红花水煎剂、提取物,以及总黄酮、总黄色素均有抗血栓形成、抗凝血等作用。红花水煎剂、醇提取物以及红花黄色素还能改善微循环,改善血液流变性,抗心肌缺血。红花水煎液还能增加离体小鼠子宫的活动力以及抑制小鼠的生育能力。

四、桃仁(《神农本草经》)

(一)性能

苦、甘,平。主归心、肝、大肠经。

(二)功效

活血祛瘀,润肠通便,止咳平喘。

(三)临床应用

1.血瘀诸证

桃仁"苦以泄滞血……凝血须用,又去血中之热"(《用药心法》),具有良好的泄血通滞作用,应用范围甚广,为临床治疗瘀阻病证的常用药。

(1)经闭、痛经:女人以血为本,一有凝滞便生痛经、经闭等证。桃仁性平入肝,祛瘀调经,故能治上证。临床多根据证型配伍相应药物以增强效果。《医宗金鉴》桃红四物汤为血滞经闭、痛经所设,即以本品与红花相须为用,再佐以当归、川芎、赤芍等，以活血祛瘀，养血调经。

(2)产后病：妇人产后，或因血虚，或因感受外邪，或因恶血留滞，每致恶露不尽，腹痛诸证。桃仁能活血祛瘀，可治"产后血病"（《本草纲目》）。《千金方》针对产后多瘀的特点，特以桃仁一味研末，酒送服为方，以治"妇人产后百病诸气"。若"干血着脐下"，腹痛较甚，则需配大黄、土鳖虫，以破血逐瘀，荡邪于下，方如《金匮要略》下瘀血汤。《傅青主女科》有生化汤，治妇女产后恶露不行，少腹疼痛，用桃仁与当归、炮姜、川芎等同用，以温宫散寒，化瘀止痛，瘀去寒散，血运复常，则腹痛诸证自止，恶露亦行。《医略六书》桃仁煎以本品配当归、赤芍、桂心、砂糖，亦可治产后恶露不净，脉弦滞涩。《方脉正宗》则以本品配干姜、当归、川芎、延胡索、麻黄、细辛温经化瘀，治恶露不净属虚寒内盛者。

(3)癥瘕痞块：《神农本草经》认识到桃仁"主瘀血，血闭癥瘕。"《医学入门·本草》概述桃仁的主要功效为"主瘀血、血闭、血结、血热、血癥、血瘕……"《本草药性大全》更认为桃仁具"去小腹血凝成块，消瘀血破癥瘕血结坚癖"之功。与其他活血祛瘀药相比，桃仁又善缓消癥积痞块等有形之物。《金匮要略》治虚劳瘀血，癥瘕结块，则以桃仁配大黄、土鳖虫等品以破血散结，缓中补虚。《普济方》桃仁丸以桃仁为主药，辅以豆豉、蜀椒、干姜同用，以治十年疟癖不消。《医林改错》有膈下逐瘀汤和少腹逐瘀汤，分别治气滞瘀血蓄于膈下，腹中、胁下痞块，痛有定处和瘀滞寒凝，少腹积块疼痛，前者伍五灵脂、当归、牡丹皮等同用，意在气血并治；后者伍小茴香、干姜、当归、蒲黄，以图寒、瘀同除。

(4)跌打损伤：治跌扑打挫所致的瘀血滞留作痛，无论新伤、旧伤、内伤、外伤，都可用桃仁祛瘀。《医学发明》复元活血汤专为外伤后瘀血留著胁下，痛不可忍所设，方中以桃仁配红花、当归、穿山甲活血通络、消肿止痛，辅佐以大黄清热消瘀，引瘀血下行，并配以天花粉、柴胡、甘草，诸药合用，瘀去新生，气血流畅，胸胁疼痛自平。若从高坠下，腹中瘀血满痛者，则以本品与土鳖虫、蒲黄、川芎、大黄、桂心同用，方如《千金方》桃仁汤。《伤寒保命集》方治此症，则用本品配当归尾、苏木、红花、大黄、白附子同用。此外，桃仁外用也可消瘀血、祛瘀肿，以治外伤肿痛。

2.便秘

《医学启源》言桃仁"治大便血结"，说明桃仁既能活血，又能通滞开结，宜治瘀热内结或气血凝滞所致的大便秘结等证。《伤寒论》中桃核承气汤、抵当汤均有桃仁和大黄，虽为"蓄血证"所设，但常用来治疗实热便秘不通，少腹硬满疼痛。事实上，桃仁入肠，甘润多脂，苦泄通利而不烈，功能润肠助运，不论病程新久、体质强弱，血燥津枯，肠失濡润，均可酌情使用，不限于或热、或瘀，正如贾所学所言："入大肠,治血枯便闭,血燥便难,以其濡润凉血和血,有开结通滞之力。"《世医得效方》治津亏肠燥,大便艰难,以及产后或年老血虚便秘有五仁丸,即以桃仁配杏仁、柏子仁、郁李仁、陈皮共同使用。

3.咳喘

桃仁又入手太阴肺经,早在《名医别录》就认识到本品有"止咳逆上气"的作用。临床治虚实、新久咳喘,可单用,但为增强效果,多配伍其他化痰、止咳、平喘药同用。《肘后方》治卒得咳嗽,即以桃仁一味浸酒饮。《食医心镜》治上气咳嗽,胸膈痞满喘急,心腹痛及治传尸咳嗽,痃癖注气,血气不通,日渐消瘦,均以桃仁配粳米煮粥服。《圣惠方》又以桃仁去皮尖,与猪肝、童子小便捣丸服,以治急劳咳嗽,烦热。桃仁与杏仁相配则降气止咳平喘作用更著,临床治咳喘证每相伴成方,如《三因极一病证方论》杏参散,《遵生八笺》二仁膏,《圣济总录》双仁丸、桃仁丸等。

4.肺痈、肠痈

本品用于肺痈、肠痈初起,主要针对其病机为热郁气血瘀滞,以"泄滞血,又去血中之热"。但单用不能奏效,须配清热解毒之品,以助消痈排脓散结。《千金方》治肺痈痰热瘀结,咳吐腥臭黄痰脓血有苇茎汤,以苇茎为主,加桃仁、薏苡仁、冬瓜仁,合而成清热化痰、逐瘀排脓方。后世治肺痈多宗此方大意。如《上海曙光医院经验方》治肺痈成脓期之银苇合剂,即在上方基础上加用金银花、连翘、桔梗、鱼腥草等,增强解毒清热力量。《本草骈比》载治肺脓肿热势较重者,则以苇茎汤与白虎汤合用。《冉雪峰医案》治胸痛,咳喘声高,所吐为五花脓痰,面部肿等症,用苦葶苈、薏苡仁、冬瓜仁、竹沥、苇茎、桃仁。

(四)用法用量

5～10 g;或入丸、散剂。外用适量,捣敷,或制膏用。

(五)使用注意

(1)本品活血,能堕胎,故孕妇忌用。气血虚弱,内无瘀血者慎用。

(2)本品含苦杏仁苷,在体内可分解成氢氰酸,可麻痹延髓呼吸中枢,大量服用易引起中毒。

(3)临床尚有报道接触桃仁而引起过敏者,接触部位手背刺痒,暴露部位出现红色疹块,并有痒感。

(六)现代研究

1.化学成分

桃仁含脂类成分和苷类成分,前者如甘油三酯,后者如苦杏仁苷、野樱苷等,还含有糖类、蛋白质、氨基酸、苦杏仁酶等。

2.药理作用

桃仁有抗血栓形成、抗凝血以及抗心肌缺血的作用。桃仁提取物对动物肝脏表面局部微循环有一定的改善作用,并促进胆汁分泌。桃仁中含45％的脂肪油,可润滑肠道,利于排便,但研究未发现桃仁提取物刺激肠壁增加蠕动而促进排便的现象。桃仁中的苦杏仁苷小剂量口服时缓缓水解产生氢氰酸和苯甲醛,前者抑制组织内呼吸而减少其耗氧量,同时通过颈动脉窦反射性使呼吸加深,使痰易于咳出,故可用于咳嗽。

五、牛膝(《神农本草经》)

(一)性能

苦、甘、酸,平。主归肝、肾经。

(二)功效

逐瘀通经,补肝肾,强筋骨,利尿通淋,引血下行。

(三)临床应用

1.血瘀证

本品活血祛瘀力较强,《本草正义》谓之"所主皆气血壅滞之病。"性善下行,长于逐瘀通经,又能祛瘀止痛,其活血祛瘀作用有疏利降泄之特点。常用于妇科月经胎产诸证、伤科跌打损伤、内科癥瘕腹痛等血瘀凝滞的病证,尤多用于痛经、闭经、月经不调、产后腹痛、难产及跌打伤痛。

(1)妇科经产诸证:牛膝苦泄直下,味酸性平,归肝、肾经。《本草经疏》谓:"血行则月水自通,血结自散"。本品能逐瘀通经,治月经不调、经闭、经行腹痛、淋沥不尽等,常与当归、桃仁、红花配伍,如血府逐瘀汤(《中医临床妇科学》引王清任方);若兼有肾虚者,则可与地黄、续断、泽兰、柏子仁配伍,如柏子仁丸(《景岳全书》);治难产也可与川芎、红花等合用;治胞衣不下常与冬葵子等配伍,如《梅师集验方》;与麝香配伍外用可堕胎,如《药鉴》载用牛膝麝香捣匀,溶蜡搓成长条,插阴户中即能堕胎。治产后腹痛、血瘀经闭,常与木香、桃仁、肉桂配伍,如牛膝散(《妇人大全良方》)。此外,牛膝与黄柏、薏苡仁配伍,取其活血下行之功效,治疗湿热下注所致的带下、胞脉阻滞的不孕症等妇科杂病,如止带方(《世补斋·不谢方》)、四妙丸(《全国中成药处方集》)等。

(2)跌打损伤:牛膝为祛瘀通利之品,有消肿止痛之功效,治疗跌打伤痛,尤以腰腿部损伤最为适宜,常与续断、杜仲、乳香、没药同用,如跌打腰腿痛散(《中药临床应用》)。也可单用外敷,如《梅师集验方》治金疮痛,用生牛膝捣敷疮上。

(3)劳疟、癥瘕:取牛膝消积散瘀、除恶血之功,单用有效,如《本草正义》载"《外台》以生牛膝一味浓煎,治劳疟积久不止;《肘后》以二斤渍酒,治卒暴之疾、腹中如石刺痛,皆其破积消瘀之明效矣。"也可配伍应用,如《济生拔萃》以本品与干漆、生地黄为丸治癥瘕等证。

2.痿证、痹证

牛膝入血分,善化血滞,又入肝、肾经,善补益肝肾、强健筋骨,"其滋补筋脉之力如牛之多力",兼能祛风除湿,故治疗风湿寒浸淫,瘀血阻滞,肝肾亏虚之痿痹诸证用之尤为适宜。如《本经续疏》所说"痿与痹皆筋节间病,而寒湿有已化未化,未化则浸淫筋节为病,已化则熏灼筋节为病。《素问》论痹多病于浸淫,论痿多病于熏灼。牛膝之治此,妙在不必问其已化未化,但执定其筋节间痛而不可屈伸者皆能已之",谓其能"强者使柔,槁者使润,上者使下,断者使连,阻者使通,尽抑火令就水,助水令充行之治。"《本草正义》亦指出"牛膝曲而能达,无微不至,逐邪者,固倚为君,养正者,亦赖以辅佐,所以痿弱痹著,骨痛筋挛诸证,皆不可一日无此也。"为肝肾不足,腰膝疼痛之要药。

3.淋证

牛膝苦泄利窍,善下行,能利尿通淋、活血祛瘀,常用于湿热蕴结膀胱,脉络被灼所致淋痛血尿,为通淋之要药。如见尿道涩痛尿血等热淋血淋实证,常与瞿麦、滑石、萹蓄等配伍,如牛膝汤(《千金方》);如石淋气淋尿中夹石,淋沥不通,少腹或腰部绞痛,尿中带血,可重用牛膝并配伍冬葵子、海金沙、槟榔、金钱草等(《用药心得十讲》)。淋证兼虚者如小便混浊如泔水之膏淋,或小便淋沥涩痛,时发时止,遇劳即发之劳淋,可配伍熟地黄、山药、山茱萸,如无比山药丸(《和剂局方》)。气淋虚证,可配服八珍汤加杜仲(《医宗必读·淋证》)。《本草通玄》记载治五淋诸证,极难见效者,用牛膝配乳香煎服,连进数剂有效。

4.火热证

牛膝虽性平不寒,但味苦善泄降,古有牛膝"善引气血下行"之说,能导热下泄、引血下行,以降上炎之火,故可治疗阴虚火旺、肝阳上亢、血热上溢等所致牙痛口疮、吐血衄血、头痛眩晕、中风等病证。

(1)牙龈肿痛,口舌生疮,喉痹乳蛾:可单用或配伍应用。如《肘后方》治口中及舌上生疮烂,用牛膝酒渍或空含有效。《本草纲目》治喉痹、乳蛾,用"新鲜牛膝根一握,艾叶七片,捣和人乳,取汁灌入鼻内,须臾痰涎从口鼻出。无艾亦可。"也常与黄连、牡丹皮为伍,如加味清胃散。或配伍生地黄、赭石以清火引血下行。

(2)血热上溢之吐血衄血:常配伍凉血止血药,如白茅根、仙鹤草、小蓟;若阴虚火炎,迫血妄行者,可配合地黄、知母、石膏、麦冬,方如玉女煎(《景岳全书》)。

(3)肝阳上亢之头痛眩晕或中风:牛膝能引血下行,使浮越之气血下行、上亢之肝阳下潜,可与赭石、生牡蛎、生龟甲等配伍,方如《医学衷中参西录》镇肝息风汤。

(四)用法用量

5～12 g;或浸酒、熬膏,入丸、散剂。外用适量,捣敷。

(五)使用注意

(1)牛膝为动血之品,性专下行,故孕妇及月经过多者忌服。

(2)中气下陷,脾虚泄泻,下元不固,梦遗失精者慎用。

(六)现代研究

1.化学成分

主要含有甾酮类成分:β-脱皮甾酮等;三萜皂苷类成分:人参皂苷 R_0,牛膝皂苷Ⅰ,牛膝皂苷Ⅱ,正丁基-β-D-吡喃果糖苷;黄酮类成分:芸香苷,异槲皮素,山奈酚-3-O-葡萄糖苷;还含有多糖及氨基酸等。

2.药理作用

怀牛膝水煎液能够降低大鼠的全血黏度、血细胞比容、红细胞聚集指数,并能延长大鼠凝血酶原时间和血浆复钙时间等;还具有抗衰老的作用,能够增强小鼠的记忆和提高耐力,增加骨中有机质的含量,提高骨密度。能够降低小鼠胚泡着床率,使子宫内肥大细胞数量显著增多。牛膝具有抗炎镇痛消肿作用,能提高机体免疫功能,激活巨噬细胞系统对细菌的吞噬作用,扩张血管,改善循环,促进炎性病变吸收。

六、川牛膝(《滇南本草》)

(一)性能

甘、微苦,平。归肝、肾经。

(二)功效

逐瘀通经,通利关节,利尿通淋。

(三)临床应用

1.经闭癥瘕、胞衣不下

川牛膝味甘微苦,性善下行,功偏于逐瘀通经,故可常用于瘀血阻滞所致的经闭、症瘕积聚、难产胞衣不下等证,可配当归、赤芍、桃仁、红花等,共奏活血通经、止痛之效。

2.跌打损伤

川牛膝活血祛瘀力强,具有活血散瘀、消肿止痛之功,为跌扑损伤所致的瘀肿作痛所常用。《本草正义》记载"用之于肩背手臂,疏通脉络,流利关节",可配乳香、血竭等以活血祛瘀止痛。

3.风湿痹痛

川牛膝活血通利且兼能强筋骨,可用于风湿痹痛、气血阻滞之关节不利,以及痹证日久、筋骨失养所致的足痿筋挛。《全国中草药汇编》记载"治风湿腰膝疼痛,大骨节病……",每与桑寄生、续断、独活等配伍,以协同奏效。湿热下注,关节红肿疼痛可与黄柏、苍术同用。

4.尿血血淋

川牛膝苦泄下行,可治下窍不利之尿血、血淋等证,具有活血化瘀、利尿通淋之效。可与木通、瞿麦、蒲黄等配伍以增强疗效。

(四)用法用量

5~10 g。

(五)使用注意

(1)孕妇及月经过多者禁服。

(2)《湖南药物志》谓:"脾虚泄泻不宜用。"

(六)现代研究

1.化学成分

主要含有甾酮类成分:β-脱皮甾酮等;杯苋甾酮、头花蒽草甾酮、促脱皮甾酮、红甾酮;还含有多糖及微量元素钛等。

2.药理作用

川牛膝水煎液能够降低血瘀大鼠的血浆黏度,改善微循环小鼠的血液流态;还能改善自发性高血压大鼠的左心室肥厚,扩张血管,达到降压的效果。川牛膝浸膏和煎剂有兴奋子宫的作用,使子宫发生强有力的收缩,有抗生育、抗早孕和抗着床作用。此外,川牛膝多糖还有增强免疫的作用和抗肿瘤作用。

七、泽兰(《神农本草经》)

(一)性能

苦、辛,微温。主归肝、脾经。

(二)功效

活血调经,祛瘀消痈,利水消肿。

(三)临床应用

1.经产血瘀证

泽兰清香,苦泄,辛散,温通,能舒肝气,和营血,活血祛瘀,调经止痛。且行血而不峻,作用温和,凡血瘀气滞所致的月经不调、痛经及产后诸病,每恃为要药。正如《本草通玄》所言:"泽兰,芳香悦脾,可以快气,疏利悦肝,可以行血,流行营卫,畅达肤窍,遂为女科上剂。"临床每配伍活血养血、疏肝理气之品同用,以增强效果。《浙江民间草药》治经闭腹痛,以泽兰配马鞭草、益母草、土牛膝组方。《青岛中草药手册》治月经不调及产后瘀血腹痛,以泽兰分别与桃仁、赤芍、川芎等和丹参、月季花、玫瑰花同用,前方证瘀血较重,治偏活血祛瘀;后者兼有气滞,血瘀不甚,故重在舒肝和血。此外,借本品温和的通利之性,还可用治产后胎衣不下,《蠡斯广育》以本品单味浸酒服。而《圣济总录》泽兰汤治妊娠堕胎,胞衣不出,则配滑石、生麻油同用。因本品祛瘀力缓,不伤正气,故上述诸证兼见气血不足者更常应用。常随证配伍补养类药物,使"消中有补,不致损真"(《本草求真》),如《鸡峰普济方》泽兰汤,治月经微少,渐渐不通,日见羸瘦,而见潮热,脉微数者,配当归、白芍、甘草,以活血养血和阴。《妇人大全良方》治室女经闭有柏子仁丸,在熟地黄、柏子仁、续断等补肾养心药中加用泽兰。《产宝方》治产后恶露不净,少腹作痛,泽兰配活血理气药及鳖甲胶、麦冬、沙参等养阴清热之品。产后血晕或因气血逆乱,或因正气暴虚,泽兰能"推陈出新,不伤元气"(《本草汇言》)、"泄热和血,行而带补"(《本草经疏》),可配化瘀祛浊或补气固脱之品治之。《甘肃中医验方集锦》治产后血晕方,以泽兰配艾叶、红糖同用。而《产育宝庆集》清魂散治产后气血暴虚,眼前生花,甚者闷绝不知人,神昏气冷,即以泽兰配人参、荆芥穗、川芎同用。

2.肢节瘀肿、痛麻

泽兰能"和气血,利筋脉"(《医林纂要》),用于治疗气滞血阻经络以及跌打损伤所致的肢体疼痛、麻木,瘀肿疼痛等证。临证内服、外用,均能起到祛瘀消肿、活血通络、镇痛效果。《得配本草》治遍身疼痛,以泽兰、桃仁二味煎汤服。《青岛中草药手册》治四肢麻木,以泽兰煮鸡蛋作为食疗方。治跌扑瘀肿,《濒湖集简方》单用泽兰捣敷患处;《疮疡外用本草》以泽兰配土三七研末敷;《证治准绳》则用泽兰、耳草叶,各用鲜品杵烂,用鸡子清、桐油调敷。而《中药临床应用》则有关节热洗方,以泽兰、生姜皮、姜黄、红花等水煎趁热熏洗,以治关节损伤后肿痛。

3.疮痈肿毒

《神农本草经》认识到本品可"主金疮,痈肿疮脓"。《本草正义》认为其功在于"专入血分而行瘀排脓消肿也。"临床治痈疖、疮毒初起肿痛,蛇虫咬伤,单用内服、外用均有效;也可配伍清热解毒之品,以增强效果。《子母秘录》《濒湖集简方》治小儿压疮,疮肿初起,均只用泽兰一味捣封患处。《福建民间草药》治痈疽发背及蛇咬伤,也单用本品煎汤内服,加鲜品捣烂外敷。《外科真诠》治胸膈暴发赤色,疼痛难忍,以泽兰叶调青黛、冰片外搽。《疮疡外用本草》以黄芩、黄柏、黄连、芙蓉叶、大黄与泽兰制成四黄消肿膏,外用治一切痈疖初起,缠腰火丹,汤火伤等症。《濒湖集简方》中又有用泽兰煎汤熏洗的方法,用于产后外阴疮疡。

(四)用法用量

6～12 g;或入丸、散剂。外用适量,捣烂外敷或煎水洗患处。

(五)使用注意

本品性虽和缓,但终属祛瘀通经之品,内无瘀滞者及孕妇均须慎服。另《得配本草》又称:"血虚枯秘者禁用。"

(六)现代研究

1.化学成分

泽兰主要含三萜类成分:桦木酸,熊果酸,乙酸熊果酸,胆甾酸,齐墩果酸等;有机酸类成分:原儿茶酸,咖啡酸,迷迭香酸等;还含有挥发油、黄酮、鞣质、皂苷等。

2.药理作用

泽兰水煎剂对体外血栓形成有对抗作用,能使血栓干重明显减轻,使血小板聚集功能明显减弱。泽兰水提取物能明显改善微循环障碍,加快微血管内血流速度,扩张微血管管径。能降低血液黏度、纤维蛋白原含量和红细胞聚集指数的异常上升幅度,改善血液流动学。此外,泽兰还有镇痛、抗肝损伤的作用。

参 考 文 献

[1] 夏鑫华,马鸿雁,刘梅.常用补益中药鉴别与应用[M].广州:广东科技出版社,2022.

[2] 傅超美,刘中秋.中药药剂学[M].北京:中国医药科技出版社,2020.

[3] 戴初贤,朱照静,郑小吉,等.临床常用中药识别与应用[M].北京:中国医药科学技术出版社,2022.

[4] 李菊萍.简明中药使用手册[M].昆明:云南科技出版社,2020.

[5] 王辉.临床中药辩证配伍[M].郑州:郑州大学出版社,2021.

[6] 任守忠,冯彬彬.中药药理学[M].北京:人民卫生出版社,2020.

[7] 孙毅东,陈宝婷,吕玉玲.现代中药制剂及药物应用[M].北京:中国纺织出版社,2020.

[8] 刘俊.实用中药临床手册[M].北京:化学工业出版社,2022.

[9] 田航周,卢海莎,丁娟娟.中药药剂学[M].成都:四川大学出版社,2018.

[10] 朱建光.中药理论专论[M].北京:中国中医药出版社,2020.

[11] 李秀娟.新编中药药理研究与临床应用[M].兰州:兰州大学出版社,2022.

[12] 刘应柯.中药现代药理与应用[M].北京:科学技术文献出版社,2020.

[13] 董振飞.现代中药药理与方剂学[M].长春:吉林科学技术出版社,2019.

[14] 蒋远征.常见中药临证妙用[M].福州:福建科学技术出版社,2021.

[15] 苏凤哲.常用有毒中药的临床研究[M].北京:中国医药科技出版社,2019.

[16] 王辉.临床中药辨证配伍[M].郑州:郑州大学出版社,2019.

[17] 刘静.实用中药临床手册[M].北京:人民卫生出版社,2021.

[18] 段金廒.中药配伍禁忌[M].北京:科学出版社,2019.

[19] 刘姣,何颖娜.中药科研思路与方法[M].北京:中国中医药出版社,2019.

[20] 王永耀.中药理论学研究[M].沈阳:辽宁科学技术出版社,2019.

［21］田春雨.中药技能实训与实验［M］.北京:学苑出版社,2019.

［22］贾永艳.中药药剂学［M］.北京:中国中医药出版社,2020.

［23］温福玲.临床中药药理及配伍应用研究［M］.汕头:汕头大学出版社,2019.

［24］马永会.现代中药合理应用［M］.哈尔滨:黑龙江科学技术出版社,2019.

［25］孙爱菊.中药药理与临床应用［M］.北京:科学技术文献出版社,2020.

［26］罗仁,秦建增.单味中药疗法［M］.郑州:河南科学技术出版社,2018.

［27］樊红雨.单味中药巧治病［M］.北京:中国科学技术出版社,2018.

［28］袁绍荣.常见中药临床应用［M］.长春:吉林科学技术出版社,2020.

［29］彭成,彭代银.中药药理学［M］.北京:中国医药科技出版社,2018.

［30］岳桂华,范丽丽.传统中药临床应用大全［M］.北京:化学工业出版社,2020.

［31］孙丽.中药临床药学概论［M］.天津:天津科学技术出版社,2019.

［32］王桂茂.实用中药活学活用［M］.北京:化学工业出版社,2022.

［33］王瑞芳.实用中药安全应用分析［M］.北京:科学技术文献出版社,2018.

［34］许军,孟繁浩,杨明.新编中药成分学［M］.北京:清华大学出版社,2018.

［35］刘中秋,寇俊萍.中药药理学［M］.北京:科学出版社,2022.

［36］陈杰,祝之友,汤贯光.经方桂枝汤中桂枝的合理选用［J］.中国合理用药探
    索,2022,19(12):74-77.

［37］赵奕栋,孙文豪,陈天源,等.紫苏叶有效成分药理作用研究进展［J］.江苏中
    医药,2022,54(8):79-82.

［38］杨娜,吉红玉,朱向东.牛蒡子的临床应用及其用量探究［J］.长春中医药大
    学学报,2022,38(12):1320-1323.

［39］薛亚,朱为康,朱海青,等.《伤寒论》中柴胡的本草应用考证［J］.上海中医药
    杂志,2022,56(4):42-45.